Hiemetzberger, Hamedinger

Zur Geschichte der Pflege

Martina Hiemetzberger,
Robert Hamedinger

Zur Geschichte der Pflege

facultas

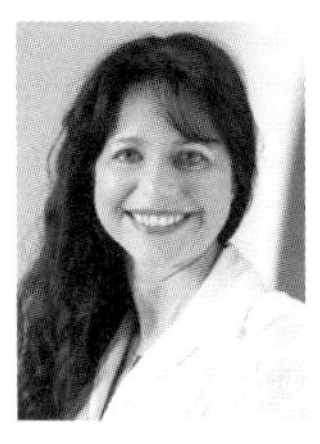

Mag.a Dr.in phil. Martina Hiemetzberger

DGKP, Lehre und Forschung am Campus Donaustadt, FH-Studienstandort Campus Wien, Lektorin im Hochschulbereich und im Weiterbildungssektor, Fachbuchautorin.

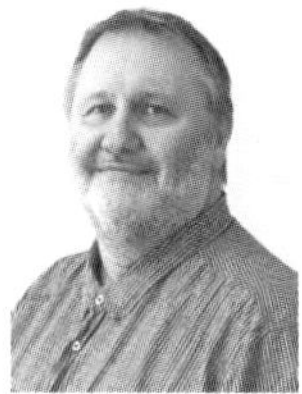

Robert Hamedinger, MA

DGKP, Akademischer Lehrer für Gesundheits- und Krankenpflege am Campus Donaustadt, MA für eEducation.

In den Kapiteln über Antike, Mittelalter und Frühe Neuzeit wurde das generische Maskulinum verwendet, das keine Aussage über das Geschlecht trifft und die tatsächlichen historischen Verhältnisse daher – in all ihrer Unbestimmtheit bzw. Unmöglichkeit der Rekonstruktion – angemessener abbildet als eine gendersensible Schreibweise.

Da Frauen ab der Frühen Neuzeit deutlicher sowie in greifbareren und auch rekonstruierbaren Zusammenhängen in Erscheinung traten, wurde ab diesem Kapitel mit dem Stern * gegendert.

Bibliografische Information der Deutschen Nationalbibliothek
Die Deutsche Nationalbibliothek verzeichnet diese Publikation in der Deutschen Nationalbibliografie; detaillierte bibliografische Daten sind im Internet über http://dnb.dnb.de abrufbar.
Alle Angaben in diesem Fachbuch erfolgen trotz sorgfältiger Bearbeitung ohne Gewähr, eine Haftung der Autor*innen oder des Verlages ist ausgeschlossen.

Coverfoto mit freundlicher Genehmigung der Schule für Kinder- und Jugendlichenpflege des AKH Wien.

facultas Verlag, 1050 Wien, Österreich
Lektorat: Sabine Schlüter
Satz: Florian Spielauer
Druck: finidr
Printed in the E. U.
ISBN 978-3-7089-2253-9
E-ISBN 978-3-99111-605-9

Geleitwort

Dass Geschichte für unsere Gegenwart und Zukunft bedeutsam ist, zeigt sich heute mehr denn je in allen Lebensbereichen. Wenn man den Ursachen weltweiter Probleme wie Klimawandel, Krieg oder soziale Ungleichheit nachgeht, wird bald ersichtlich, dass vieles seine Wurzeln in der Vergangenheit hat. Machtverhältnisse, Versäumnisse, Traumata können viele Generationen lang nachwirken; aber auch bedeutende Fortschritte wie die Deklaration der Menschenrechte oder die Entwicklung relativ stabiler Demokratien haben ihre Geschichte, aus der man vieles lernen kann.

Das gilt natürlich auch für die Pflege. Hilde Steppe, eine der Pionierinnen der historischen Pflegeforschung im deutschen Sprachraum, war zugleich im gewerkschaftlichen und berufspolitischen Bereich eine energische Kämpferin. Dies kann ein Beispiel dafür sein, wie der Blick in die Vergangenheit einen Wert haben kann für die Gestaltung der Zukunft. Es ist sehr zu begrüßen, dass gerade jetzt, zu einem Zeitpunkt, an dem in Österreich die Pflegeausbildung endgültig in den tertiären Bildungsbereich übergeht, dieses Buch erscheint. Den Autor*innen ist zu danken, dass sie sich die große Mühe gemacht haben, das Buch „Geschichte der Pflege" von Irene Messner zu erweitern und zu aktualisieren, wobei sie der österreichischen Geschichte der Pflege viel Aufmerksamkeit schenken und immer wieder gesellschaftliche oder politische Verknüpfungen aufzeigen. So wird zum Beispiel der Blick auf den Zusammenhang mit dem gerade herrschenden Frauenbild, der Entwicklung der Medizin oder den bestehenden Bildungsmöglichkeiten gelenkt. Dadurch ist ein Buch voller wertvoller Anregungen entstanden, das auch Ausgangspunkte für Bachelor- oder Masterarbeiten bzw. Dissertationen bieten kann. Das ausführliche Literaturverzeichnis zeigt Wege auf zur weiteren Information auf Spezialgebieten.

In allen Wissenschaften wird heute ein weiter Blick über die Grenzen des eigenen Faches hinaus immer wichtiger, andernfalls ist die Komplexität unserer Lebenswelt nicht mehr zu bewältigen. Wenn in der Pflege und in der Wissenschaft von der Pflege der Mensch, der kranke oder von Krankheit bedrohte Mensch, als Person im Mittelpunkt stehen soll – und nur das kann unser Ziel für die Zukunft sein –, dann gewinnen Erkenntnisse der Sozial- und Geisteswissenschaften für die Ausbildung immer mehr an Bedeutung. Und damit eben auch Erkenntnisse der Geschichte der Pflege.

Ich wünsche diesem wichtigen Buch, dass es die Perspektiven der Studierenden und der Pflegenden erweitern kann. Viel Erfolg und große Verbreitung!

Ilsemarie Walter

Wer in der Zukunft lesen will,
muss in der Vergangenheit blättern
(Andie Malraux)

Einleitendes Vorwort

Pflege gab es zu allen Zeiten der Menschheit. Zum Verständnis, warum sich die Pflege als Profession so zögerlich weiterentwickelt hat, kann die Beschäftigung mit der historischen Entwicklung Hinweise liefern. Sie kann helfen, „etwas, was heute ist, aus seinem Gewordensein zu verstehen" (Walter, 2000a, S. 7). Von den frühen Anfängen bis heute wurden Herausforderungen und Errungenschaften aufgezeigt, die die Gesundheits- und Krankenpflege im Laufe der Geschichte erlebt hat.

In der Auseinandersetzung mit der Pflegegeschichte wird ersichtlich, dass sich bestimmte „Zustände" beinahe immerwährend wiederholen. In diesem Kontext sind besonders das geringe Ansehen, die schlechten Arbeitsbedingungen (Entlohnung, Arbeitszeiten, Medizin-Pflege-Hierarchie) und der damit einhergehende Personalmangel hervorzuheben.

Eigenständig generiertes Wissen und kritisches, ethisch fundiertes Hinterfragen statt gedankenlosem Handeln nach Unterweisungen bilden den Kern professioneller Pflege. Es scheint daher wichtig, historisches Wissen in der gegenwärtigen Pflegeausbildung präsent zu halten, um zur Auseinandersetzung mit der eigenen Berufsidentität zu motivieren. Die Deutsche Gesellschaft für Pflegewissenschaft setzt sich dafür ein, dass die Geschichte der Pflege eine eindeutige curriculare Verortung erhält. Diese Forderung kann auch für die österreichische Pflege erhoben werden.

Was leistet dieses Buch – was nicht?

Dieses Buch gibt einen Überblick über die historische Entwicklung der Pflege. In der deutschen und der österreichischen Pflegegeschichte finden sich viele Parallelen, kurze Zeit sogar eine „Gleichschaltung", und im weiteren Verlauf gestaltete sich eine ähnliche Entwicklung. Unterschiede und Gemeinsamkeiten finden in dieser Auflage Beachtung, wenngleich die österreichische Pflegegeschichte verstärkt ins Zentrum rückt.

Während die Geschichte der Medizin längst über eigene Institute verfügt, bestehen in der Pflegewissenschaft Tendenzen der Absage, sich mit der eigenen historischen Entwicklung zu beschäftigen. Einige Autor*innen wie Walter, Seidl, Dorffner und Fürstler haben bereits hervorragende Leistungen zur Aufarbeitung der österreichischen Pflegegeschichte erbracht. Viele spannende Fragen warten noch auf fundierte Antworten, die in der historischen Pflegeforschung aufgegriffen werden könnten/sollten/müssten.

Dieses Werk stellt keine eigene historische Forschungsarbeit dar, sondern basiert auf einer Aktualisierung und Erweiterung des Buches „Geschichte der Pflege" von Irene Messner – ihr gebührt unser Dank für ihre großartige Leistung. Wir hoffen, die Intention der Erstautorin mit dieser Auflage einen Schritt weitertragen zu können.

Besonders bedanken möchten wir uns auch bei Frau Dr.^{in} MMag.^{a} Ilsemarie Walter für den bereichernden Austausch.

Ein herzliches Danke richtet sich auch an Frau Mag.^{a} Cornelia Russ und Frau Mag.^{a} Sabine Schlüter vom facultas-Verlag. Zum einen bedanken wir uns für die Anfrage zum Verfassen einer Neuauflage, zum anderen für das hervorragende Lektorat und die wertvollen Kommentare. Die wertschätzende und kompetente Zusammenarbeit hat wesentlich zur Entstehung dieses Buches beigetragen.

Wir wünschen den Leser*innen viel Freude beim Blättern in der Vergangenheit und anregende Gedanken für die Zukunft der Pflege.

Wien, im Frühjahr 2023

Martina Hiemetzberger und
Robert Hamedinger

Inhalt

1 Krankenpflege in der Ur- und Frühgeschichte

Die Geschichte der Krankenpflege ist so alt wie die Geschichte der Menschheit.

Ersetzen wir den Begriff „Krankenpflege" durch „Pflege und Fürsorge", wird sehr schnell klar, dass diese Phänomene schon lange vor der eigentlichen Geschichte des Menschen eine Rolle spielten. Bei den meisten Lebewesen, Menschen wie Tieren, beansprucht der Nachwuchs nach der Geburt mehr oder weniger Pflege und Fürsorge bis hin zur Selbstständigkeit. Dafür verantwortlich waren in erster Linie die Eltern, in vielen Fällen auch weitere Artgenossen oder sogar das gesamte zusammenlebende Rudel. Das bestätigt die Pflege als soziale Mindestanforderung zum Überleben.

Dieses Kapitel beschreibt, wie sich medizinische und pflegerische Heilmaßnahmen im Laufe der Urgeschichte entwickelt haben. Die Urgeschichte umspannt den langen Zeitraum von der Entstehung des homo sapiens über die Steinzeit bis zum Auftauchen von schriftlichen Dokumenten. Bei der darauffolgenden Frühgeschichte handelt es sich um die ersten Hochkulturen, kennzeichnend dafür sind u.a. schriftliche Aufzeichnungen dieser Völker.

Nachfolgend einige Begriffe in alphabetischer Reihenfolge, die untrennbar mit der Ur- und Frühgeschichte verbunden sind:

Ägypten • *Codex Hammurabi* • *Götterglaube* • *Hochkulturen* • *Indien* • *Magie* • *Mesopotamien* • *Naturheilkunde* • *Neandertaler* • *Steinzeit* • *Trepanation*

1.1 Urgeschichte

Die Urgeschichte, auch als Vorgeschichte oder Prähistorie bezeichnet, widmet sich der Zeit von den Anfängen der Menschheit bis zum regional sehr unterschiedlich datierten Auftreten der Schrift.

Seitdem es Leben auf der Erde gibt, sind Krankheiten, Verletzungen, Altersschwäche, Erschöpfung, Kräfteverfall und andere Einschränkungen ständige Begleiter. So konnten an Skelettfunden aus dem Mesozoikum, dem Erdmittelalter (vor etwa 250 Millionen Jahren bis vor etwa 66 Millionen Jahren), also der Zeit der Dinosaurier und der frühen Säugetiere, unterschiedliche Krankheiten nachgewiesen werden. An manchen der gefundenen Knochen wurden Veränderungen als Folge von Knocheneiterungen, -brüchen und -tumoren sowie Gelenksentzündungen festgestellt. Weiters gab es Anzeichen von infektiösen und parasitären Erkrankungen. Sichtbare abgelaufene Heilungsprozesse an Knochenresten lassen instinktive Behandlungsmaßnahmen vermuten. Selbst **Tiere** sind intuitiv darum bemüht, ihre Einschränkungen in den Griff zu bekommen.

Mehr zum Thema Intuitives Verhalten bei Tieren erfahren Sie unter ***Download 1***

Und auch unsere menschlichen Vorfahren haben ihre „Heilmethoden" weiterentwickelt. Lange Zeit galt die Auffassung, dass **Neandertaler** grobschlächtige und einfältige Menschen waren. Die folgenden Beispiele legen jedoch andere Schlüsse nahe. Es gibt Anzeichen dafür, dass unsere Vorfahren beeinträchtigte Gruppenmitglieder nicht einfach im Stich ließen. An prähistorischen Knochenfunden wurden Verletzungen und Veränderungen entdeckt, die darauf schließen lassen, dass jene Menschen ohne fremde Hilfe nicht überlebt hätten. Der älteste bekannte Fall wurde auf 175 500 Jahre vor unserer Zeit datiert. Damals verlor ein Neandertaler infolge einer Zahnfleischentzündung seine Zähne, wodurch das Überleben nicht möglich gewesen sein konnte. Die damalige harte und zähe Nahrung muss von Artgenossen vorgekaut worden sein. Ein anderer Fund betrifft einen Mann, der eine Verletzung der linken Augenhöhle und einen fehlenden rechten Unterarm hatte. Brüche von anderen Knochen wurden anscheinend geschient und waren abgeheilt, demnach muss er nach der Verletzung zumindest noch eine gewisse Zeit gelebt haben (Theiss, 2020).

Der Knochenfund einer Frau, die vor ca. 8 000 Jahren im afrikanischen Stamm der Columnata gelebt hatte, deutet auf eine massive Gewalteinwirkung hin. Beispielsweise könnte ein Sturz aus großer Höhe die Ursache gewesen sein. Die Folgen waren ein Beckenbruch bzw. die Zertrümmerung des Beckenrings. Auch das Kreuzbein war zerstört und die Dornfortsätze der Lendenwirbel abgebrochen. Ohne die Hilfe ihres Stammes wäre das Überleben dieser Frau unmöglich gewesen. An den verheilten Knochenverletzungen ist jedoch sichtbar, dass sie überlebt hat – zumindest so lange, bis die Knochenheilung vollzogen war. Weitere Funde zeigen vergleichbare Fälle und bestätigen, dass auch in der frühesten Menschheitsgeschichte Krankenpflege bereits vorhanden war. (Spikins et al., 2018, S. 397)

Weitere interessante medizinische Funde sind **Schädelknochen mit Trepanationen** (Öffnung der Schädeldecke). Der älteste Fund ist auf 10 000 Jahre v. Chr. datiert. In der späteren Jungsteinzeit (5500–2200 v. Chr.) erlebte diese Art der Operation einen wahren Aufschwung. Derartige Knochenfunde, die hauptsächlich auf diese Epoche zurückgingen, wurden weltweit entdeckt. Bei vielen Funden waren die Knochenränder abgeheilt, d.h. der Eingriff war überlebt worden, und es ist auch anzunehmen, dass die Patient*innen im Anschluss an die Operation einen gewissen Pflegebedarf hatten.

Als Ursache derartiger Eingriffe werden drei Indikationen vermutet: die Behandlung von Schädeldachverletzungen, andauernde Kopfschmerzen und magisch-spirituelle Beweggründe. Man nimmt auch an, dass unsere Vorfahren auch versucht hatten, Epilepsie damit zu behandeln, wobei ebenfalls magisch-spirituelle Gründe die Ursache dafür gewesen sein dürften. Obwohl kaum vorstellbar, wurde bis vor einigen Jahren bei Naturvölkern in Afrika, beispielsweise den Kisii, mit fast unveränderten Methoden wie in der Steinzeit Schädel geöffnet, ohne Anästhesie oder Drogen und mit einfachen vom Dorfschmied gefertigten Werkzeugen. Nach der Operation wurde die betroffene Person in ihre Hütte begleitet und bis zum Abheilen der Wunde von der Familie versorgt (Dastugue, 1990, S. 19–47; Hanisch, 2005, S. 50–55).

Für dasjenige in der Natur, das die Menschen nachvollziehen und begreifen konnten, legten sie sich empirische Modelle zurecht. Manche Naturphänomene ließen sich durch Empirie jedoch nicht erklären. So wurden bedrohliche Ereignisse oder Begebenheiten, die anders nicht fassbar waren, mit der Existenz höherer Mächte verbunden (Seidler & Leven, 2003, S. 16–17). Die Ursache vieler Krankheiten wurde im Körperinneren verortet; auch Symptome, die nicht zuordenbar waren, traten auf. Die Ursache solcher nicht erklärbarer Phänomene schrieben die vorrationalen Menschen übermächtigen, unsichtbaren Kräften zu. Geister, Dämonen und übernatürlichen Zauber empfanden sie als stärker als den eigenen Körper. Die durch sie verursachten Krankheiten wurden häufig als Strafe für gruppenspezifische Regelbrüche interpretiert. Eine magisch-religiöse Sichtweise hatte sich gebildet.

Der Gedanke, dass boshafte, unsichtbare Geister Krankheiten verursachen und die Macht über den Menschen übernehmen würden, erforderte eine Gegenautorität: den **Medizinmann**. Für Prophylaxe, Diagnosestellung und Therapie waren **magische Handlungen** notwendig. Je nach Einschätzung des Medizinmannes wurden besondere Rituale angewendet, so wie sie noch heute von afrikanischen und indianischen Medizinmännern und sibirischen Schamanen eingesetzt werden. Es ist anzunehmen, dass neben magisch-religiösen Ritualen ein großes **empirisches Heilwissen** vorhanden war. Ziel der Zeremonien war es, durch Beschwörung und Opfergaben die Geister zu besänftigen. In anderen bzw. jüngeren Kulturen wurde diese Aufgabe von Priester*innen übernommen, die zum Teil in eigens für die angebetete Gottheit erbauten Tempeln aktiv waren.

In den meisten Kulturen bestand ein Nebeneinander von Empirie und magisch-religiösen Methoden. Ärzt*innen und Pflegepersonen im heutigen Sinn gab es nicht (Möller & Hesselbarth, 1998, S. 8; Seidler & Leven, 2003, S. 16–17).

1.2 Frühgeschichte – frühe Hochkulturen

Im Gegensatz zur Urgeschichte, deren Quellen einen größeren Interpretationsspielraum zulassen, geben Quellen aus der Zeit der frühen Hochkulturen detaillierter Auskunft über die entsprechende Zeit. Neben archäologischen Funden sind hier auch Schriftdokumente und künstlerische Darstellungen von Bedeutung. Gemeinsame Schrift, Religion, Kultur und eine arbeitsteilige Übernahme von Aufgaben in Form von verschiedenen Berufen zeichnen eine Hochkultur aus.

Mesopotamien (altgriech.: μέσο ποταμοι, méso potamói = zwischen den Flüssen), auch als Zweistromland bekannt, liegt zwischen den Flüssen Euphrat und Tigris und befindet sich auf dem heutigen Gebiet des Irak (Asien), südlich der Hauptstadt Bagdad. Ab dem Ende des 4. Jahrtausens v. Chr. entwickelte sich dort die erste Hochkultur, die daher als „Wiege der Zivilisation der Menschheit" bezeichnet wird. Völker wie die Sumerer, Akkader, Babylonier und Assyrer lösten die jeweils aktuelle Kultur ab (Akcan, o. J.).

Neben einem Bewässerungssystem, dem Rad, der Töpferscheibe und einigen anderen technischen Errungenschaften entwickelten diese Kulturen auch das Konzept der Zeit (Tage und Einheiten von 24 Stunden, 60 Minuten, 60 Sekunden). Die überlieferten schriftlichen Aufzeichnungen, die unter Verwendung der Keilschrift entweder in handliche Tafeln aus frischem Ton geritzt oder Stein gemeißelt wurden, gewähren einen Einblick in ihr Leben. In eine ca. 2,20 m hohe Steinsäule wurde das vielleicht wichtigste schriftliche Zeugnis jener Zeit gemeißelt: der **Codex Hammurabi** (THpanorama, o. J.).

Im Gegensatz zu anderen Hochkulturen gab es in der **mesopotamischen Religion** keine Aussicht auf ein Leben voller Freuden nach dem Tod im Jenseits. Nach ihrer Vorstellung handelte es sich dabei um einen trüben, finsteren Ort, an dem unter schlechten Bedingungen furchterregende Schattenwesen lebten, ohne jemals Ruhe zu finden. Deswegen wurde der **Gesundheit** ein besonders **hoher Stellenwert** eingeräumt. Die Diagnose von Krankheiten erfolgte mittels magischer Rituale, beispielsweise durch die Leberschau eines geopferten Tieres. Daraus leitete der Priester seine Schlussfolgerungen ab. Als Therapie wurden einerseits wiederum **magisch-religiöse Rituale** zur Entschuldigung für das Fehlverhalten und dadurch zur Besänftigung der Götter vollzogen. Andererseits gab es eine große Auswahl an wirksamen Substanzen; so konnten 250 Heilpflanzen, 120 mineralische und tierische Substanzen in den gefundenen Schriften identifiziert werden. Entsprechende Anweisungen zur Behandlung mit diesen Substanzen wurden hauptsächlich auf den überlieferten Tontafeln gefunden. Diese Belehrungen waren meist nach einem einheitlichen Muster angeführt und sehr einfach strukturiert. Das Grundmuster war wie folgt aufgebaut: „Wenn ein Mann ... hat, dann musst du ..." Im konkreten Fall sah das beispielsweise so aus: Wenn ein Mann ein Brennen im Magen hat, dann musst du ihm eine Mischung aus Andropogonöl, Senf und Teufelsdreck zu trinken geben. Danach wird er gesund.

Im **Codex Hammurabi**, einer der ältesten existierenden Gesetzessammlungen (aus dem 18. Jh. v. Chr.), sind auch die Gebühren geregelt, die bei Behandlungen und Kunstfehlern anfallen. So kostete etwa eine Staroperation mit gutem Ausgang bei einem freien Mann zehn Silberschekel; bei einem Mann niedrigen Standes kostete derselbe Eingriff fünf Silberschekel und bei einem Sklaven nur zwei Silberschekel, die von seinem Herrn zu bezahlen waren. Ging jedoch das Auge nach dem Eingriff verloren, musste der Arzt einen gewissen Betrag als Strafe bezahlen. Wenn der Patient starb, beispielsweise ein Sklave, musste der Arzt ihn ersetzen. Starb ein freier Herr, so konnte die Strafe bis zum Abhacken der Hände führen. Behandlungskosten und Strafgebühren waren also von der sozialen Stellung der zu behandelnden Person abhängig. Diese Strafen waren nur für Behandler vorgesehen, die kleinere Eingriffe wie Zahnextraktionen, Staroperationen oder etwa die Kennzeichnung von Sklaven vorgenommen hatten. Die höher gestellten Ärzte jedoch, die mit ihren religiösen Riten die Götter besänftigten, waren der menschlichen Gerichtbarkeit entzogen. Ob diese Gesetze tatsächlich so streng geahndet wurden oder ob es sich um eine mögliche maximale Strafe handelte, ist nicht bekannt. Vielleicht diente diese Regelung auch als Abschreckung für nicht ausgebildete, skrupellose Betrüger.

Laut den Ausführungen des vielgereisten griechischen Historikers Herodot (ca. 486 bis ca. 430 v. Chr.) gab es in Mesopotamien keine Ärzte. Kranke wurden an einen öffentlichen Platz gebracht, an dem sie über ihre Symptome und Beschwerden berichteten. Alle Anwesenden waren aufgefordert, ihre persönlichen Kenntnisse einzubringen. Hatte jemand aus der Zuhörerschaft bereits eigene Erfahrungen mit dieser Erkrankung oder kannte er einen vergleichbaren Fall, teilte er dem Patienten mit, welche Heilmittel angezeigt waren. Diese Aussage von Herodot stimmt mit dem heutigen Wissen über die mesopotamischen Ärzte allerdings nicht überein. Möglicherweise hatte er diese Beobachtungen in einer ländlichen Gegend gemacht, wo es tatsächlich keine Ärzte gab. Eine andere Möglichkeit ist, dass sein Verständnis von ärztlicher Tätigkeit ein anderes war und auf der griechischen Heilkunst beruhte (Zaragoza, 1990, S. 91–107).

In den Texten der mesopotamischen Medizin finden sich keine Hinweise auf spezielle pflegerische Maßnahmen oder auf einen eigenen Stand der Pflege. Themen wie Essen und Trinken, Lagerung und Stützen, Anlegen von Verbänden und die Verabreichung von Medikamenten (innerlich und äußerlich) treten in Kombination mit ärztlichen Anweisungen auf.

Die Struktur von medizinischen Texten beruhte auf den Körperteilen, begann am Kopf und endete bei den Füßen. Dieses Vorgehen wurde für die gesamte Antike zur Regel. Unter den vielen pflanzlichen und tierischen Heilmitteln, welche in den Aufzeichnungen angeführt sind, wurden auch Bestandteile der sogenannten „Dreckapotheke" erwähnt, also Ingredienzien ekelerregender Herkunft, beispielsweise menschliche Exkremente. Laut Seidler und Leven (2003, S. 21–22) handelte es sich dabei um Tarnbezeichnungen für echte Pharmaka.

Zahlreiche Inhalte aus der mesopotamischen Heilkunde verbreiteten sich über Syrien, Kleinasien und die Inseln des östlichen Mittelmeers und nahmen dadurch Einfluss auf spätere Kulturkreise. Aufgrund des fehlenden Pflegestandes ist anzunehmen, dass Familienangehörige, Ärzte oder Priester sich um Behandlung und Pflege gleichermaßen kümmerten.

Nähere Infos zu Entwicklungen in Ägypten und Indien finden Sie unter ***Download 2***

2 Die Antike

Mit „Antike“ wird die Kultur- und Staatenwelt des Mittelmeerraumes in der Zeit von etwa 1200 v.Chr. bis ca. 500 n.Chr. bezeichnet.

Einige Stichworte zur Antike:

Alexander der Große • Aristoteles • Athen • „Brot und Spiele“ • Christi Geburt • Christenverfolgungen • Cicero • Demokratie • Galen • Götterwelt • Julius Cäsar • Heilkunst • Hellenismus • Hippokrates • Naturphilosophie • Nero • Peloponnesischer Krieg • Perserkriege • Platon • Polis • Punische Kriege • Rechtlosigkeit der Frauen • Römisches Reich • Sklaverei • Sokrates • Völkerwanderung• Wissenschaft

Gesundheit war in der Antike ein Wert, den es zu erhalten galt, zumal Heilmittel im heutigen Sinne nur in sehr beschränktem Ausmaß zur Verfügung standen. **Gesundheit und Schönheit** waren eng gekoppelt, die Idealvorstellung orientierte sich an Göttern und Göttinnen wie Aphrodite und Apollon. Die Gesundheitsvorsorge wurde bestimmt vom zugrundeliegenden Gesundheits- und Krankheitsverständnis: vom theurgischen oder vom rational-wissenschaftlichen Konzept.

In vielen Lebensbereichen wie Politik, Kultur und Wissenschaft und nicht zuletzt in den Gesundheitsberufen finden wir bis heute die Spuren jener Zeit. Die Antike gilt als **Wiege der Wissenschaft**, auch bedeutende Ansätze heutiger Pflegetheorien und -konzepte waren bereits zentraler Bestandteil der antiken Heilkunst. Hier liegt der Ursprung des wissenschaftlichen Denkens, gekoppelt mit der beginnenden Abkehr von Magie und Intuition. Individualismus und kritisches Denken konnten sich entwickeln.

2.1 Götterglaube als Grundlage für das Gesundheits- und Krankheitsverständnis – Theurgie

Das theurgische Konzept ging davon aus, dass Gesundheit und Krankheit göttlichem Einfluss unterlagen. Nach dem Verständnis der griechischen Antike war die Störung der natürlichen Ordnung eine Schuld, die als Strafe der Götter Krankheit verursachte. Heilung konnte also nur erzielt werden, indem diese natürliche Ordnung wiederhergestellt wurde. Die Mittel dazu waren **Katharsis** (**Reinigung** und **Läuterung**) sowohl physisch als auch in Bezug auf den Geist und den Glauben. In körperlicher Hinsicht war es erklärtes Ziel, dem Ideal der griechischen Götter näher zu kommen. Es war wesentlich, religiöse und weltliche Gesetze einzuhalten, um gut und schön zu werden und als rein zu gelten.

Im Eid des Hippokrates finden sich in den ersten Zeilen die in diesem Kontext wichtigsten Gottheiten:

> „Ich schwöre, Apollon, den Arzt, und Asklepios und Hygieia und Panakeia und alle Götter und Göttinnen zu Zeugen anrufend, dass ich nach bestem Vermögen und Urteil diesen Eid und diese Verpflichtung erfüllen werde"
>
> (Hippokrates, Der Eid)

Asklepios galt als Gott der Heilkunst. Seine beiden Töchter waren Hygieia, die Göttin der Gesundheit, und Panakeia, die Allheilende. Apollon, der Gott der Sühne und Reinheit, war der Vater des Asklepios. Er spielt jedoch, obwohl er im Eid erwähnt wird, im Asklepios-Heilkult eine untergeordnete Rolle.

Asklepios gilt als wichtigster Heilgott der Antike und wurde meist als Mann mit Bart und Wanderstab in der Hand dargestellt. Seine wichtigste Begleiterin ist eine Schlange, die sich um einen Stab windet (s. Abb. 1). Dieser sogenannte Äskulapstab gilt heute noch als das Symbol der Medizin sowie der Pharmazie (s. Abb. 2).

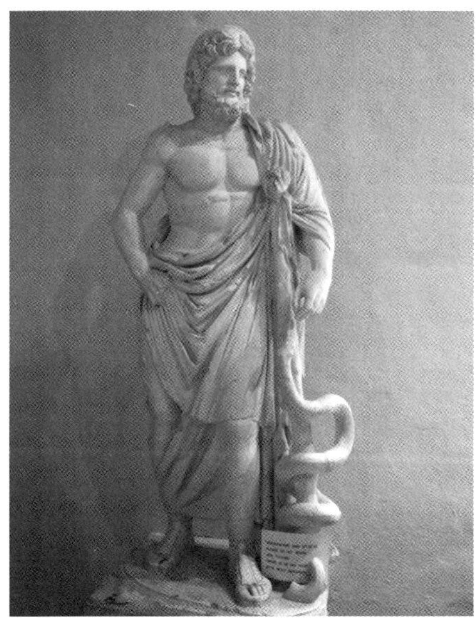

Abbildung 1: **Statue des Asklepios mit Äskulapstab, Museum Epidaurus**

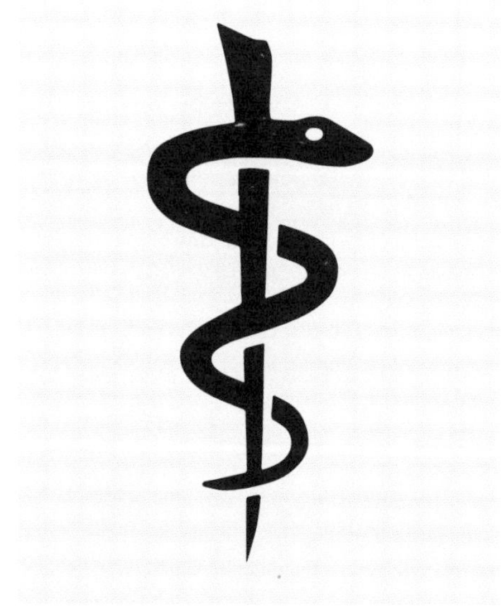

Abbildung 2: **Äskulapstab**

Die Tempelanlagen dieses Heilkults rund um Asklepios wurden **Asklepieion** genannt. Der oder die Kranke suchte ein Asklepieion auf und wurde dort gegen Bezahlung behandelt. Die Behandlung umfasste eine ausführliche Anamnese, Heilbäder, Gebete, Opfer und als wesentliches Element den heilenden Tempelschlaf, die **Inkubation**. Man hoffe darauf, dass die Kranken aus dem Schlaf durch göttliche Hand geheilt erwachen oder in gottgesandten Träumen Ratschläge erhalten würden. Die Träume wurden von Priesterärzten gedeutet und Heilbehandlungen daraus abgeleitet. Besonders herausragende Heilerfolge wurden auf große Steintafeln geschrieben und am Tempel angebracht.

Ruinen derartiger Anlagen sind heute noch z. B. auf Kos zu finden (s. Abb. 3 u. 4).

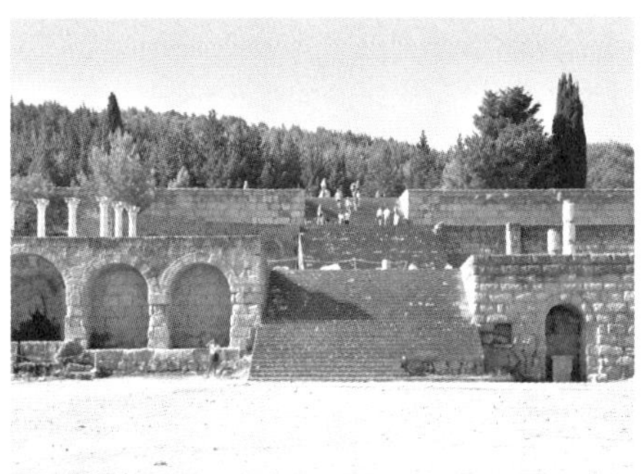

Abbildung 3: **Asklepieion von Kos**

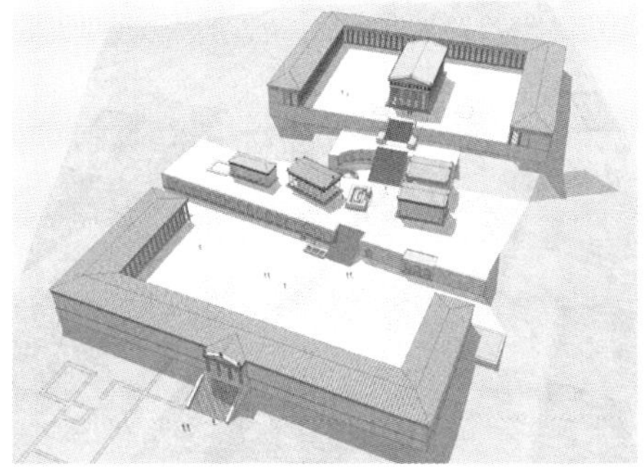

Abbildung 4: **Digitale Rekonstruktion des Asklepieions von Kos**

Sie wurden an Orten mit günstigen klimatischen Verhältnissen errichtet. Rund um die Tempelanlagen gab es zahlreiche Möglichkeiten zur Unterhaltung und Therapie. Allerdings wurde nicht allen Einlass gewährt; Hochschwangere und Schwerkranke oder Sterbende hatten keinen Zutritt, sie waren sich selbst überlassen. Dennoch ist zu erwähnen, dass Asklepieien auch eine soziale Funktion als Orte der Gesundheitsfürsorge hatten und das Behandlungshonorar nach den Möglichkeiten der Kranken bemessen wurde. Asklepios galt auch als Gott der Armen und Bedürftigen.

Die Tempelmedizin blieb im Bewusstsein der Öffentlichkeit bis zum Ausgang der Antike lebendig (Kollesch & Nickel, 1994, S. 18).

2.2 Rational-wissenschaftliches Denken als Grundlage für das Gesundheits- und Krankheitsverständnis

Neben der griechischen Tempelmedizin entwickelten sich in der gelehrten Oberschicht rational-wissenschaftliche medizinische Konzepte. Unter dem Einfluss der Naturphilosophie kam es zu einer Ablösung von der Vorstellung, die Götter würden eingreifen, um Krankheit oder Heilung zu bewirken.

Griechische Naturphilosophen versuchten sich vom magischen Denken zu lösen und brachten Denkansätze ein, die stärker empirisch geprägt waren. Das Interesse richtete sich auf alle Erscheinungen der Natur und schloss auch die Suche nach dem Ursprung bzw. Ur-Stoff des Kosmos mit ein. Dabei wurden **praktische Naturforschung und Philosophie** verbunden mit dem Ziel, das Leben im Einklang mit einer angenommenen Harmonie der kosmischen Weltordnung zu verstehen und zu führen (Mühlum & Bartholomeyczik, 1997, S. 76–77). Der Mensch wurde als Bestandteil des Kosmos in das als „natürlich" empfundene Geschehen miteinbezogen und die gesunden und krankhaften Vorgänge im menschlichen Körper wurden auf natürliche Ursachen zurückgeführt.

Für die Ärzte begann die Beschäftigung mit der Frage der Zusammensetzung des Menschen im Anschluss an die Elementen- und Qualitätenlehre der Vorsokratiker (6.–5. Jh. v.Chr.; es sind dies die Philosophen vor Sokrates, der von etwa 470 bis 399 lebte). Nach dem Naturphilosophen **Empedokles aus Agrigent** (ca. 495–435 v.Chr.) wird die Grundlage alles Seienden von den vier Elementen **Feuer, Wasser, Erde und Luft** mit ihren vier Primärqualitäten (warm–kalt, feucht–trocken) gebildet und stehen miteinander in Verbindung. Das Mischverhältnis dieser Elemente war bestimmend für Harmonie (Synkrasie), die Gesundheit hervorbrachte, oder Disharmonie (Dyskrasie), die Krankheit verursachte. Auf diesem naturphilosophischen Ansatz gründete sich die **Humoralpathologie** oder **Vier-Säfte-Lehre**, das Krankheitskonzept der hippokratischen Medizin (Eckart, 2013, S. 10; Kollesch & Nickel, 1994, S. 10–11).

2.2.1 Das wissenschaftliche Konzept der hippokratischen Medizin

Unter dem Einfluss der altionischen Naturphilosophie und den Erfahrungen und Beobachtungen des Arztes entwickelte sich die Medizin als Vorform von Wissenschaft mit den ersten Medizinschulen. Gesundheit und Krankheit wurden abseits von göttlichem Einfluss als natürliche Prozesse angesehen, die auf den Säftehaushalt des Körpers, die Ernährung und klimatischen Bedingungen zurückzuführen und Krankheiten dementsprechend zu behandeln waren. Rationale Erklärungen für die körperlichen Vorgänge bezogen die Ärzte von der Philosophie, um methodisch-systematisches Wissen für die Heilkunde zu generieren. Ärztliche Heilkunst beruhte daher weder auf mythisch-magischen Vorstellungen noch auf bloßer Erfahrung, sondern auf der **Erforschung der tieferen Krankheitsursache** und des Wesens der körperlichen Erscheinung (Kollesch & Nickel, 1994, S. 10). Die enge **Verknüpfung von Medizin und Philosophie** war prägend für die antike Heilkunst (griech. techne iatrike, lat. ars medica), anatomische Kenntnisse waren noch sehr vage.

Hippokrates von Kos (ca. 460–375 v.Chr.) gilt als der Begründer der griechischen wissenschaftlichen Medizin und wird auch als „Vater der Medizin" bezeichnet. Darauf geht die Bezeichnung „hippokratische Medizin" zurück. Hippokrates stammte aus einer Familie, die dem Ärztestand der Asklepiaden angehörte. Über seine Person ist nur wenig bekannt; sicher ist lediglich, dass er als Arzt und Lehrer tätig war. Wie damals üblich, war er Wanderarzt und soll sogar bis nach Persien gereist sein. Ein Wanderarzt besuchte und behandelte die Kranken in ihren Wohnungen oder in seiner vorübergehenden Niederlassung.

Der Arzt erlernte sein Kunsthandwerk, indem er als Schüler seinen Meister bei den Krankenbesuchen begleitete und je nach Bedarf beim kranken Menschen blieb. Durch die Übernahme von medizinischen und pflegerischen Tätigkeiten unter der Anweisung seines Lehrers gewann der Medizinschüler Kenntnisse der Medizin und Pflege – diese beiden Berufssparten waren nicht getrennt (Seidler & Leven, 2003).

Hippokrates und seine Schüler dokumentierten ihre Erfahrungen und systematischen Beobachtungen zu verschiedenen Krankheitsverläufen. Diese Aufzeichnungen wurden im 3. Jh. v.Chr. in Alexandria, dem Zentrum gelehrter Medizin, als **Corpus Hippocraticum** zusammengefasst. Dieses wissenschaftliche Werk umfasst über 60 Einzelschriften, wobei jedoch nicht gesichert ist, ob und – wenn ja – welche Schriften von Hippokrates selbst stammen. Es wird angenommen, dass die Epidemiebücher I und III, das Prognosticon und die großen chirurgischen Abhandlungen sowie die Aphorismensammlung aus der Medizinschule von Kos auf ihn zurückgehen. Weiters zählen zum Corpus Hippocraticum die Abhandlungen „Über Luft-, Wasser- und Ortsverhältnisse" (Über die Umwelt), „Über die heilige Krankheit" und die wahrscheinlich von seinem Schüler und Schwiegersohn Polybos verfasste Schrift „Über die Natur des Menschen". Die genannten Schriften weisen zwar einige Widersprüche auf, sind in ihren Grundzügen aber insofern einheitlich, als sie sich auf die rationale Naturphilosophie und systematische Krankenbeobachtung beziehen und sich vom göttlichen Einfluss auf Krankheiten distanzieren.

Die im Corpus Hippocraticum angeführten Krankheiten werden eingeteilt in akute, chronische, epidemische und endemische Krankheitsbilder, die durch systematische Beobachtung und Befragung unter Berücksichtigung der Krankengeschichte, Lebensumstände und lokalen klimatischen Bedingungen festgestellt wurden. Der Mensch wurde also in seiner Ganzheit inklusive seiner Umwelt erfasst. Die Medizin galt als Kunsthandwerk (techne) und der Arzt als Unterstützer im Kampf gegen Krankheit (Schumacher, 2015, S. 25).

Im Prognosticon sind die Symptome verschiedener Erkrankungen und mögliche Verlaufsformen beschrieben. Wesentliche Bestandteile der Heilkunst waren **Anamnese**, **Beobachtung** und empirisch begründete **Prognose**, denn die exakte Prognose war entscheidend für das Vertrauen zum Heilkundigen. Unheilbar und chronisch Kranken wurde aus diesem Grund die Behandlung verweigert. Für den Krankheitsverlauf von entscheidender Bedeutung ist die Phase der Krisis. Sie bezeichnet jenen Zeitraum, in dem sich die Krankheit entweder bessert oder die Kranken dem Tod entgegengehen. Wenn es nicht gelang, die gestörte Harmonie der Körpersäfte wiederherzustellen und der Tod abzusehen war, wurde die Behandlung abgebrochen.

Ein Arzt konnte seine Kunstfertigkeit unter Beweis stellen, indem er nicht nur den Ausgang der Erkrankung vorhersah, sondern auch den bisherigen Verlauf der Krankengeschichte schildern konnte. Es galt z.B., das Gesicht der Kranken zu beobachten. War jemand sich selbst nicht mehr ähnlich und „die Nase spitz, die Augen hohl, die Schläfen eingefallen, die Ohren kalt und zusammengeschrumpft, die Ohrläppchen abstehend, die Haut an der Stirn hart, straff und trocken; die Farbe des ganzen Gesichts bleich oder dunkel" (Hippokrates, Prognosticon, Kap. 2), musste die kranke Person nach eventuellen Ursachen befragt werden wie schlechter Schlaf, Durchfall oder Hunger. Traf keine dieser Ursachen zu und war eine Besserung des Zustandes nicht absehbar, galt dies als Anzeichen des nahenden Todes.

Beurteilt wurden die äußere Erscheinung sowie der aktuelle Zustand des Kranken. Alle Beobachtungen in Bezug auf Atmung, Schlaf, Beweglichkeit, Ernährung, Ausscheidungen, Hautzustand, Wunden usw. wurden gesammelt, um „die Zeichen zu studieren" und zu prognostizieren, „bei wem die Krankheit längere Zeit und bei wem sie kürzere Zeit dauern wird":

> „Das Leben ist kurz; die Kunst ist lang; der rechte Augenblick geht schnell vorüber; die Erfahrung ist trügerisch, die Entscheidung schwierig. Der Arzt muß nicht nur selbst bereit sein, das Erforderliche zu tun, sondern auch der Kranke, die Helfer und die äußeren Umstände müssen dazu beitragen."
>
> (Hippokrates, Aphorismen. Buch I, Aph. 1)

Die hippokratische Schrift „Über die heilige Krankheit" (auch als *epilepsia* bezeichnet) vermittelt deutlich, dass sich der hippokratische Arzt klar von religiös-magischen Vorstellungen distanzierte und die Ursache dieser Krankheit im Gehirn des Menschen lokalisierte, weil ein Übermaß an Schleim die Adern verstopfte:

> „Mit der sogenannten heiligen Krankheit verhält es sich folgendermaßen: sie scheint mir um nichts göttlicher und heiliger zu sein als die anderen Krankheiten, vielmehr haben auch die übrigen Krankheiten eine natürliche Ursache, aus der sie entstehen, eine natürliche Ursache und einen Grund hat aber auch sie."
>
> (Hippokrates, Über die heilige Krankheit, Kap. I)

Mit diesem Konzept der Empirie und rationalen Ätiologie sowie der naturphilosophischen Erklärungen brach Hippokrates mit der Tradition religiös-magischer Deutungen des theurgischen Medizinkonzepts.

Ein weiteres bedeutsames Merkmal der hippokratischen Medizin stellte die ethische Haltung des griechischen Arztes dar. Hippokrates verkörperte den vollkommenen Arzt als jemanden, der ein reines Leben führte, hilfsbereit, gütig und kunstfertig war. Zwei seiner Grundprinzipien waren: „Wenn schon nicht nützen, dann vor allem nicht schaden" und „Wo Liebe zum Menschen, da ist Liebe zur Heilkunst".

Als Arzt „hippokratisch" zu sein, galt als tugendhaft – dies spiegelt sich im **Hippokratischen Eid** wider, der allerdings erst in späterer Zeit als Verhaltensregel für Ärzte entstand:

> „Ich schwöre bei Apollon, dem Arzt, bei Asklepios, Hygieia und Panakeia und bei allen Göttern und Göttinnen, indem ich sie zu Zeugen mache, daß ich entsprechend meiner Kraft und meinem Urteilsvermögen folgenden Eid und folgenden Vertrag erfüllen werde:

> Denjenigen, der mich diese Kunst gelehrt hat, gleich zu achten meinen Eltern, ihn an meinem Lebensunterhalt teilhaben zu lassen und ihm an den für ihn erforderlichen Dingen, wenn er ihrer bedarf, Anteil zu geben, seine Nachkommenschaft meinen männlichen Geschwistern gleich zu werten, sie diese Kunst zu lehren, wenn sie sie zu lernen wünschen, ohne Entgelt und Vertrag, an Unterweisung, Vorlesung und an der gesamten übrigen Lehre Anteil zu geben meinen Söhnen und den Söhnen dessen, der mich unterrichtet hat, den vertraglich gebundenen und durch ärztlichen Brauch eidlich verpflichteten Schülern, sonst aber niemandem.
>
> Diätetische Maßnahmen werde ich zum Nutzen der Kranken entsprechend meiner Kraft und meinem Urteilsvermögen anwenden; vor Schaden und Unrecht werde ich sie bewahren.
>
> Auch werde ich niemandem auf seine Bitte hin ein tödlich wirkendes Mittel geben, noch werde ich einen derartigen Rat erteilen; in gleicher Weise werde ich auch keiner Frau ein fruchtabtreibendes Zäpfchen geben. Rein und heilig werde ich mein Leben und meine Kunst bewahren.
>
> Das Schneiden werde ich nicht anwenden, nicht einmal bei Steinleidenden, dies werde ich vielmehr den Männern überlassen, die diese Tätigkeit ausüben. In alle Häuser, die ich betrete, werde ich eintreten zum Nutzen der Kranken, frei von jedem absichtlichen Unrecht, von sonstigem verderblichen Tun und von sexuellen Handlungen an weiblichen und männlichen Personen, sowohl Freien als auch Sklaven.
>
> Was auch immer ich bei der Behandlung oder auch unabhängig von der Behandlung im Leben der Menschen sehe und höre, werde ich, soweit es niemals nach außen verbreitet werden darf, verschweigen, in der Überzeugung, dass derartige Dinge unaussprechbar sind.
>
> Wenn ich nun diesen Eid erfülle und nicht verletze, möge es mir zuteilwerden, dass ich mich meines Lebens und in der Kunst erfreue, geachtet bei allen Menschen für alle Zeit, wenn ich ihn aber übertrete und meineidig werde, möge das Gegenteil davon eintreten."
>
> (Hippokrates, Der Eid)

Diese ethische Selbstverpflichtung diente auch dazu, die Medizin hochzuschätzen und sich von Pfuschern und Scharlatanen abzugrenzen. Obwohl heutzutage der ärztliche Berufsstand staatlich geregelt ist, sprechen Ärzte und Ärztinnen bei Abschluss des Medizinstudiums ein Gelöbnis, das auf diesen Eid zurückzuführen ist.

Der Arzt der Antike war männlich und ein Philosoph, also jemand, der die Beschaffenheit der Dinge, ihre Eigenarten und Beziehungen, ihre Veränderungen und Entwicklungen registrierte und zu ordnen versuchte (Eckart, 2013, S. 11–17; Schubert, 1993, S. 36–37).

2.2.2 Die Medizin des Hellenismus und der griechisch-römischen Antike mit neu aufflammenden Medizinschulen

Neben dem hippokratischen Medizinkonzept entwickelten sich weitere Medizinschulen, die oft sektenhaften Charakter hatten und sich langfristig nicht durchsetzten. Erwähnenswert sind hier die Schulen der Alexandriner, der Empiriker, der Methodiker und der Pneumatiker.

In der hellenischen[1] Phase (336–30 v.Chr.) unter der Herrschaft von Alexander dem Großen (356–323 v.Chr.) wurde **Alexandria** mit seinen bedeutenden wissenschaftlichen Fortschritten das neue Wissenschaftszentrum. Aus den Eroberungszügen Alexanders gelangte auch neues Wissen über Heilmittel und Arzneien aus dem Orient und Indien nach Alexandria. In der größten Bibliothek der Antike mit etwa 700 000 Papyrusrollen wurden wissenschaftliche Erkenntnisse zusammengetragen und systematisch geordnet. Darunter befanden sich auch der Corpus Hippocraticum sowie die Schriften des Aristoteles (384–322 v.Chr.), die vor allem in der Spätantike von dem griechischen Arzt Galenos von Pergamon (dt. meist Galen; siehe Kap. 2.2.3) für physiologische Erklärungen herangezogen wurden.

Der hippokratischen Medizin mit ihrer naturphilosophischen Ausrichtung und empirischen Krankenbeobachtung fehlte es an anatomischen und physiologischen Grundlagen. Einige dieser fehlenden Kenntnisse erwarben griechische Ärzte während einer kurzen Zeitspanne in der hellenistischen Phase, in der das Sezieren von Leichen, aber auch Vivisektionen erlaubt waren. Diese grausamen Eingriffe an lebenden Menschen zu Forschungszwecken wurden beispielsweise an verurteilten Verbrechern durchgeführt. Durch die praktizierte Humananatomie erweiterten sie den Stand des Wissens enorm. Dies war ein erster Versuch der Herauslösung der Medizin aus der Philosophie.

Zu den wichtigsten Ärzten der alexandrinischen Medizinschule zählen **Herophilos von Chalkedon** (ca. 325–255 v.Chr.) und **Erasistratos von Iulis**

1 Hellenismus (von griech. *hellenes,* der Selbstbezeichnung der Griechen) bedeutet die Verschmelzung von griechischer und orientalischer Kultur während der von Alexander dem Großen eingeleiteten Kulturepoche bis zum Untergang der hellenistischen Staatenwelt durch die Eroberungen der Römer.

auf der Insel Keos (ca. 305–250 v.Chr.). Der empirisch orientierte Arzt Herophilos erkannte u.a. den Unterschied zwischen sensorischen und motorischen Nerven, beschrieb die menschliche Leber und das Gehirn. Er beobachtete als Erster den Zusammenhang des Pulsschlages mit der Herztätigkeit und begründete die Pulslehre; den Puls zählte er mit einer Wasseruhr. Erasistratos gewann ebenfalls durch zahlreiche Sektionen und Vivisektionen anatomische und physiologische Kenntnisse über den Menschen wie den Bau und die Funktion des Gehirns und des Herzens.

Die Erkenntnisse von Herophilos und Erasistratos hatten förderliche Wirkung auf die Chirurgie und für viele Jahrhunderte bis in die Renaissance Bestand. Erasistratos wandte sich gegen die hippokratische Humoralpathologie und begründete erste Ansätze der Solidarpathologie. Er kann damit als früher Begründer einer experimentellen Physiologie bezeichnet werden; sie soll noch im 2. Jh. n.Chr. in Rom existiert haben und verblasste dann zunehmend (Eckart, 2013, S. 18–21; Kollesch & Nickel, 1994, S. 13–14).

Download 3: Weitere Medizinschulen der Antike

2.2.3 Galenos von Pergamon – der letzte große Arzt der Antike

Der Höhepunkt der antiken Heilkunde war mit Galenos von Pergamon (130–200 n.Chr.) erreicht. Galen (griech. Galenos) war Eklektiker[2] und hat die gesamten medizinischen und philosophischen Erkenntnisse seiner Vorgänger kritisch kommentiert, durch seine eigenen Forschungsergebnisse bereichert und daraus ein umfassendes medizinisches Werk verfasst.

Galen beschäftigte sich schon früh mit Philosophie und Mathematik; mit 17 Jahren nahm er ein Medizinstudium auf. Nach dem Studium arbeitete er zunächst als Gladiatorenarzt, bis er seine Heimatstadt Pergamon verließ, um seine medizinische Ausbildung in anderen Städten zu erweitern. Auf diese Weise kam er u.a. in das Wissenschaftszentrum nach Alexandria. Hier verdingte er sich abermals als Gladiatorenarzt und entwickelte sich zu einem guten Wundchirurgen und Physiotherapeuten. Sein theoretisches Wissen vertiefte er in der bedeutendsten medizinischen Lehrstätte und berühmtesten Bibliothek seiner Zeit in Alexandria.

2 Der Begriff „Eklektiker" bezeichnet einen Philosophen, der Gedanken aus verschiedenen philosophischen Richtungen zu einem eigenen Werk verarbeitet. Dem Eklektiker Galen ging es darum, die unterschiedlichen Medizinschulen und Philosophien (nach Platon, Aristoteles, den Stoikern u.a.) miteinander zu verknüpfen und deren Elemente neu zusammenzusetzen und mit schlüssigen Erklärungen abzusichern.

Galen galt als hervorragender **Sezierer** (Tiersektionen) und entwickelte durch seine Experimente ein spekulatives System der Physiologie, das eng mit der Philosophie in Verbindung stand. Er bewies u.a. die Funktion des Nervus recurrens, indem er zeigte, dass nach der Nervdurchtrennung ein Schwein zu quieken aufhörte. Des Weiteren erzeugte Galen einen Atemstillstand bei der Durchtrennung der Medulla oblongata und bewies durch das Unterbinden der Ureteren, dass Harn in der Niere und nicht in der Blase gebildet wird. Bei der Übertragung der Erkenntnisse aus seinen Tierexperimenten auf den Menschen unterlag er allerdings auch vielen Irrtümern. Die Auseinandersetzung mit der Denkweise der antiken Philosophen lieferte den theoretischen Rahmen für seine medizinischen Experimente, insbesondere die Lehre des Aristoteles (Teleologie[3]) zur Erklärung der Körperfunktionen.

In Rom gab Galen im Zuge der Spaltung von Chirurgie und Medizin die chirurgische Tätigkeit auf – manuelle Arbeiten schickten sich nicht für einen Edelmann. Seine therapeutischen Erfolge in Wundheilung, Diätetik und Physiotherapie sowie evakuierende Maßnahmen wie Schröpfen, Brech- und Abführmittelgabe, Schwitzen, Förderung der Harnausscheidung und Niesen verhalfen ihm zu großer Bekanntheit. Er kam an den Kaiserhof und wurde der **Leibarzt Marc Aurels** (161–180) und dessen Sohnes **Commodus** (180–193).

Galen war vielseitig interessiert und beschäftigte sich mit fast allen Disziplinen der Heilkunde. Nachdem er den „Corpus Hippocraticum" ausführlich studiert, wiedergegeben, kommentiert und ergänzt hatte, verfasste er zahlreiche Schriften. Die **Ars Medica**, bestehend aus 15 Büchern, beinhaltet Anatomie, Physiologie, Humoralpathologie, Diätetik, Pulslehre, Chirurgie, Astromedizin, Pharmakologie (**Galenik**) und weitere Gebiete. Sein weitgehend widerspruchsfreies Werk lieferte viele medizinische Erklärungen, sodass seine Schriften das medizinische Denken bis in die Neuzeit hinein beherrschten. Seine berühmte **Theorie der Blut- und Nährstoffbewegung** behielt bis ins 17. Jh. ihre Gültigkeit und wurde erst durch William Harveys Entdeckung des Blutkreislaufs (1616) abgelöst. Weitere Schriften hatten zum Teil noch länger – bis ins 18. Jh. – Bestand und verloren erst durch die funktionell orientierte Denkrichtung und die Zellularpathologie von R. Virchow (1821–1902) mehr und mehr an Bedeutung (Ackerknecht, 1979, S. 69–71; Eckart 2013, S. 25–28; Möller & Hesselbarth, 1998, S. 15–16; Weisser, 1991, S. 19–28).

3 Der teleologische Naturbegriff bei Aristoteles ist von vier Ursachen bestimmt: Material-, Form-, Wirk- und Zweckursache. Die neuzeitliche Naturwissenschaft eliminierte die Form- und die Zweckursache, die fast 2000 Jahre lang das Grundgerüst wissenschaftlicher Forschung bestimmten.

Gesundheits- und Krankheitsverständnis – die Humoralpathologie oder Säftelehre

Die griechische Medizin basierte auf der **Vier-Säfte-Lehre der Humoralpathologie** (von lat. *humor* – Saft) und baute auf der Elementen- und Qualitätenlehre des Naturphilosophen **Empedokles aus Agrigent** (ca. 492–432 v.Chr.) auf. Den vier Grundstoffen **Wasser, Erde, Feuer und Luft** waren vier Qualitäten – **feucht und trocken, warm und kalt** – zugeordnet. Das harmonische Mischverhältnis der Körpersäfte (Synkrasie, Eukrasie) äußerte sich in Gesundheit, das disharmonische (Dyskrasie) in Krankheit. Diese Auffassung wurde in die Medizin übertragen, indem die Ärzte die vier Körpersäfte Blut, Schleim, gelbe und schwarze Galle an die Stelle der vier Elemente als konstitutive Bestandteile des Menschen setzten. Jedem Saft wurden zwei natürliche Qualitäten zugeordnet, um ihn näher zu bestimmen: Blut war warm-feucht, Schleim kalt-feucht, gelbe Galle warm-trocken und schwarze Galle kalt-trocken. Dieses Viererschema wurde laufend ergänzt; so kamen etwa die vier Kardinalorgane (Gehirn, Herz, Leber, Milz), die Lebensabschnitte, das Geschlecht und die Jahreszeiten hinzu. All diese Phänomene wurden als untereinander in Beziehung stehend gedacht. So dominierte in jeder Jahreszeit ein bestimmter Saft: Der Winter beispielsweise füllte „den Körper mit Schleim" – die Menschen spucken und schnäuzen im Winter schleimige Substanzen aus, daher entspricht der Schleim der Natur des Winters. Erkrankungen, die mit Schleimabsonderungen einhergehen, sind am häufigsten in der kalten Jahreszeit zu beobachten (Hippokrates, Über die Natur, Kap. 7).

> „Es gibt nämlich vier Säfte im Menschen, die die unterschiedlichen Elemente nachahmen; jeder nimmt in einer anderen Jahreszeit zu, jeder ist in einem anderen Lebensabschnitt vorherrschend. Das Blut ahmt die Luft nach, nimmt im Frühling zu und herrscht in der Kindheit vor. Die gelbe Galle ahmt das Feuer nach, nimmt im Sommer zu und herrscht in der Jugend vor. Die schwarze Galle oder Melancholie ahmt die Erde nach, nimmt im Herbst zu und ist im Mannesalter vorherrschend. Das Phlegma ahmt das Wasser nach, nimmt im Winter zu und ist im Greisenalter vorherrschend. Wenn sie weder in zu hohem noch zu geringem Maße fließen, ist der Mensch im Vollbesitz seiner Kräfte."
>
> (Klibansky et al., 1990, S. 39)

Das Zusammenwirken dieser Elemente und Qualitäten stellte die direkte Beziehung zwischen dem **Mikrokosmos** des Körpers und dem **Makrokosmos** des Naturganzen her (Seidler & Leven, 2003, S. 45). Auf diese Weise wurde der individuelle Mensch als mit seiner Umwelt eng verbunden gedacht. In ganzheitlicher Betrachtung berücksichtigte der Arzt die einzelnen Elemente, die das Individuum konstituierten, sowie ihre spezifischen Kräfte: die Zusammensetzung der Nahrung, die er aß; das Wasser, das er trank; die Luft, die er einatmete usw. Der Arzt erkannte die Wirksamkeit von äußerer Natur und individuellen Gegebenheiten wie Alter, Bewegung, das Verhältnis von Arbeit und Erholung sowie jenes von Ernährung und Ausscheidung etc. Die Einflüsse all dieser Faktoren bildeten in ihrer Gegensätzlichkeit die **Harmonie** und Vollkommenheit der Physis und bedeuteten Gesundheit. Störungen führten zu Ungleichgewicht – **Disharmonie** – und bezeichneten Krankheit (Schumacher, 2015, S. 15, S. 199).

Die Tatsache, dass sich die Humoralpathologie so lange halten konnte, wird auch Galen zugeschrieben. Er hat sie verfeinert und weiterentwickelt, indem er jedem der Säfte eine seelisch-geistige Eigenschaft zuordnete und auf diese Weise die Temperamentenlehre begründete. Diese Lehre sieht den Menschen als von Natur aus durch einen Saft dominiert an, der deshalb mit einer bestimmten Konstitution in Verbindung gebracht werden kann. Ein Choleriker hat in dieser Theorie einen Überschuss von **gelber Galle** (griech. *chole*) und ist deshalb aufbrausend und jähzornig. **Schwarze Galle** im Übermaß lässt Menschen zu Melancholikern (griech. *melaina chole*) werden, also zu traurigem Gemüt und Verstimmung tendieren. Zu viel **Blut** (griech. *haima*) macht den Menschen zwar rasch erregbar, der Sanguiniker gilt aber auch als heiter und fröhlich, wohingegen **Schleim** (griech. *phlegma*) als dominanter Saft den Phlegmatiker zögerlich, langsam und oberflächlich erscheinen lässt (s. Abb. 5).

Die Humoralpathologie hatte ihren Siegeszug angetreten. Mit der Säftelehre wurde die Natur des Menschen rational erklärbar und argumentierbar, denn die Säfte waren sichtbar, überall anzutreffen, und es wurden ihnen unterschiedlichste Qualitäten zugesprochen. Anhand dieses Viererschemas ließen sich die relevanten Fragen zu Gesundheit und der Entstehung von Krankheit anschaulich darstellen.

Nach dieser Theorie sind alle Erkrankungen auf ein Säfte-Ungleichgewicht zurückzuführen, das wiederum als Folge ungesunder Lebensweise, falscher Ernährung oder klimatischer Einflüsse angesehen wurde (Eckart, 2013, S. 10; Kollesch & Nickel, 1994, S. 10–11; Seidler & Leven, 2003, S. 4; Weisser, 1991, S. 15–16).

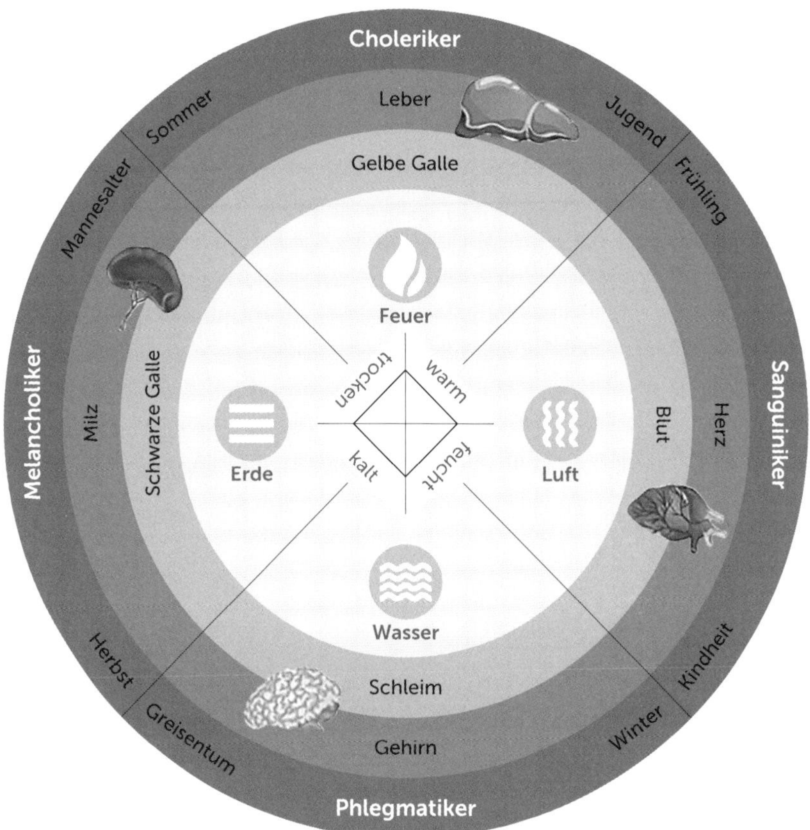

Abbildung 5: **Humoralpathologie**

Therapeutisches Handeln

Ein **ganzheitliches Gesundheits- und Krankheitsverständnis** bildete die Grundlage der antiken Heilkunst. Im Zentrum stand das Ziel eines harmonischen Gleichgewichts, das es zu erhalten bzw. wiederherzustellen galt. Der Arzt als Unterstützer der Natur hatte die Aufgabe, die Selbstheilungstendenzen des Körpers im Heilungsprozess zu fördern (Weisser, 1991, S. 14–15). Der oder die Kranke war zur Mitwirkung aufgefordert und erfuhr Motivation, Unterstützung und Zuwendung durch den Arzt bzw. den Medizinschüler, der seinen Meister begleitete. Es war unüblich, Pflegehandlungen an Angehörige zu übertragen. Die vom Medizinschüler übernommenen pflegerischen Tätigkeiten umfassten: Therapieanordnungen ausführen, Medikamente verabreichen, am Krankenbett wachen sowie exakte Krankenbeobachtung und den Bericht derselben an den Lehrmeister (Flemmich, 2018, S. 28–29; Seidler & Leven, 2003, S. 50).

Die Heilung krankhafter Zustände erforderte die Wiederherstellung des Säftegleichgewichts, d.h. Symmetrie zwischen Nahrungsaufnahme und Lebensweise, Veränderung der Umwelteinflüsse durch Ortswechsel oder die Beseitigung der Überschüsse durch Ausleiten unter Berücksichtigung diverser Einflüsse wie Alter, Geschlecht oder Jahreszeiten. Eine wesentliche Rolle im Heilungsprozess spielte die **Behandlung mit Entgegengesetztem**: Waren Krankheiten verursacht durch den Überfluss eines Stoffes, dann erfolgte Entleerung, bei Mangel einer Qualität erfolgte Auffüllung, bei körperlicher Überanstrengung heilte Erholung, bei Untätigkeit half Anstrengung. Der Arzt musste die Zustände erfassen und in entgegengesetzter Weise therapieren (Schumacher, 2015, S. 207). Er unterstützte den Körper in erster Linie beim Ausgleich der Körpersäfte durch diätetische Vorschriften, Arzneien wie Brech- und Abführmittel, durch Aderlass, Niesen, Schwitzen, Schröpfen und Bäder. Die Chirurgie galt als letzte Möglichkeit im therapeutischen Handeln, bevor ein Kranker als unheilbar aufgegeben werden musste.

Diätetik

Wesentliches Element der Behandlung war die Diätetik. Diese Bezeichnung stammt vom griechischen Wort *diaita* ab und bedeutet „Lebensweise"; der Begriff Diät leitet sich daraus ab. Im Gegensatz zur heutigen Bedeutung dieses Terminus', der sich in erster Linie auf Ernährungsregeln bezieht, waren damals **alle Bereiche des Lebens** im Sinne einer Lebensordnung gemeint. Ziel dieser Lebensordnung war es, krankhafte Zustände zu verändern und Gesundheit durch Maßhalten zu erhalten und zu fördern.

Die Diätetik findet sich bereits im Corpus Hippocraticum (5. Jh. v.Chr.) und wurde von Galen in dessen Ars medica (2. Jh. n.Chr.) kanonisiert.

Zu unterscheiden sind dabei:

- die **natürlichen Dinge** (*res naturales*), die der Mensch nicht beeinflussen kann: z.B. Konstitution oder individuelle Empfindlichkeit;
- die **Dinge gegen die Natur** (*res contra naturam*): „Widernatürliches", z.B. Krankheitsfaktoren, giftige Stoffe;
- die **nicht natürlichen Dinge** (*res non naturales*): Lebensbereiche, die der Mensch selbst aktiv „ordnen" kann und auf die er Einfluss hat.

Die sechs Lebensbereiche der „nicht natürlichen Dinge", die *sex res non naturales*, lauten:

- *aer:* Licht und Luft
- *cibus et potus:* Speise und Trank
- *motus et quies:* Arbeit und Ruhe
- *somnus et vigilia:* Schlaf und Wachen
- *secreta et excreta:* Absonderung und Ausscheidung
- *affectus animi:* Anregung des Gemüts

Mit der Diätetik sollten die „nicht natürlichen Dinge" geordnet werden. Diese waren ein wichtiger Teil der allgemeinen Behandlung, vor allem aber der Prophylaxe. Die Vorschriften waren umfassend und zeitaufwändig. Empfohlen wurde u.a. eine harte Liegestatt, regelmäßige gymnastische Übungen, Anregung durch das Spiel, Bäder u.v.m. Da der gesamte Tagesablauf danach ausgerichtet war, konnten nur Menschen höherer Schichten alle Regeln tatsächlich befolgen.

Dass die Grundzüge der antiken Diätetik bis heute gültig sind, zeigt ein Vergleich der „nicht natürlichen Dinge" mit den allgemeinen **Selbstpflegeerfordernissen** (ASPE), die die Pflegewissenschafterin Dorothea Orem in ihrem Pflegemodell (1971, Selbstpflegedefizitmodell) anführt. Die acht Kategorien der ASPE lauten:

- Aufrechterhaltung einer ausreichenden Sauerstoffzufuhr;
- Aufrechterhaltung einer ausreichenden Flüssigkeitszufuhr;
- Aufrechterhaltung einer ausreichenden Zufuhr an Nahrungsmitteln;
- Aufrechterhaltung von Aktivität und Ruhe;
- Gewährleistung einer Versorgung in Verbindung mit Ausscheidungsprozessen und Exkrementen;
- Aufrechterhaltung eines Gleichgewichts zwischen Alleinsein und sozialer Interaktion;
- Vorbeugung gegen Risiken für das Leben, das menschliche Funktionieren und das menschliche Wohlbefinden;
- Förderung der menschlichen Funktionen und Entwicklungen innerhalb sozialer Gruppen, und zwar in Übereinstimmung mit dem menschlichen Potenzial, bekannten menschlichen Einschränkungen und dem Wunsch der Menschen, normal zu sein (Normalität).

Damals wie heute ist die Bedeutung der Erfüllung der menschlichen Grundbedürfnisse bekannt, um optimales Funktionieren, Gesundheit und Wohlbefinden zu erreichen oder zu erhalten (Dennis, 2001, S. 69–70). Krankenbeobachtung und Patientenorientierung unter Berücksichtigung von deren Umfeld bilden bis heute die Kernaufgaben der Pflege.

Arzneien

Wenn Körpersäfte und Lebensenergie aus dem Gleichgewicht gerieten, sollten neben der Diätetik Arzneien und Heilpflanzen ausgleichend wirken. Beim Säfteausgleich standen die Eigenschaften „warm und trocken" oder „kalt und feucht" im Vordergrund (Ehrlich, 2007, S. 56–59).

Hierzu verfasste Galen sein großes Werk mit elf Büchern: „Über Mischung und Wirkung der einfachen Heilmittel". Der Begriff Galenik, die Lehre von der Zubereitung und Herstellung von Arzneimitteln, geht auf ihn zurück.

Zu beachten war nach Galen, dass ein und dasselbe Heilmittel in jeder Jahreszeit eine andere Wirkung entfaltete, je nachdem, welcher Saft vorherrschend war. So erscheint es schlüssig, dass Behandlungen unter dem Gesichtspunkt von „contraria contrariis", also „Entgegengesetztes mit Entgegengesetztem bekämpfen", betrachtet wurden. Bei heißen und trockenen Krankheiten wurden kühlende und feuchte Mittel angewendet und umgekehrt. Verdorbene Säfte sollten durch die Verabreichung von Brech- und Abführmitteln ausgeleitet werden, Blut wurde durch Aderlass gereinigt – eine Methode, die noch viele Jahrhunderte lang angewendet wurde (siehe dazu die Krankengeschichte von George Washington).

Download 4: die Krankengeschichte von George Washington

Galen differenzierte in Wirkung und Anwendung der Heilmittel. Man dürfe sich dabei nie auf den einfachen Sachverhalt beschränken, sondern

> „man muß wissen, bis zu welchem Grade Flohkraut und bis zu welchem Grad Nachtschatten […] kühlen und bis zu welchem Grade […] Zimt, Amomum oder Majoran erwärmen. Ebenso darf sich aber auch bei den in ihrer jeweiligen Wirkung trocknenden oder feucht machenden Heilmitteln das Wissen nicht auf den allgemeinen Sachverhalt beschränken […]. Denn auf Grund solcher Kenntnis der Wirkungen wird es uns möglich sein, die einfachen Heilmittel selbst kunstgerecht anzuwenden und sie nach einer bestimmten Methode zusammensetzen zu können und sie außerdem, nunmehr in zusammengesetzter Form, richtig anzuwenden. Dies ist nun sehr schwierig und erfordert große Genauigkeit und Übung […]." (Galen, Über Mischung und Wirkung der einfachen Heilmittel. Buch I, Kap. 27)

Wichtiger Bestandteil der antiken Pharmakologie war die Auseinandersetzung mit **Gegenmitteln** zum Schutz vor Vergiftungen. König Mithridates VI. soll aus Furcht vor einem Giftmord, wie er am hellenischen Königshof keine Seltenheit war, aus verfügbaren Arzneistoffen ein Mittel gegen Gifte kreiert haben, das er vor der Anwendung angeblich an zum Tode verurteilten Verbrechern ausprobierte. Diese Arzneimittelmischung, das nach dem König benannte **Mithridatium**, wurde später von einer anderen Mischung, dem sogenannten **Theriak**, abgelöst. Andromachos, Leibarzt von Kaiser Nero (1. Jh. n.Chr.), veränderte das Mithridatium, „indem er einige Ingredienzien hinzufügte und einige wegließ, [...] wobei er den übrigen Ingredienzien eine nicht geringe Menge Vipernfleisch beimischte, das das Mithridatium nicht enthielt. Und deshalb ist der Theriak gegen Vipernbisse wirksamer [...]" (Galen, Über Gegenmittel. Buch I, Kap. 1). Dieses wohl bekannteste Heilmittel und Gegenmittel aus pflanzlichen und tierischen Inhaltsstoffen wurde später meist auch mit Opium versetzt. Es wirkte rasch, sodass es beinahe 2000 Jahre lang als Wundermittel bekannt war. Ohne Opium und tierische Ingredienzien ist Theriak heute unter dem Namen „Schwedenbitter" bekannt (Ehrlich, 2007, S. 59).

Neben Galen verfassten auch andere Autoren der Antike Schriften mit genauen Beschreibungen von Arzneistoffen, ihrer Wirkung, Anwendung und Indikation. **Dioskurides von Anazarba**, ein Militärarzt aus Kleinasien, der in der zweiten Hälfte des 1. Jh. nach Christi gelebt und die Schrift **Über die Arzneistoffe** verfasst hatte, beschrieb nicht nur eine Vielzahl von Heil- und Arzneimitteln, sondern auch, wann und wo die Pflanzen gesammelt, wie sie aufbereitet und aufbewahrt werden konnten. So sollten beispielsweise

> „Blüten und alle duftenden Bestandteile in kleinen, nicht feuchten Kisten aus Lindenholz lagern [...]. Für flüssige Heilmittel wird jedes Gefäß geeignet sein, das aus Silber, Glas oder Horn gefertigt ist [...]. Die Bronzegefäße werden für flüssige Augenmittel und alle Mittel [verwendet], die mit Essig, flüssigem Pech oder Zedernharz zubereitet werden; Fette und Mark sollen in Zinngefäßen gelagert werden."
>
> (Dioskurides, Über Arzneistoffe, Buch I)

Das Werk dieses wohl größten Pharmakologen der Antike bot eine wichtige Grundlage für Kräuterbücher bis in die Neuzeit.

Neben den tradierten rationalen Arzneien fand ab dem 3. Jh. die sogenannte **Dreckapotheke** mit magischen Praktiken Anwendung. **Marcellus**, ein hoher

Beamter des römischen Kaiserhofes, verfasste um 400 ein Nachschlagewerk für Laien. Er empfahl z.B. einen

> „sehr nützlichen Zauberspruch gegen Bauchkneifen: Man drückt den Daumen der linken Hand auf den Bauch und sagt: ADAM BEDAM ALAM BETUR ALAM BOTUM: Wenn man dies neunmal gesagt hat, berührt man mit demselben Daumen die Erde, spuckt aus, sagt es wiederum neunmal und wieder zum dritten Mal neunmal und berührt jeweils bei dem Wechsel nach den neun Malen die Erde und spuckt aus."
>
> (Marcellus, Über Heilmittel. Kap. 28)

Chirurgie

Die „Behandlung durch die Hand", die Chirurgie, findet sich in vielen Schriften der Antike beschrieben. Knochenbrüche, das Schienen und Einrenken werden ebenso beschrieben wie die Blutstillung und die Entfernung von Hämorrhoiden mittels Glüheisen. Auch Skalpelle, Sonden, Knochensägen und -meisel, Zangen, Schädelbohrer und das Schröpfeisen, das als Symbol für den Arztberuf galt, waren wichtige Instrumente als *ultima ratio* (letzter Lösungsweg). Hippokrates war überzeugt: „Alles, was die Heilmittel nicht heilen, heilt das Eisen; alles was das Eisen nicht heilt, heilt das Feuer; was aber das Feuer nicht heilt, das muß als unheilbar gelten." (Hippokrates, Aphorismen. Buch VII, Aph. 87).

Das Buch „Der Arzt", datiert auf das 4. Jh., enthält Empfehlungen für das „schnelle oder langsame Operieren" (Diller, 1994, S. 109). Beide Verfahren waren demnach nützlich: Ein Schnitt sollte schnell getan werden, wenn die Behandlung nur einen einzigen Schnitt erforderte. Brauchte es hingegen mehrere Schnitte, so sollte dem Kranken Zeit zur Erholung eingeräumt werden. Beschaffenheit und Anwendung chirurgischer Instrumente werden darin ebenso erörtert wie die Versorgung von Geschwüren und Abszessen sowie die Kriegschirurgie (Diller, 1994, S. 109).

Krankenversorgung

Pflege und Medizin waren in der Antike in einer Hand – erst viel später kam es zu einer Trennung der beiden Tätigkeitsbereiche. Die Versorgung von Kranken der gehobenen Gesellschaftsschicht erfolgte primär in den eigenen Wohnungen und Häusern, wo sie vom Arzt und seinem Schüler aufgesucht wurden. Ebenso hatten Hebammen und kräuterkundige Frauen einen großen Anteil an der Versorgung der allgemeinen Bevölkerung.

In der römischen Antike entstanden auch die ersten Krankengebäude, die sogenannten **Valetudinarien**, zur Aufnahme kranker Sklaven. Die Pflegetätigkeit war ebenfalls Aufgabe von Sklaven; von einer Berufsgruppe der Pflegenden kann nicht gesprochen werden. Hinter den Valetudinarien stand nicht Großmut der Gutsbesitzer, sondern wirtschaftliches Interesse: Das Gesellschaftswesen der Antike beruhte auf Sklaverei, und für Gutsbesitzer war es entsprechend wichtig, die Arbeitskraft der versklavten Menschen zu erhalten.

Die Idee der Valetudinarien wurde später für Militärlazarette zur Erhaltung der Kampfkraft der römischen Legionäre übernommen. Sie entstanden in der Regierungszeit von Kaiser Augustus (31 v.Chr. bis 14 n.Chr.). Ein solches Valetudinarium wurde in den meisten römischen Legionslagern betrieben, z.B. in der Römersiedlung Carnuntum (NÖ), dem Verwaltungszentrum der Provinz Pannonien, und auch im Legionslager Vindobona auf dem heutigen Stadtgebiet von Wien (s. Abb. 6). Seine Gebäude mit den kleinen Zimmern waren um einen Hof herum angeordnet und von dort auch zugänglich. Im Winter wurden die Krankenzimmer mit tragbaren Kohlebecken erwärmt. Die ärztliche Versorgung erfolgte durch Militärärzte, sogenannte *medici*. Sie wurden unterstützt durch ärztliche Hilfskräfte, die *capsarii* (Singular: capsarius) (s. Abb. 7). Zusätzlich wurden zivile Ärzte und Helfer angeworben und direkt im Valetudinarium ausgebildet (Ehrlich, 2007, S. 16; Wilkesmann et al., 2019, S. 62).

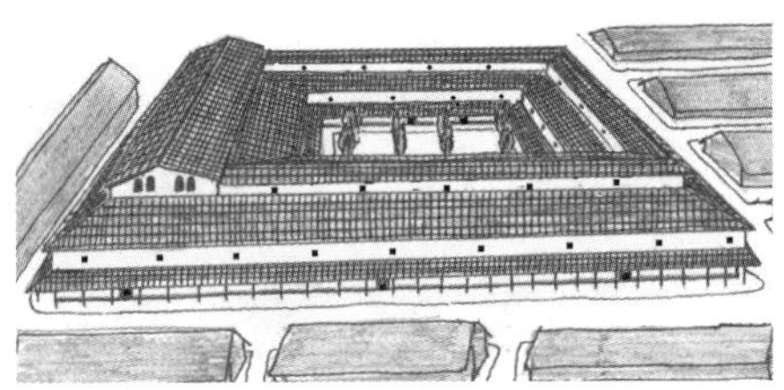
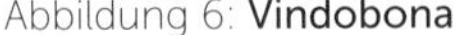

Abbildung 6: **Vindobona**

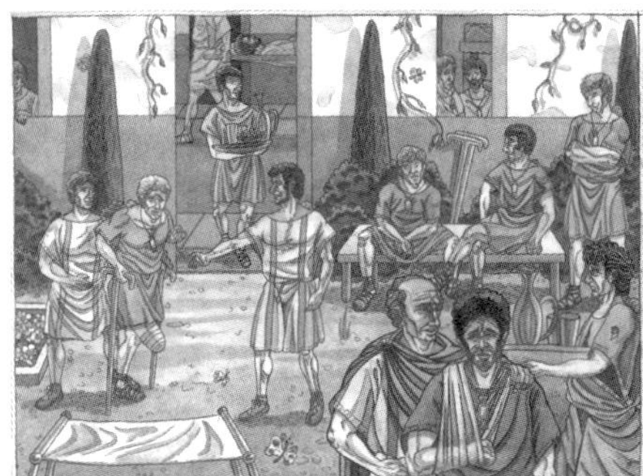

Abbildung 7: **Valetudinarium**

Die Römer orientierten sich an der Volksmedizin und am medizinischen Wissen, das die Griechen mit dem Aufstieg Roms einbrachten (Ackerknecht, 1979, S. 68). Die fortschrittlichen **hygienischen Errungenschaften der Römer** trugen indirekt zur Krankheits- und Seuchenvermeidung bei, z.B. die öffentlichen Latrinen, Kanalsysteme und Wasserleitungen. Badeanstalten und beheizte Thermen waren ebenfalls Bestandteil der Gesundheitspflege und Lebenskultur der Römer. Diese Errungenschaften gerieten nach dem Abzug der Römer bald wieder in Vergessenheit (Ehrlich, 2007, S. 20).

Zusammenfassend lässt sich zur Antike sagen, dass sowohl die moderne wissenschaftliche Medizin als auch pflegerische Ansätze hier ihre Wurzeln haben, wenngleich der heilkundige Götterglaube in der Volksmedizin noch weiter nachwirkte. Hippokrates von Kos und Galenos von Pergamon waren die bestimmenden Persönlichkeiten. Sie waren wegweisend für das Gesundheits- und Krankheitsverständnis, sodass Humoralpathologie und Diätetik als Grundlage der Gesundheitspflege und Medizin nicht nur das Mittelalter überdauerten, sondern noch weit in die Neuzeit hinein Bestand hatten.

Die herausragende Leistung der Antike liegt im wissenschaftlichen Denken und in der Niederschrift der neugewonnenen Erkenntnisse, die dadurch verbreitet, diskutiert, kritisiert, erweitert und gelehrt werden konnten. Ihr bis heute reichender Einfluss zeigt sich u.a. in der Verwendung der medizinischen Fachsprache der Antike (in Form von griechischen und lateinischen Begriffen).

Während in der Antike die Prognose das wesentliche Element für die weitere Behandlung von Kranken war, ist heute die Diagnose handlungsleitend. Weiters waren in der Antike Anamnese, Beobachtung und ganzheitliche Wahrnehmung des Menschen wesentliche Bestandteile der Behandlung: Die Grundbedürfnisse des Menschen sollten erfasst und unterstützt werden, und obwohl sich die antiken Methoden deutlich von den modernen unterscheiden, lässt sich die pflegerische Kernkompetenz von ihnen ableiten. Unter anderem finden sich die in der Diätetik beschriebenen sechs Lebensbereiche der „nicht natürlichen Dinge (Licht und Luft, Speise und Trank, Arbeit und Ruhe, Schlaf und Wachen, Absonderung und Ausscheidung, Anregung des Gemüts)" in der heutigen Pflege wieder. Ganzheitliche Betrachtungsweise und Zugewandtheit bilden die Grundhaltung nicht nur für die exakte Patientenbeobachtung am Krankenbett, sondern auch für Pflegeanamnese und Biografiearbeit, für individualisierte, ganzheitliche Pflege- und Betreuungskonzepte, für reaktivierende Pflege und nicht zuletzt für die ethische Grundhaltung.

2.3 Das Christentum und sein Einfluss auf die Krankenversorgung

Einen gesellschaftlichen Umbruch erlebten die Menschen der Antike durch die Entstehung des Christentums. Nach dem Tode von Jesus von Nazareth bildete sich in Rom eine christliche Gemeinde. Bis zur Anerkennung des Christentums war es allerdings noch ein weiter Weg. Durch den Druck der Christenverfolgungen unter Kaiser Nero und durch die Gebote der Heiligen Schrift setzte sich in den frühen christlichen Gemeinden der selbstlose Dienst am hilflosen Nächsten, die **Caritas**, als Dienst an Gott durch. Die Aussage „Wahrlich, ich sage euch, was ihr getan habt einem dieser meiner geringsten Brüder, das habt ihr mir getan" aus dem Evangelium nach Matthäus ist dabei der Grundsatz der Caritas (*caritas* = lat. für Nächstenliebe, Hochschätzung).

Die Unerschrockenheit und Selbstlosigkeit der christlichen Gemeinden jener Zeit beeindruckten viele Menschen und trugen zur schnellen Verbreitung des Christentums bei. Arbeit, Eigentum und Almosen waren drei sittliche Pflichten aller Mitglieder der urchristlichen Gemeinden. Jeder, der arbeiten konnte, war dazu verpflichtet, nur Arbeitsunfähigen gebührte Barmherzigkeit. Eigentum galt als Frucht der Arbeit und daher als sittlich gerechtfertigt. Zudem bildete es die Basis dafür, Almosen zu verteilen. Jeder, der Eigentum besaß, hatte die Verpflichtung, dem Nächsten in Liebe Almosen zu geben. „Eine auf der Nachahmung des mitleidenden Gottes beruhende Ethik der Nächstenliebe und der gegenseitigen Fürsorge zu schaffen" (Käppeli, 2004, S. 77), war auch äußeren Umständen geschuldet. Es gab Kriege, Verfolgung, Unterdrückung, Naturkatastrophen, daraus resultierende Hungersnöte und ausbrechende Seuchen. Für das Überleben der Gemeinschaft war es notwendig, diakonische Systeme und somit auch die Versorgung Kranker zu initiieren.

Die antike Einstellung zu Gesundheit, Krankheit und Leid änderte sich mit den Christen. Sie nahmen eine positive Umdeutung des Leidens vor: Tod und Krankheit waren nicht zu fürchten, denn sie gaben den Menschen Gelegenheit, sich vor Gott zu bewähren. Der Wert der Gesundheit relativierte sich mit der Perspektive auf das Kommende, das Reich Gottes. Dies bedeutete nicht, dass Gesundheit keinen Stellenwert hatte, doch sie stand im Dienste des Nächsten und war nicht selbstbezogen. Im Christentum war Gesundheit ein erstrebenswertes Gut, um dem Nächsten zu dienen. Das irdische Leben diente als Vorbereitung auf das Jenseits. Die **Fürsorge** für andere beruhte auf dem Gedanken der **brüderlichen Nächstenliebe und Barmherzigkeit** – eine Einstellung, die die Krankenpflege bis heute entscheidend geprägt hat.

Organisiert war die Caritas der frühen Kirche in Form der Diakonie. Der Begriff stammt vom griechischen *diakonein*, das mit schlichtem Dienen übersetzt werden kann. **Diakon** bedeutet Diener oder Knecht. Die Diakone des frühen Christentums waren ursprünglich Gehilfen der Apostel. Jeder Bischof hatte innerhalb seiner Gemeinde für die Ausübung der Nächstenliebe Sorge zu tragen. Im folgenden Zitat sind die Obliegenheiten der Diakone dargestellt:

> Die Diakone „sollten den Schwachen, Fremden und den Witwen dienen, Vater der Waisen sein, in allen Häusern der Armen umhergehen, um Not, Krankheit oder Bedürftigkeit festzustellen. Die Diakone sollten die Fremden versorgen, die Paralytischen und Schwachen waschen, damit sie eine Erquickung hatten in ihren Schmerzen. Jedem sollte das Nötigste zuteil werden. Sie sollten auch die Herbergen besuchen, um festzustellen, ob Arme oder Kranke eingekehrt oder ein Toter vorhanden seien. In Seestädten sollten sie am Strande nachsehen, ob das Meer einen Toten an Land gespült habe und, falls dem so war, ihn begraben".
>
> (Käppeli, 2004, S. 199)

Die Diakonie konnte in den frühen christlichen Gemeinden von Männern und Frauen ausgeführt werden. Im Neuen Testament ist z.B. in der Gestalt von Phoebe eine Diakonissin zu finden, die den Römern den Brief des Apostels Paulus überbringt. Erst später wurden die Aufgaben aufgeteilt: Während die **Männer** vor allem den Bischof bei der Verwaltung der Gemeinde unterstützten, wurde den **Frauen** die Fürsorge gegenüber Kranken und Hilfsbedürftigen aufgetragen. Keine dieser Hilfeleistungen erfolgte gegen Entgelt, der Dienst am Nächsten galt als Tugend und wurde für „Gottes Lohn" geleistet.

Einige verwitwete und wohlhabende römische Patrizierfrauen rund um den Kirchenvater Hieronymus stellten ihre Häuser zur Verfügung und pflegten dort selbst Kranke und Bedürftige, um sich dadurch Seelenheil im Jenseits zu erwerben. **Fabiola von Rom** (gestorben 399 n.Chr.) war eine römische Wohltäterin und Heilige, die ihr Vermögen zur Unterstützung der Armen verwendete. Im nachstehenden Nekrolog des Hieronymus über Fabiola wird deutlich, wie weit die Begriffe Barmherzigkeit und Nächstenliebe gefasst waren und gelebt wurden:

„[...] Fabiolas ganzes Besitztum [...] bot sie um billiges Geld zum Verkauf an. Nachdem sie es veräußert hatte, bestimmte sie den Erlös für die Armen. Zuerst errichtete sie ein Krankenhaus, in welches die Kranken von der Straße aufgenommen werden sollten. Dort wurden dann die von Schwäche und Hunger erschöpften Glieder der Unglücklichen wieder gestärkt. Soll ich nun das mannigfache Elend der Menschen aufzählen, die verstümmelten Nasen, die ausgestochenen Augen, die halbbrandigen Füße, die abgestorbenen Hände, die wassersüchtigen Leiber, die kraftlosen Hüften, die geschwollenen Beine und das Leid jener, deren angefressenes und faulendes Fleisch von Maden strotzte? Wie viele, die mit ekelerregendem Aussatz behaftet waren, trug sie selbst auf ihren Schultern? Wie oft hat sie die eiternden Wunden, welche andere nicht einmal ansehen konnten, ausgewaschen? Mit eigener Hand reichte sie die Speisen dar und flößte dem noch atmenden Leichnam Suppe ein [...] Aber wie ich der Magenschwäche [...] Rechnung trage, so erhebe ich den Eifer einer vollkommenen Seele bis in den höchsten Himmel. Ein großer Glaube überwindet diese Dinge [...] Jener, von dem wir uns abwenden, wenn wir ihn nicht ansehen können, dessen Anblick uns zum Erbrechen reizt, ist unseresgleichen, er ist aus demselben Lehm gebildet, er ist aus denselben Bestandteilen zusammengesetzt wie wir. Was er leidet, können auch wir leiden müssen. Seine Wunden sollen wir wie eigene ansehen, und jede Herzenshärte anderen gegenüber wird durch einen mitleidigen Gedanken an uns selbst gebrochen werden. [...] Hätte ich der Zungen und Sprachen tausend und eine eherne Stimme, nicht vermöchte ich nennen die Namen der Gebrechen, welche Fabiola in solche Erquickung für die Elenden umwandelte, dass selbst viele gesunde Arme die Kranken beneideten [...]."

(Käppeli, 2004, S. 206–207)

Mit der Legalisierung der christlichen Religion entstanden die ersten öffentlichen Einrichtungen zur Betreuung Hilfsbedürftiger, da es den Christen nun möglich wurde, ihren Auftrag zur tätigen Nächstenliebe auszuüben. Diese Einrichtungen waren ursprünglich zur Aufnahme Fremder gedacht, vor allem den Pilgern boten sie Unterkunft und Verpflegung. Ab dem 4. Jh., nach der Teilung des Römischen Reiches in Ost- und Weströmisches, entstanden im Oströmischen Reich (später auch Byzantinisches Reich oder Byzanz genannt) sogenannte **Xenodochien** (*xenos* = griech. für Fremder). Die Motivation, aus christlicher Barmherzigkeit zu handeln, führte mit Unterstützung der Bischöfe und christlichen Landesherren zu einer weiteren Ausbreitung dieser Einrichtungen im Weströmischen Reich (lateinisches Abendland), wo die Unterkünfte als **Hospital** (*hospes* = lat. für Gastfreund, Fremder) bezeichnet wurden. Hier kann die Geburtsstunde des Hospitalwesens verortet werden.

Die Träger dieser Einrichtungen waren Kirchen und Klöster, die Fremden und Pilgern als Gast eine Unterkunft gewährten. Im Laufe der Zeit veränderten sich die Ansprüche und es wurden zusätzlich Bedürftige, Arme, Alte, Waisen und andere Leidtragende aus der Umgebung betreut. Das ursprüngliche Ziel der Beherbergung Fremder wurde durch die neuen Aufgaben immer mehr verdrängt. Die Xenodochien/Hospitäler können als Grundlage der organisierten karitativen Pflege angesehen werden. In diese Einrichtungen waren keine Ärzte involviert, Betreuung und Heilverfahren beschränkten sich auf pflegerische Maßnahmen (Wilkesmann et al., 2019, S. 63).

Gegen **Ende des 4. Jh.** entstanden die ersten **Klöster**. Damit begann ein **neues Zeitalter der Krankenpflege und Heilkunde**: Ordensfrauen und -männer übernahmen den barmherzigen Dienst am Nächsten. Das Christentum war mittlerweile in allen sozialen Schichten verbreitet, und das Mönchtum bot den Gläubigen ein neues Betätigungsfeld für die Ausübung der christlichen Lehre. Die christliche Auffassung von Nächstenliebe und Barmherzigkeit bestimmt zum Teil heute noch die Krankenpflege. Das Motiv des mitleidenden Gottes ist zentraler Glaubensinhalt und Leitmotiv christlich-religiös motivierter Pflegender. Sie sehen in ihrem selbstlosen Einsatz für die Kranken und Leidenden den Ausdruck der Gottes- und Nächstenliebe. Das aus ihrer spirituellen Haltung resultierende eigene Leiden nehmen sie als Gnade Gottes wahr.

Mit dem Zerfall des Weströmischen Reiches in der zweiten Hälfte des 5. Jh. ging die Antike in das Mittelalter über.

3 Mittelalter

In der Geschichte Europas wird die Zeit zwischen dem Ende der Antike (5. Jh. n.Chr., Zerfall des Römischen Reiches) und dem Beginn der Renaissance, welche die Neuzeit einleitete (um 1500 n.Chr.), allgemein als Mittelalter bezeichnet.

In alphabetischer Reihenfolge einige Begriffe, die untrennbar mit dem Mittelalter verbunden sind:

Buchdruck • Byzantinisches Reich • Christliche Geisteshaltung • Dreifelderwirtschaft • Frauenfeindlichkeit • Feudalismus • Geozentrisches Weltbild • Hexenverfolgung • Hundertjähriger Krieg • Islam • Judenpogrome • Karl der Große • Klostergründungen • Kreuzzüge • Lehnswesen • Pestepidemien • Rittertum • Scholastik • Ständegesellschaft • Universitätsgründungen • Völkerwanderung • Zünfte

Durch den Zerfall des Römischen Reiches kam es zu einem Verlust an Wissen. Neue Träger und Bewahrer von Gelehrsamkeit wurden in Europa die Klöster. Galens Werk zur Humoralpathologie mit allen seinen Übersetzungsfehlern und Verzerrungen durch hellenistische, römische, christliche und arabische Kulturvermischung wurde dogmatisch bewahrt und gelehrt. Eine kritische Auseinandersetzung erfolgte nicht, lediglich die Diagnostik erweiterte sich, insbesondere Pulsdiagnostik, Uroskopie und Kräuterkunde. Europa stand weiter unter dem Zeichen des Christentums, d.h. die Einstellung zu Gesundheit und Krankheit als Strafe Gottes und das Prinzip der Caritas hatten sich nicht geändert. Die Gesundheit blieb sowohl erstrebenswertes Gut als auch Notwendigkeit, um sich und seine Familie zu erhalten und den Dienst am Nächsten leisten zu können.

Die Behandlung des kranken Nächsten umfasste immer den ganzen Menschen:

> „[...] es wird kein Unterschied gemacht zwischen einer höheren Seelsorge [...] und einer niedrigen Leibsorge. Da wird aber auch nicht unterschieden zwischen einem gemeinen ‚natürlichen' Leben und einem zu erstrebenden ‚höheren' Leben, nicht um ‚seelische' Bedürfnisse oder ‚geistige' Werte. Da gibt es kein so blasses wie häretisches ‚Rette deine Seele', sondern immer nur die alleinverbindliche gemeinsame Sorge um den ganzen Menschen! Es kann daher nicht ernst genug genommen werden, daß in ihrem Verwurzelungsgrund die Pflegedienste wie auch das theologische Amt aufs engste miteinander verbunden waren."
>
> (Schipperges, 1987, S. 193)

Heilkunde und Lebenskunde waren im Mittelalter ganz und gar eins. Die Heilkunde war eingewoben in das tägliche Leben mit seinen Grundbedürfnissen. Wir finden hier wieder die Diätetik der Antike, erweitert und verbunden mit der christlichen Lehre: „In diesem Beachten des rechten Gleichgewichts liegt die Erhaltung der Gesundheit. Und die Entfernung dieser sechs Dinge vom rechten Gleichgewicht bewirkt die Krankheit, da Gott, der Herrlichste und Höchste, es so zulässt" (Michael Herr, Arzt aus Kolmar [1533], zit. nach Schipperges, 1987, S. 225).

Vor diesem Hintergrund entstand im 13. Jh. ein volkstümliches Gesundheitsbuch, das „Regimen Sanitatis Salernitanum". Humorvoll in Versen abgefasst, wurde es in mehrere Sprachen übersetzt und konnte viele Menschen erreichen. Dieses volkstümliche Buch war weniger ein medizinisches Werk als vielmehr Anleitung zur Selbsthilfe, wie folgende Beispiele zeigen:

> „Willst du dich tüchtig erhalten, gesund, so höre, was wir dir künden itzund:
> Fort mit den drückenden Sorgen: Zorn ist, o glaub mir, gemein.
> Nimmst du nur kargen Imbiss, hüt' dich vor starkem Wein.
> Hast du gespeist, so erhebe dich gern: halte den Schlaf dir um Mittag fern!
> Halte den Harn zurück nicht lang, regt sich's im Darm, so folge dem Drang.
> Tust du genau, wie wir es dir weisen, wirst du lange durchs Leben reisen."

Einige Aussagen daraus finden wir in heutigen Sprichwörtern in adaptierter Form wieder, z.B.: „Nach dem Essen sollst du ruh'n oder tausend Schritte tun".

Während der **Dienst am Nächsten** weiterhin die Grundlage in der Versorgung Kranker darstellte, änderten sich die Einrichtungen, in denen Kranke versorgt wurden. Ausgerichtet auf die Hilfeleistung am Nächsten, entstanden dauerhafte Institutionen, die in der Lage waren, Notleidende aufzunehmen und Kranke zu pflegen. Es entwickelte sich ein komplexes System an Versorgungseinrichtungen, zunächst die Krankenpflege und Versorgung Hilfsbedürftiger in den Klöstern, später die Versorgung in den Hospitälern bis zur Entstehung der ersten bürgerlichen Krankenanstalten.

3.1 Geistliche Ordensgemeinschaften und Klöster

Bis zum 12. Jh. waren die Ordensregeln der Benediktiner die Grundlage des Mönchtums. Die Ordensgemeinschaft der Benediktiner geht zurück auf **Benedikt von Nursia**, geboren um 480 in der Nähe von Nursia in Umbrien (Italien) und gestorben 547 auf dem Monte Cassino bei Neapel. Die Abtei von Monte Cassino wurde von ihm gegründet, sie ist auch das Mutterkloster der Benediktiner. Dieses Kloster wurde im Zweiten Weltkrieg bei der Schlacht um Monte Cassino zerstört und nach dem Krieg nach den Originalplänen wieder errichtet. Neben der bekannten Ordensregel „Ora, lege et labora" („Bete, lies und arbeite") übertrug Benedikt von Nursia seinen Mitbrüdern in Kapitel 36 der „Regula benedicti" die Sorge über Gesunde und Kranke. Doch nicht nur die Pflege der Kranken und Armen war den Klostergemeinschaften wichtig, sondern auch die Bildung.

„Ordensregel Nr. 36: Die kranken Brüder

1. Die Sorge für die Kranken muss vor und über allem stehen: man soll ihnen so dienen, als wären sie wirklich Christus;
2. hat er doch gesagt: „Ich war krank, und ihr habt mich besucht",
3. und: „Was ihr einem dieser Geringsten getan habt, das habt ihr mir getan."
4. Aber auch die Kranken mögen bedenken, dass man ihnen dient, um Gott zu ehren; sie sollen ihre Brüder, die ihnen dienen, nicht durch übertriebene Ansprüche traurig machen.
5. Doch auch solche Kranke müssen in Geduld ertragen werden; denn durch sie erlangt man größeren Lohn.
6. Daher sei es eine Hauptsorge des Abtes, dass sie unter keiner Vernachlässigung zu leiden haben.
7. Die kranken Brüder sollen einen eigenen Raum haben und einen eigenen Pfleger, der Gott fürchtet und ihnen sorgfältig und eifrig dient.
8. Man biete den Kranken, sooft es ihnen guttut, ein Bad an; den Gesunden jedoch und vor allem den Jüngeren erlaube man es nicht so schnell.
9. Die ganz schwachen Kranken dürfen außerdem zur Wiederherstellung ihrer Gesundheit Fleisch essen. Doch sobald es ihnen besser geht, sollen sie alle nach allgemeinem Brauch auf Fleisch verzichten.
10. Der Abt sehe es als eine Hauptsorge an, dass die Kranken weder vom Cellerar noch von den Pflegern vernachlässigt werden. Auf ihn fällt zurück, was immer die Jünger verschulden."

Die 73 Ordensregeln bilden noch heute die Basis des Benediktinerordens. (Benediktinerstift Melk, o.J.)

Im Konzil von Aachen (816) wurden die Domherren verpflichtet, Hospitäler zu errichten. Die Ausübung der Heilkunde und Krankenpflege wurde somit großteils in die Hände der Ordensgemeinschaften gelegt. Jedes noch so kleine Kloster sollte über ein eigenes Haus zur Krankenpflege verfügen. Im Jahr 830 entstand im Kloster St. Gallen ein Musterplan, der allerdings nie in dieser Weise verwirklicht wurde. Darin waren unterschiedliche Krankensäle, Latrinenanlagen, Ärztezimmer, ein Badehaus, eine Apotheke, ein Kräutergarten und natürlich eine Kirche geplant.

Das sogenannten **Hospitale pauperum** war für die Versorgung der Armen gedacht, das **Hospitium** für Hilfsbedürftige aus den höheren Schichten oder für reiche Reisende. Für die Pflege und Behandlung kranker Klosterbrüder stand das **Infirmarium** mit einem eigenen Vorstand zur Verfügung. An das Infirmarium schlossen sich eine eigene Küche, Speiseraum, Badehaus, Behandlungsraum für den Aderlass, eine Kapelle und die Unterkünfte für den Arzt und Apotheker an.

Erkrankte ein Mönch, wurde er im Infirmarium für die Dauer seines Siechtums behandelt. Er war von sämtlichen Pflichten befreit und erhielt zudem noch eine besondere Behandlung. Um rasch wieder zu Kräften zu gelangen, war der Verzehr von Fleisch erlaubt, auch wohltuende Bäder sollte der Kranke regelmäßig nehmen. Wohl wissend, dass eine derartige Sonderbehandlung auch zu Missbrauch führen konnte, mussten sich die kranken Brüder für ihren Zustand regelmäßig rechtfertigen.

Außerhalb der Klosteranlagen entstanden **Leprosorien** zur Aufnahme und Isolierung Aussätziger. Dazu zählten Menschen, die an Lepra oder anderen mit Hautausschlägen verbundenen Erkrankungen litten. Die flächendeckende Errichtung von Leprosorien war eine der ersten durchgreifenden Maßnahmen der Gesundheitsfürsorge.

3.2 Krankenpflege der Klostermedizin

In den Klöstern war ein Mönch mit der Verwaltung und Leitung der klösterlichen Spitalsanlagen betraut. Vom Titel dieser Funktion, „Servitor infirmorum", stammt die Bezeichnung **Infirmarius** für den Krankenmeister. Er hatte dafür Sorge zu tragen, dass die Kranken alles hatten, was sie benötigten. In der Regel hatte er eine kleine Landwirtschaft zur Verfügung, leitete eine kleine Apotheke, bereitete selbst Heilgetränke und verfügte über jene Kompetenzen, die zur Ausübung der kleinen Chirurgie vonnöten waren. Das weibliche Pendant dazu war die **Infirmaria**, die Krankenschwester.

Für die Kranken gab es weder Gebot noch Verbot. Regelmäßig sah die Äbtissin bzw. der Abt nach ihnen, und für das geistige und leibliche Wohl war gesorgt.

Die Klostermedizin war ein funktionierendes System: Vor Ort war alles vorhanden, um die Versorgung Kranker zu gewährleisten. Erst in weiterer Folge war es notwendig, neue Wege zu beschreiten. Gründe dafür waren Pilgerfahrten, Kreuzzüge und auch die beginnende Säkularisierung im hohen Mittelalter.

3.3 Weltliche Ordensgemeinschaften

Neben den geistlichen Orden nahmen sich auch sogenannte weltliche Orden vermehrt der Krankenpflege an. Es waren Laiengemeinschaften, die sich unter den Schutz der Kirche stellten. Bekannt ist die Kongregation (Zusammenschluss mehrerer Klöster eines Ordens zu einem Verband) der Brüder und Schwestern vom Orden des Heiligen Geistes, auf die die Heilig-Geist-Spitäler zurückgehen.

In der Zeit von 1200 bis etwa 1350 entstanden in vielen Städten in West- und Mitteleuropa zahlreiche **Heilig-Geist-Spitäler**. Ursprünglich wohnten Arme, kranke Reisende und Pfründner (sich selbst finanzierende Bewohner) darin. Ab dem 16. Jh. wurden aus vielen dieser Häuser Kranken- und Armenhäuser. Aktuell werden viele der ehemaligen Heilig-Geist-Spitäler als Krankenhäuser oder Seniorenheime genutzt.

Der Zustrom zu den Frauenklöstern war zu dieser Zeit sehr groß. Für viele Frauen war die Suche nach einem sinnvollen, religiösen Leben das Motiv, andere zogen das Kloster einer Muntehe vor. Die **Muntehe** war die gebräuchlichste Eheform des Mittelalters: Mit der Hochzeit ging die Bestimmungsgewalt über die Frau vom Brautvater auf den Ehemann über. Für unverheiratete und verwitwete Frauen war das Klosterleben eine Möglichkeit der Versorgung. Zusätzlich boten die Klöster eine **Aussicht auf Bildung**, die es außerhalb der Klostermauern für die Durchschnittsbevölkerung nicht gab.

Viele Orden verweigerten jedoch die Aufnahme von Frauen oder die Gründung von Frauenklöstern. Da nur Priester befugt waren, die Sakramente zu spenden und zu lehren, mussten sie diese Tätigkeiten auch in den Frauenklöstern übernehmen und fühlten sich dadurch überlastet. Zusätzlich wurde die Frau auch als **sittliche Gefährdung** angesehen (Schmölzer, 1994, S. 60–62).

> „Da es auf der Welt nicht mehr gibt, was in seiner Schlechtigkeit den Frauen gleichkommt, und das Gift von Vipern und Drachen dem Mann weniger schadet als ihre Nähe, verkünden wir hiermit, dass wir zum Wohle unserer Seele, unseres Leibes und unserer Besitztümer von nun an keine Schwestern mehr in unseren Orden aufnehmen und uns von ihnen wie von wildgewordenen Hunden fernhalten wollen."
>
> (Schrift aus dem Prämonstratenserkloster Marchthal, zit. nach Shahar, 1984, S. 49)

Einige Frauen organisierten sich daher in **Beginengemeinschaften**, die im 12. Jh. vom Gebiet des heutigen Belgien ihren Ausgang nahmen und sich dann entlang des Rheins ausbreiteten. Die Beginengemeinschaften hatten keine übergreifende Institution wie die Orden und kommunizierten wenig, daher gab es große regionale Unterschiede. Zunächst wurde das Zusammenleben in diesen Gemeinschaften sowohl von weltlicher als auch von kirchlicher Seite wohlwollend betrachtet und sogar unterstützt. Dies änderte sich aber relativ bald.

Die Beginen bildeten religiöse Gemeinschaften, die im Vergleich zu Ordensgemeinschaften relativ viele Freiheiten gewährten. Die Ordensfrauen durften sich innerhalb einer Hausordnung frei bewegen, privates Eigentum besitzen, einem Handwerk nachgehen und sich „durch ihrer Hände Arbeit" selbst erhalten. Sie lebten fromm und enthaltsam, und es war möglich, aus der Gemeinschaft auszutreten (Schmölzer, 1994, S. 250–251). Keuschheit war somit ein Gebot; einem Verstoß folgte der Ausschluss aus der Gemeinschaft.

Den Beginen beizutreten, hatte nicht nur religiöse Gründe; es war auch eine Möglichkeit, dem „normalen" Frauenleben, das ein Unterwerfungsverhältnis zum Ehemann, körperliche Züchtigung, viele Pflichten und wenig Rechte einschloss, zu entkommen. Weiters bot der Beitritt auch für diese Ordensgemeinschaft Zugang zu Bildung. Die meisten Beginen entstammten dem niederen Adel und dem Stadtpatriziat (gehobene soziale Schicht in mittelalterlichen Städten). Der Anteil von Frauen aus dem niederen Bürgertum und dem Handwerk dürfte eher gering gewesen sein (Dinzelbacher & Bauer, 1988, S. 14).

Die Anziehungskraft dieser Konvente für die Frauen des Mittelalters ist verständlich. Betritt man den heute noch bestehenden Beginenhof mitten in Amsterdam, vermitteln die kleinen Häuschen mit ihren Gärten einen beschaulichen und friedlichen Eindruck. Die Kapazitäten waren begrenzt, es konnten bei Weitem nicht alle Frauen, die sich für das Beginentum interessierten, aufgenommen werden.

Manche Autoren bezeichnen das Beginentum als bewusste oder auch unbewusste Emanzipationsbestrebung vieler Frauen, die sich den entwürdigenden Bedingungen des Frauendaseins und der auf der Lehrmeinung vieler Kirchenväter basierenden Frauenfeindlichkeit im Mittelalter entgegenstellten (Beer, 2001, S. 12). Aus der Sicht der Kirche war die Frau gleichzusetzen mit Sinnlichkeit, Körperlichkeit, dem Unvollkommenen und der Vergänglichkeit, der Mann aber mit der zu Gott strebenden Geistseele. Da der Frau die Schuld für die Erbsünde sowie ein permanentes Streben zur Beherrschung der männlichen Geistseele zugeschrieben wurden, galt sie als sündhaftes, minderwertiges Geschöpf.

Ihr Auskommen finanzierten die Beginen über Lohnarbeit verschiedenster Art. Beschrieben wird u.a. das Brauen von Bier, das Schreiben von Büchern, das Herstellen von Kerzen und Seifen bis hin zum Backen von Brot und Hostien. Ehrenamtlich engagierten sie sich zusätzlich in sozialen Bereichen. Sie versorgten Obdachlose und Arme, pflegten Kranke, betreuten Sterbende und bestatteten die Toten. Auch hier war der Dienst am Nächsten das Motiv ihres Engagements. Die Beginen hatten durch ihre seelsorgerische und krankenpflegerische Tätigkeit eine zentrale gesellschaftliche Bedeutung. Dennoch mussten sie um ihre Anerkennung und einen gewissen Schutz ständig kämpfen.

Zunächst wurden die Beginen wohlwollend behandelt, bis sie Mitte des 13. Jh. des Verdachts der Häresie – der Ketzerei – bezichtigt wurden. Letztendlich wurden die Beginengemeinschaften am Konzil von Vienne (Frankreich, 1311) verboten. Dieses Verbot wurde mehrmals zurückgenommen, um dann erneut bekräftigt zu werden. Die Unsicherheit in der Beginenfrage führte zu unterschiedlicher Handhabung, abhängig von der Haltung der lokalen Bischöfe. In manchen Gegenden wurden sie vertrieben und ihr Eigentum wurde eingezogen, in anderen stellten sich Bischöfe und Gemeinden schützend vor sie. Bis zum 16. Jh. verschwanden die Beginengemeinschaften beinahe gänzlich (Schmölzer, 1994, S. 253–255).

Franz von Assisi (etwa 1181–1226) gründete die Tertiaren, einen Laienorden für beide Geschlechter, dem u. a. auch Elisabeth von Thüringen angehörte.

Elisabeth von Thüringen (1207–1231), Landgräfin von Thüringen, gilt als die deutsche „Nationalheilige" des Mittelalters. Sie war wegen ihrer karitativen Dienste sehr populär und wurde im Jahr 1235 heiliggesprochen.

3.4 Ritterorden

Ab dem 11. Jh. kam es durch die Kreuzzüge und Pilgerreisen zu einem vermehrten Bedarf an Fürsorge, der durch die Klöster nicht mehr gedeckt werden konnte. Die ersten geistlichen Ritterorden, meist männliche Ordensgemeinschaften, entstanden während der Kreuzzüge und waren ursprünglich zum Schutz und Geleit der Pilger ins Heilige Land gegründet worden.

Die Johanniter gründeten im 11. Jh. das erste Johanniterspital in Jerusalem. Entlang der Pilgerwege gab es bescheidene Unterkünfte, die im Laufe der Zeit zu beachtlicher Größe mit Kapazitäten von mehreren hundert Personen anwuchsen. Da eine Pilgerreise oft zur Heilung eines Leidens unternommen wurde, war die Krankenversorgung eine wichtige Aufgabe in diesen „Herbergen der Gäste Gottes", auch **Hôtel-Dieu** genannt. Es waren dies ursprünglich Pilgerherbergen, die bald zu Einrichtungen für die Kranken- und Altenversorgung wurden. Einige existieren heute noch, z.B. in Beaune in Frankreich. Diese Herberge ist heute noch zu besichtigen und wurde bis in die 1970er-Jahre als Hospital genutzt. In Teilen davon ist derzeit eine Pflegeeinrichtung für ältere Menschen untergebracht.

Die Versorgung in den Hospitälern oblag geistlichen Schwestern und Brüdern sowie ihren Gehilfen, Ärzte wurden nur bei Bedarf hinzugezogen.

Ein Auszug aus der Hospitalordnung der Johanniter zu Jerusalem (1182) gibt Einblick in die Versorgung der Kranken:

> „Die Betten sollen in Länge und Breite so bequem wie möglich zum Ruhen gemacht werden, jedes Bett soll eine Zudecke erhalten und passende Betttücher. Je zwei Kranke erhielten gemeinsam einen Schafpelz, ein Paar Schuhe und Wollmütze, die sie anzogen, wenn sie zu den Klosetts gingen. An drei Wochentagen sollten die Kranken frisches Hammel- oder Schweinefleisch bekommen, oder wenn sie dies nicht vertrugen, gab es Hühnerfleisch. Für jeden Krankensaal stehen neun Helfer zur Verfügung, die den Kranken die Füße waschen, ihre Tücher reinigen, die Betten richten, den Schwachen die Speisen reichen und liebevoll zu trinken geben sowie in allen Dingen dem Wohl der Kranken gehorchen."
>
> (zit. nach Schipperges, 1987, S. 206)

Die ritterlichen Spitäler hingegen hatten fest angestellte Ärzte und Belegzahlen, die mit heutigen Krankenhäusern durchaus mithalten können: Man spricht von 900 bis 2000 Bedürftigen, die versorgt werden konnten (Schipperges, 1987, S. 227). Das Hospital war zumeist ein Einzelgebäude und von der Bauweise her so konzipiert, dass alle Hilfsbedürftigen einen direkten Blick auf den Altar hatten. Die Betten waren meist parallel an den Seiten angeordnete hölzerne Alkoven (Schlafnischen), die durch Vorhänge optisch abgetrennt werden konnten. Hospitäler waren autarke Betriebe, d.h. in der Regel gehörte zu jedem Hospital auch Land, das entsprechend bewirtschaftet wurde: Weinbau, Viehzucht, Gemüseanbau usw. wurden betrieben – ein System, das sich lange halten konnte.

3.5 Entstehung bürgerlicher Hospitäler

Ab dem 12. Jh. entstanden vor allem in den Städten bürgerliche Hospitäler. Diese waren Teil der Wohlfahrtspflege geworden und forderten – im Gegensatz zur christlichen Caritas – die **Bezahlung ihrer Leistungen** ein, wo es möglich war. Auch die Architektur der Spitäler änderte sich: Waren früher die Säle kreuzförmig auf einen Altar hin ausgerichtet, damit die Kranken und ihre Betreuer ungehindert am Gottesdienst teilhaben konnten, rückte der Altar nun in den Hintergrund und befand sich in der Krankenkapelle. Säkularisierte Einrichtungen waren aber auch die bürgerlichen Spitäler keineswegs! Organisation und Leitung lagen immer häufiger in den Händen sogenannter Bruderschaften (*fraternitates*)[4], die späteren Zeiten in Bezug auf die Sozialversorgung als Vorbilder dienten, z.B. die Krankenladen der Zünfte, die als Vorläufer der Sozialversicherungen angesehen werden können. Viele Hospitäler waren Stiftungen reicher Bürger, die häufig durch die Angst vor dem Fegefeuer dazu motiviert wurden und so ihren Dienst am Nächsten leisteten.

Die Aufnahme im Hospital stand allen Bedürftigen offen, auch ohne finanzielle Mittel. Die Aufnahmedauer betrug wenige Stunden bis hin zu Jahren. Über die Krankheitsbilder und die persönlichen Daten der Hilfesuchenden wurde genau Buch geführt, ebenso über persönliche Gegenstände, die mitgeführt wurden (Schipperges, 1987, S. 230–231). Im 15. Jh. setzte sich der Brauch durch, ein Hospitalbett als **Altersvorsorge** zu kaufen, um sich seine „Pfründe" zu sichern. **Pfründner** waren Personen, die einen fixen Platz im Hospital erwarben. Dort wurde ihnen neben Kost und Logis auch medizinische Versorgung geboten. Wer es sich leisten konnte, kaufte sich in eine Pfründe ein.

4 Eine Bruderschaft bezeichnet eine organisierte Gemeinschaft von Männern, die häufig nach dem Vorbild von Ordensgemeinschaften lebten, sich untereinander Brüder nannten und gemeinsame Interessen verfolgten.

Bedürftige wurden auf Kosten des Spitalserhalters, meistens einer Stiftung, versorgt. Von Krankenversorgung oder Gesundheitswesen im heutigen Sinne kann nicht gesprochen werden. In den Hospitälern fanden je nach Einzugsgebiet Pilger oder Menschen der Umgebung Aufnahme. Ärzte waren in Hospitälern nur selten angestellt und wurden meist als Konsiliare gerufen. Ein großer Teil der Bevölkerung verließ sich auf traditionelle Heilmethoden.

3.6 Wissen und Verbreitung der Heilkunde

Nach der Teilung des Römischen Reichs um 295 n.Chr. kam es im Oströmischen Reich (ab dem 7. Jh. Byzantinisches Reich) zu großen Fortschritten, die Entwicklung im Weströmischen Reich verlief weniger vorteilhaft bzw. stagnierte. Nur einzelne medizinische Schriften von Hippokrates und Galen konnten vor den Wirren der herrschenden Völkerwanderung gerettet werden, und auch sie wurden nur bruchstückhaft ins Lateinische übersetzt. Von manchen Texten blieb kaum mehr übrig als die Namen Hippokrates und Galen, und mancher dürftige Text sollte dadurch vermutlich eine Aufwertung erleben. Die übersetzten Texte wurden in den Klöstern von Mönchen verwaltet, vervielfältigt und unter dogmatischen Bedingungen gelehrt. Ein kritisches und reflektiertes Hinterfragen war seitens der Kirche weder erwünscht noch geduldet. Das **medizinische Niveau** wurde dadurch auf dasjenige einer empirischen Laienmedizin **reduziert**.

Nachdem der Islam in der ersten Hälfte des 7. Jh. gegründet worden war, nahmen die islamisierten Araber bis zur Mitte des 7. Jh. den gesamten Vorderen Orient, also die Kernländer der griechisch-römischen Antike wie Ägypten, Nordafrika, Palästina, Syrien, Mesopotamien und Persien, gewaltsam ein. Dabei stießen sie auf die **griechische Wissenschaftstradition**. Die erbeuteten antiken Schriften wurden vorerst jedoch weder übersetzt noch in die eigene Kultur aufgenommen. Dies geschah erst ab dem frühen 9. Jh. in der Hauptstadt Bagdad. Hier sprachen viele Menschen neben Arabisch auch noch Griechisch. Dies erleichterte das Übersetzen der griechischen Originaltexte ins Arabische. In den breit angelegten Übersetzungsaktivitäten wurde beinahe die gesamte philosophische und naturphilosophisch-medizinische griechische Literatur (z.B. Aristoteles, Platon, Hippokrates, Galen) ins Arabische übersetzt. Auf diese Art wurde das griechische Medizinwissen in einem Stück übernommen und von islamischen Universalgelehrten und Ärzten wie **Rhazes**

(850–923) oder **Avicenna** (980–1037) übersetzt, strukturiert und durch eigene Kommentare und Ergänzungen erweitert. Die Heilkunde wurde dadurch zu neuen Höhen geführt. Islamische Ärzte verfassten im 10. und 11. Jh. umfangreiche medizinische Sammlungen. In den großen Städten wurden Hospitäler (arab./pers. *Bimaristan*) errichtet, die bereits mit heutigen europäischen Krankenhäusern vergleichbar waren.

Neben der Krankenversorgung wurden auch Forschung und Lehre betrieben. Letztendlich war die islamische Welt für Jahrhunderte federführend auf den Gebieten der Wissenschaft und der Medizin (Leven, 2019, S. 24–26).

Viele der ins Arabische übersetzten Texte gelangten im 11. und 12. Jh. durch Gesandtschaften, Geschenke, Handel oder Kriege in das mittelalterliche Abendland. Hier wurden die Schriften in die lateinische Sprache übersetzt, um in weiterer Folge europäischen Bibliotheken und Medizinschulen zur Verfügung zu stehen. **Übersetzerschulen** wie die Schule von Salerno (Italien) oder jene aus Toledo (Spanien) widmeten sich neben medizinischen Texten auch den naturphilosophischen Schriften des Aristoteles. Diese wurden von der Kirchenhoheit zunächst abgelehnt und bis Mitte des 13. Jh. verboten. Vor allem die Ansichten Aristoteles über die Ewigkeit der Welt und die absolute Gültigkeit der Naturgesetze, die das Geschehen von Wundern ausschlossen, galten als nicht akzeptabel für die Kirche (Leven, 2019, S. 30; Weisser, 1991, S. 28; Wolff & Wolff, 2008, S. 52).

Das „erste und umfassende medizinische Lehrbuch“, welches sich in einen theoretischen und in einen praktischen Teil gliederte und zu großer Berühmtheit gelangte, wurde von **Constantinus Africanus** (etwa 1010–1087) verfasst bzw. übersetzt und interpretiert. Constantinus, dessen Geburtsjahr unbekannt ist, wurde im heutigen Tunesien geboren und dürfte als Wanderhändler ausgedehnte Reisen im Mittelmeerraum unternommen haben. Während seiner Reisen sammelte er auch medizinische Schriften von arabischen, persischen, jüdischen und islamischen Gelehrten, die er später übersetzte. Seine Übersetzungstätigkeit begann er in Salerno, bevor er in Monte Cassino in das Benediktinerkloster eintrat und 1087 starb. Wenngleich viele Fragen zu Constantinus und seinem Wirken in der Geschichtswissenschaft ungeklärt sind, gelten sein Ruf als Übersetzer und die Bedeutung seines Lehrbuchs als unbestreitbar.

Ein anderes bedeutendes Werk, das Buch der **Trotula**, gibt einen Hinweis darauf, dass sich bereits in damaliger Zeit für einige Fachgebiete Fachkundige herauskristallisierten. In diesem Fall handelte es sich um eine medizinische

Sammelhandschrift aus dem 12. Jh., welche der Physiologie der Frau und frauenspezifischen Krankheiten gewidmet war. Die Schrift zählte bis ins 16. Jh. im Bereich der Frauenheilkunde zu den Standardwerken der Medizin und war in ganz Europa auch als Übersetzung in mehreren Sprachen verbreitet. Neben den gynäkologischen und geburtshilflichen Themen waren auch Ausführungen zur Betreuung von Kindern und Empfängnisproblemen enthalten. Gegen die Unfruchtbarkeit der Frau ist etwa die Einnahme von pulverisierten Tierhoden mit Wein beschrieben. Auch Heilbäder und Diäten sowie Arzneien aus Kräutern, Gewürzen und Naturölen fanden Anwendung. Von Bedeutung war auch die Schönheitspflege der Frau. Beispielsweise wurde gegen unerwünschten Haarwuchs empfohlen, einen Egel in einem Topf zu Pulver zu brennen und dieses auf die gewünschte Stelle aufzutragen.

Mindestens einer der drei Abschnitte aus der Sammelschrift geht auf die Ärztin Trotula (auch Trota genannt) von Salerno zurück, deren Existenz wissenschaftlich kontrovers diskutiert wird. Sie studierte, praktizierte und lehrte im frühen 12. Jh. an der damals weltberühmten Medizinschule von Salerno. Trotulas Beschreibungen sind zum einen magischer Natur, zum anderen sind moderne wissenschaftliche Grundlagen ersichtlich. So beschrieb sie, dass die Ursache für eine fehlende Empfängnis auch beim Mann liegen könne, wenn der Samen zu dünn sei und daher wieder aus der Gebärmutter herausschlüpfen könne. In einer Zeit, in der man der Ansicht war, dass die Gebärmutter der Frau als „Gefäß" für den Samen des Mannes diente und somit die alleinige Verantwortung einer Schwangerschaft bei der Frau lag, war dies eine neue und kühne Erkenntnis. Die Ursache für eine Fehlgeburt schrieb Trotula einem ungünstigen Klima in der Gebärmutter zu.

Die süditalienische Hafenstadt **Salerno** wurde von den Griechen gegründet und galt seinerzeit als bedeutendes Zentrum für Wissenschaft und Handel. Salerno war ein Treffpunkt für Kaufleute, Gelehrte, Kreuzfahrer, Piraten, Invaliden und andere. In diesem bekannten Kurort war die **erste europäische Ärzteschule** angesiedelt (Brooke, 1997, S. 43–52). Diese medizinische Lehr- und Forschungsanstalt wird oftmals als erste Universität Europas betrachtet, obwohl sie diese Bezeichnung nie trug. Neben Medizin wurden auch Philosophie, Theologie und Recht gelehrt. Hier waren nicht nur Männer, sondern auch Frauen als Studentinnen wie auch als Dozentinnen zugelassen.

Die Benediktinerin **Hildegard von Bingen** (1098–1179) ist bis in die Gegenwart für ihr natur- und heilkundliches Wissen bekannt. Sie verfasste Schriften in der Tradition der mittelalterlichen Kloster- und Volksmedizin, basierend auf dem antiken Medizinwissen in Verbindung mit ihrem christlichen Glauben. Damit hat sie eine eigenständige, nach ihr benannte Naturheilkunde begründet. Mit ihrer verinnerlichten Grundhaltung der Fürsorge und Diskretion widmete sie sich mit all ihren Kräften den Kranken und Schwachen.

Im Hochmittelalter (12. Jh.) liegen die Anfänge der **Universitäten**, deren Zugang Frauen meist verwehrt blieb. Der Studienlehrplan im Mittelalter folgte den sogenannten sieben freien Künsten: Es gab Vorlesungen zu Arithmetik, Astronomie, Dialektik, Geometrie, Grammatik, Musik und Rhetorik. Diese allgemeinbildenden Vorlesungen bildeten die Vorbereitung auf eine der drei Hauptstudienrichtungen Jura, Theologie und Medizin. Im Gegensatz zu heute folgten die Studien anfangs keinem festgelegten Curriculum oder rechtlichen Normen. Lediglich das Ablegen einer Prüfung war – zumindest in manchen Regionen – vorgeschrieben. Der Stauferkönig Friedrich II. erließ in der Konstitution von Melfi eine dahingehende Ausbildungsverordnung:

> „[...] im Hinblick auf den schweren Nachteil und nicht wiedergutzumachenden Schaden, der aus der Unerfahrenheit der Ärzte entstehen könnte, befehlen wir, daß keiner unter dem Deckmantel des ärztlichen Titels es wagen soll zu praktizieren, wenn er nicht vorher in Salerno im öffentlichen Disput der Professoren durch eine Prüfung bestätigt ist."
>
> (Schipperges, 1987, S. 197)

Ein junger Physikus musste nach Absolvierung dieser Prüfung ein Jahr lang gemeinsam mit einem erfahrenen Arzt praktizieren – ein System, das der heutigen Turnusausbildung ähnlich ist.

Aus diversen medizinischen Texten, die in Salerno übersetzt wurden, entstand ein Kompendium: die **Articella**, welche als Lehrbuch für das Studium der Medizin an einigen Universitäten verwendet wurde. Der Inhalt befasste sich mit Theorie (etwa Physiologie, Pathologie und Hygiene) und Praxis (Chirurgie, Diätetik und Arzneimittellehre). Der Begriff der Vorlesung lässt sich auf den Gebrauch des Mittelalters zurückführen, da die Texte den Studierenden (unkommentiert) vorgelesen wurden. Sich aktiv in Diskurse einzubringen, war nur Studierenden der höheren Semester vorbehalten. Universitäten waren privilegierte Vereinigungen lehrender und lernender Männer, und einflussreiche Männer aus Politik und Klerus waren es auch, welche die ersten Lehrpläne für das Studium der Medizin förderten.

Lesen und Schreiben wurden auf den Universitäten vorausgesetzt, jedoch nur in den Klosterschulen gelehrt. Sowohl Männer- als auch Frauenklöster waren im Früh- und Hochmittelalter Zentren der Bildung. Eine Aufnahme zur Ordensschwester war nur möglich, wenn eine entsprechende Mitgift eingebracht werden konnte. Mädchen und Frauen niederer Schichten dienten daher häufig als Laienschwestern oder Mägde.

Die wissenschaftliche Medizin wurde zur Domäne geistlicher Männer, und da diese laut Kirche „kein Blut vergießen" durften (Konzil von Tours in Frankreich, 1163), kam es zur **Trennung** zwischen der **Medizin** und dem Handwerk der **Chirurgen und Bader**. Hintergrund dieser Entscheidung waren moralische Überlegungen, da es immer wieder zu Todesfällen durch Operationen kam. In diesem Konzil wurde auch festgelegt, dass Leichen als unberührbar galten, was einem Sektionsverbot gleichkam. Die an der Universität ausgebildeten Ärzte waren ab diesem Zeitpunkt daher ausschließlich für die innere Medizin zuständig; die „mindere" Chirurgie wurde von der Universität verbannt und an Laienchirurgen wie Bader und Barbiere übergeben. Diese formale Trennung endete erst mit der Säkularisierung zur Zeit der Französischen Revolution.

Die Zunft der **Bader** arbeitete in den Badestuben; sie durften kleine Wunden versorgen, Brüche einrichten, schröpfen und zur Ader lassen. Da Badestuben oft einen zweifelhaften Ruf hatten, haftete dieser auch den Badern an. Der Stand der Ärzte hingegen genoss hohes Ansehen.

Mit Beginn des 14. Jh. begann die **Zurückdrängung der Frauen aus der medizinischen Versorgung**, da inzwischen genug ausgebildete Ärzte verfügbar waren. Ärzteschaft, Kirche und Staat standen in enger Verbindung, wodurch die Ärzte das Behandlungsmonopol bei der Oberschicht innehatten. Frauen blieben von der Medizin ausgeschlossen. Das allgemeine Volk jedoch setzte großes Vertrauen in **heilkundige Frauen und Hebammen**. Diese bezogen ihre Expertise nicht aus höherer Bildung, sondern verfügten über praktisch erworbenes Heilwissen von erfahrenen Geburtshelferinnen bzw. Heilkundigen. Darüber hinaus waren sie mit der Behandlung von Frauen- und Kinderkrankheiten betraut und stellten daher eine ernsthafte **Konkurrenz für approbierte Ärzte** dar. Um sich die Monopolisierung der Heilkunde zu sichern, verdrängten diese heilkundige Frauen durch gezielte Maßnahmen (wie Einschränkung der Klostermedizin und Universitätsverbot) sukzessive aus der Heilkunde. Die Verordnungen einiger Städte verboten heilkundigen Frauen und Baderinnen die Ausübung solcher heilkundlichen Tätigkeiten bei Geldbußen und Gefängnisstrafen. Lediglich die Hebammen bildeten mit ihrem Aufgabengebiet in Geburtshilfe und Frauenheilkunde die einzige geduldete Ausnahme – die Untersuchung von Frauen war Ärzten vonseiten der Kirche streng verboten. Bald schon jedoch wurden Hebammen vielerorts als Pfuscherinnen diskriminiert, sodass die Ärzte sich die Aufsicht über sie erzwingen konnten. Die Anwendung bisher verabreichter Arzneien (Wehenmittel, Schmerzmittel u. a.) wurde ihnen ebenfalls untersagt. Der Mönch Jakob Sprenger behauptete in seinem Werk „Der Hexenhammer": „Niemand schadet dem katholischen Glauben mehr als die Hebamme" (Sprenger, 2012). Die **Hexenverfolgungen** trugen weiter zur Reduzierung der heilkundigen Frauen bei (Bischoff, 1994, S. 37–41). Die Krankenpflege in den Klöstern verlagerte sich hingegen immer mehr zu den weiblichen Ordensgemeinschaften hin. So kam es zur Gründung neuer Orden, die sich schwerpunktmäßig der Betreuung Kranker widmen sollten.

3.7 Methoden der Heilkunde und Heilberufe im Mittelalter

Die Ausbildung der Ärzte erfuhr im Mittelalter eine erste Blüte, der Bevölkerung selbst stand im Allgemeinen jedoch kein Arzt zur Verfügung. Die Primärversorgung wurde durch eine Reihe anderer Gesundheitsberufe wie Barbiere und Bader, Hebammen, Chirurgen, Wundärzte, Steinschneider, Zahnbrecher, Starstecher, den Apotheker sowie heilkundige Frauen und Männer geleistet.

Die sogenannte **„kleine Chirurgie"**, also das Schienen von Knochenbrüchen, die Versorgung frischer Wunden und kleinerer Verletzungen, lag in den Händen der Barbiere und Bader. Barbiere durften neben dem Haareschneiden und Rasieren auch zur Ader lassen und übernahmen vielfach die „Funktion von anatomischen Dienern (Prosektoren) an den medizinischen Fakultäten" (Schipperges, 1987, S. 97). In der **Badestube** wurden auch Tätigkeiten der kleinen Chirurgie ausgeübt; hier wurde zur Ader gelassen und wurden Schröpfköpfe angesetzt. Die Zunft der Bader zählte somit ebenfalls zu den Heilberufen. Das Badewesen war besonders in den Städten verbreitet, privat hatten jedoch nur die gehobenen Gesellschaftsschichten Zugang zu einem Bad. Baden wurde empfohlen, über die Häufigkeit gab es jedoch sehr unterschiedliche Aussagen: von einmal pro Monat bis hin zu zweimal pro Jahr. Mit Bädern sollten allerlei Leiden kuriert werden, z.B. sollten sie bei Melancholie und Kummer Abhilfe schaffen. Nach der damaligen Lehrmeinung konnten schlechte Säfte über die durch das Wasser geöffneten Poren den Körper verlassen.

Neben der Körperpflege und der Behandlung von Krankheiten dienten Badestuben auch als gesellschaftlicher Treffpunkt. Sie waren häufig getrennt nach Geschlechtern zu benutzen, es gab aber auch Badeeinrichtungen für Frauen *und* Männer. Die gemeinsame Benutzung des Badehauses war eine der Ursachen für die Ausbreitung von Geschlechtskrankheiten (z.B. Syphilis). Damit geriet das Badehaus in Verruf und wurde in der Folge von vielen Menschen gemieden.

Der Beruf des **Chirurgen** wurde entweder an der Universität gelehrt oder – wesentlich häufiger – als Handwerksberuf ausgeübt. Zur Berufsgruppe der Handwerkschirurgen zählten u.a. auch die Steinschneider, Zahnbrecher, Starstecher und Wundärzte. Die Ausbildung dauerte drei Jahre: Der Lehrling musste zur Ader lassen, schröpfen, Wunden versorgen, Salben rühren und Brüche schienen. Hatte er ausgelernt, ging er, wie damals üblich, auf Wanderschaft, um sein Wissen bei anderen Meistern zu erweitern. Vorlesungen an einer Universität zu besuchen, war dabei durchaus üblich. Praktisch wurde beispielsweise eine Brandwunde mit Lein- oder Lilienölumschlägen versorgt oder die Brandstelle mit Mehl, Eiweiß oder Eidotter bedeckt. Mehl auf eine Brandwunde zu stäuben, galt auch noch vor wenigen Jahrzehnten als Hausmittel.

Dem Chirurgen standen bebilderte Lehrbücher zur Verfügung; die Abbildung des Wundenmannes z.B. stellte einen Menschen mit allen möglichen Wundarten dar, von der Verletzung durch das Schwert bis zum eingetretenen Nagel. Wunden wurden ausgebrannt oder ausgeschnitten. Für das Nähen einer Wunde oder zum Anlegen eines Wundverbandes standen Anleitungen zur Verfügung (Schipperges, 1987, S. 96–116). Zudem war die Diätetik ein fixer Bestandteil der Behandlung.

Die Behandlung Kranker mit Heilkräutern und diversen Arzneien war weitverbreitet, und damit auch der Beruf des Apothekers. Durch eine Bestimmung Friedrichs II. wurden **Medizin und Pharmazie voneinander getrennt**. Das Apothekenwesen beschränkte sich jedoch nicht nur auf Kräuterheilkunde: Apotheker stellten auch Arzneien mit mineralischen oder tierischen Inhaltsstoffen her. In einer Wiener Handschrift aus dem 13. Jh. sind Arzneimittel gegen Kopfschmerzen, Magenschwäche, Husten und Juckreiz bis hin zu Potenzmitteln beschrieben. Gegen Schlangenbisse wurde ein Aufguss aus Weinberglauch und Wein empfohlen. Die Wunden wurden mit abgebrühten Blättern versorgt (Schipperges, 1987, S. 117).

Da es den Ärzten der katholischen Kirche verboten war, Frauen praktisch zu untersuchen, und die Hebammen über einen großen Erfahrungsschatz verfügten, blieb die **Geburtshilfe** die Domäne der „Weißfrauen", wie die Hebammen auch genannt wurden. Sie konnten ihren Beruf ausüben, ohne auf Ärzte angewiesen zu sein. Ihr Wissen bezogen sie einerseits aus praktischer Erfahrung, aber auch aus mündlicher Überlieferung. Am Übergang zur Neuzeit erschien „Der schwangeren Frauen und Hebammen Rosengarten" (1513), ein Buch zur Geburtshilfe, verfasst bzw. übersetzt von Eucharius Rößlin, einem Apotheker und Arzt aus Frankfurt am Main. Neben dem Buch der Trotula war der „Rosengarten" ein bedeutendes Handbuch zur Geburtshilfe und wurde auch ins Deutsche übersetzt. Die leicht verständliche Sprache machte es zum Standardwerk der Hebammenausbildung.

3.8 Frauen und Hexenverfolgungen

Die Hexenverfolgungen begannen am Ende des Mittelalters ab ca. 1400 und erreichten ihren Höhepunkt im 16. und 17. Jh. Sie hatten sowohl eine soziale als auch eine religiöse Dimension; die Zahl der Opfer ist ungewiss. Von den Hexenverfolgungen waren vorwiegend Frauen betroffen, darunter viele weise, heilkundige Frauen. Sie leisteten wertvolle Dienste in der Bevölkerung und wurden häufig zu Rate gezogen. Als Heilkundige des Volkes genossen sie hohes Ansehen. Die wenigen Ärzte standen meist im Dienst des Adels und des Klerus – ein studierter Arzt war für die Durchschnittsbevölkerung nicht leistbar. Weise Frauen boten dem Volk Sicherheit und unterstützten es in Not.

Die **hohe Akzeptanz heilkundiger Frauen beim Volk** löste bei den Ärzten bzw. dem Klerus Missgunst aus. Ausgerechnet die „von Natur aus" minderwertige Frau stellte die absolute Wahrheit der Kirche durch ihr Handeln infrage: „Denn wenn es nur eine unteilbare – katholische Wahrheit gibt, so ist aus ihr alles ableitbar; was dieser Ableitung widersprach, musste irrig sein, weil es nur eine Wahrheit gibt" (Bochnik, 1988, S. 66–67). Diese Frauen aber hatten die Macht, über Leben und Tod mitzuentscheiden, weil sie Krankheiten heilen, Schwangerschaften verhindern und Frauen bei der Geburt betreuen konnten. Ein Großteil des Wissens, das von den sogenannten weisen Frauen bewahrt und weitergegeben worden war, ging mit der Hexenverfolgung verloren.

Seit jeher wurde Menschen die Fähigkeit zugeschrieben, mit den geheimen Kräften der Natur in Verbindung zu treten und dadurch sowohl Gutes als auch

Böses zu bewirken. Unter dem Einfluss der mittelalterlichen Theologie wandelte sich dieses Bild in ein ausschließlich negatives, das nun mehr und mehr auf die (weise) Frau projiziert wurde. Den Frauen wurde ein besserer Zugang zum Übersinnlichen nachgesagt, und sie praktizierten zum Teil heidnische Bräuche. Ihre Naturnähe und der Bezug zum eigenen Körper standen im krassen Gegensatz zum idealen Frauenbild der Kirche, das in der Jungfrau Maria verkörpert war (Schmölzer, 1994, S. 405–407). So wurde weisen Frauen vielfach vorgeworfen, einen Pakt mit dem Teufel geschlossen zu haben. Dagegen musste etwas unternommen, die Schuldigen mussten bestraft werden. In einer Zeit furchtbarer Not und Entbehrung fiel die Saat auf fruchtbaren Boden: Krankheiten wie Pest und Lepra rollten über das Land, Kriege wurden ausgetragen, Reformation und Gegenreformation trieben einen Keil in die Gesellschaft. Wirtschaftliche und klimatische Veränderungen führten zu Hungersnöten und zur Verelendung großer Bevölkerungsgruppen.

Die Dominikanermönche Jakob Sprenger und Henricus Institorus veröffentlichten 1487 den „Hexenhammer", der durch Papst Innozenz VIII. begrüßt wurde. Insgesamt entstanden 29 Auflagen – dieses Werk zählte zu den meistgedruckten der damaligen Zeit. Der „Hexenhammer" enthält exakte Angaben über das Wirken von Hexen, Möglichkeiten ihrer Abwehr, Verhörtechniken usw. Ein Zitat aus dem Hexenhammer besagt: „Wenn eine Frau alleine denkt, denkt sie Böses." Um verdächtigt zu werden, genügten ein schlechter Ruf, ein nicht der Norm entsprechendes Aussehen oder eine Anschuldigung. Konnte eine Naturkundige heilen, war sie verdächtig wegen ihres Erfolges; konnte sie es nicht, wurde ihr Schadenzauber unterstellt. Ein englischer Hexenjäger schrieb: „Denn dies müssen wir uns immer im Gedächtnis halten, dass wir unter Hexen nicht nur jene verstehen, die töten und quälen, sondern alle Wahrsager, Zauberer, Gaukler, alle Magier, die gemeinhin weise Männer und Frauen genannt werden [...]" (Ehrenreich & English, 1986, S. 17–18).

Viele Heilpflanzen trugen Namen, die auf die Heilkunst der weisen Frauen hinwiesen, z.B. war die Waldrebe als Hexenwinde, der Bovist als Hexenpilz bekannt. Wurde jemand als Hexe beschuldigt, begann ein Prozess, der nicht zu gewinnen war. Viele starben schon an den Folgen der **Folter**, die angewandt wurde, um herauszufinden, ob es sich tatsächlich um eine Hexe handelte. Überstand sie die Folter, galt dies als sicherer Beweis für Hexerei, denn nur durch den Pakt mit dem Teufel konnte jemand unempfindlich dagegen sein. Ein sogenanntes Hexenmal (meist ein Muttermal) deutete auf einen Pakt mit dem Teufel hin und wurde vor dem Prozess vom Folterknecht ausfindig gemacht. Ein Schuldspruch bedeutete das Todesurteil, meist war dies ein Tod durch Verbrennen. Die Hexenprozesse waren für die Angeklagten zudem der finanzielle Ruin: Ihr gesamtes Hab und Gut wurde notfalls eingezogen, um die Prozesskosten – inklusive Verpflegung der Richter und Holz für den Scheiterhaufen – zu decken.

Über das Leben und Wirken der als Hexen verurteilten Frauen (und in seltenen Fällen Männer) ist wenig überliefert, da die Betroffenen meist Analphabeten waren. Zudem hat kaum jemand für sie Partei ergriffen. Exakt dokumentiert sind dagegen die Motive der Verfolger und deren Sichtweise. Erst in der Zeit der Aufklärung fanden die Hexenprozesse ein Ende. Preußens König Friedrich Wilhelm I. erließ 1714 ein Edikt „gegen die Abstellung der Mißbräuch bey denen Hexen Prozessen". Unter dem Einfluss des Arztes Antonius de Haen folgte Maria Theresia von Österreich diesem Beispiel. Die letzte Hexenverbrennung in Europa fand im Jahr 1811 in Polen statt (Schmölzer, 1994, S. 408).

Im Mittelalter liefen mehrere Entwicklungen parallel, die auf die Krankenpflege Einfluss hatten: zum Ersten die **Entwicklung des Hospitalwesens** von der Versorgung in den Klöstern über die Hospitäler der Ritterorden und entlang der Pilgerwege bis zu den ersten bürgerlichen Krankenanstalten – die Klostermedizin und die Gelehrten der Klöster wirken bis in unsere Zeit nach, z.B. Hildegard von Bingen und Paracelsus.

Zum Zweiten spielten die **Hexenverfolgungen** eine Rolle, die einen Höhepunkt der Frauenfeindlichkeit des Mittelalters darstellte und den Verlust jenes Volkswissens mit sich brachten, das nur durch Überlieferung weitergegeben wurde, über das es kaum schriftliche Aufzeichnungen gibt und das mit dem Tod vieler weiser Frauen für immer verloren ging. Diese Gräueltaten fanden in einer Zeit statt, die geprägt war durch Hunger, Kriege und Epidemien wie Pest und Lepra.

Zum Dritten gab es eine Veränderung im Bildungssystem: Zu den Klosterschulen, die den männlichen und verpflichtenderweise auch den weiblichen Mitgliedern der Ordensgemeinschaften zumindest Lesen und Schreiben beibrachten, kamen die **Universitäten** hinzu, die für Frauen nicht oder nur schwer zugänglich waren. Damit fand eine Verschiebung der medizinischen Heilkunde in die Hände der Männer statt; die pflegerische Versorgung der Kranken oblag vorrangig den Ordensschwestern, aber auch Ordensbrüdern und weltlichen Orden wie den Tertiaren und Beginen.

An der Wiener Universität wurden Frauen erst 1897 – mehr als 500 Jahre nach der Gründung dieser Universität im Jahre 1365 – zum Studium an der philosophischen Fakultät zugelassen. Die erste Medizinerin, die in Wien studierte und ihr Doktorat erhielt, war Margarete Hilferding-Hönigsberg. Sie wurde als Tochter eines Arztes 1871 in Wien geboren. Margarete wollte studieren, aber wie bei allen Maturantinnen üblich, war der Passus „Zugangsberechtigung zur Universität" in ihrem Zeugnis gestrichen. Sie ließ sich daher als außerordentliche Hörerin einschreiben. Als im Jahr 1900 Frauen endlich für das ordentliche Medizinstudium zugelassen wurden, inskribierte sie sofort. Die bis dahin absolvierte Zeit wurde ihr angerechnet, und am 24. Dezember 1903 feierte sie ihre Promotion. Sie arbeitete als praktische Ärztin in Wien-Favoriten sowie als Schulärztin. Als Jüdin fiel sie wie viele andere jüdische Ärzt*innen dem Nationalsozialismus zum Opfer und verstarb 1942 auf dem Transport in das Vernichtungslager Treblinka (Bolognese-Leuchtenmüller & Horn, 2000, S. 43–45). Für die Pflege, die zu dieser Zeit gerade erst ein Beruf bzw. ein Hilfsberuf geworden war, sollte der Weg bis zu einem universitären Studium noch lange dauern.

4 Frühe Neuzeit

Der Beginn der Neuzeit wird u. a. mit der Entdeckung Amerikas im Jahr 1492 durch Christoph Kolumbus markiert. Das Ende der Frühen Neuzeit wird mit der Französischen Revolution 1789 angesetzt.

Zur Einstimmung auf die nächsten Jahrhunderte einige Begriffe bzw. Ereignisse, die mit diesem Zeitalter assoziiert werden:

Alphabetisierung • Aufklärung • Buchdruck • Dampfmaschine • Dreißigjähriger Krieg • Entstehung der Irrenanstalten • Französische Revolution • Friedrich der Große • Galileo Galilei • Geldwirtschaft • Gesundheitsfürsorge • Heliozentrisches Weltbild • Hexenverfolgungen • Humanismus • Immanuel Kant • Industrialisierung • Johann Wolfgang von Goethe • Joseph II. • Judenverfolgungen • Kolonialismus • Kolumbus • Krankheitslehre • Ludwig XIV. • Maria Theresia • Martin Luther • Mikroskopie • Naturwissenschaft • Pockenschutzimpfung • Rationalismus • René Descartes • Säkularisierung • Schulpflicht • Seuchen • Solidarpathologie • Wiener Schule • Wohlfahrtsstaat

Die Medizin der Frühen Neuzeit war immer noch geprägt von Aberglauben, der Massenvernichtung von „Hexen" und von Seuchen aufgrund katastrophaler hygienischer Missstände in den Städten. Hunger, Pest, Lepra und die Pocken (Blattern) waren weit verbreitet – der Ruf nach Veränderung wurde laut.

Im Interesse einer medizinischen Versorgung der Bevölkerung wurden **Stadtärzte** (Stadtphysicus) für die Gesundheitspflege der Bevölkerung (Gesundheitspolizei, Wohlfahrt) engagiert und bürgerliche Hospitäler mit unterschiedlichen Schwerpunkten errichtet. Eine Überarbeitung der antiken Lehren wurde gefordert, eine Welle der Professionalisierung setzte ein. Griechisch wurde – neben Latein – vermehrt als Bildungssprache genutzt. Viele Quellen wurden neu übersetzt und durch den Buchdruck (Johannes Gutenberg, geb. um 1400) verbreitet. Die ersten gedruckten medizinischen Werke waren Kräuterbücher.

Gesellschaftspolitisch gewann das Bürgertum immer mehr an Einfluss, und die Ideale des neuen Zeitalters werden heute unter dem Begriff des **Humanismus** zusammengefasst: frei zu argumentieren, unabhängig von blindem Glauben an Autoritäten sich als Mensch im aufklärerischen Sinne frei zu entfalten, sich zu bilden und auch im Diesseits zu leben. Die Universitäten orientierten sich immer häufiger weltlich, und die Domäne der Kirche verlor zunehmend an Bedeutung. Krankheit wurde nicht mehr als Strafe Gottes für begangene Sünden gewertet, sondern der menschliche Körper mit seinen Organen wurde – herausgelöst aus dem „Leibkonzept" – zum Objekt medizinischer Untersuchung und Verwertung. Allgemein wuchs der Bedarf an Expertise, die auf universitärer Ausbildung beruhte.

Diese neuen Denkansätze und Lehren riefen zum Teil auch Verwirrung hervor. Westliche Gelehrte besannen sich im Übergang vom Mittelalter in die Neuzeit – in der sogenannten **Renaissance** – auf antike Originalschriften, um arabische Übersetzungsfehler und kulturelle Verzerrungen zu korrigieren. Diese Originale bzw. die von den Byzantinern angefertigten Kopien gelangten durch den Zustrom von Übersetzern und Gelehrten aus Byzanz (Konstantinopel, heutiges Istanbul) in der Zeit vom 13. bis zum 15. Jh. in den europäischen Westen (vorwiegend nach Italien). Die griechischen Handschriften, insbesondere jene von Galen, ermöglichten erst die folgenden medizinischen Errungenschaften.

Andreas Vesalius (1514–1564) legte erstmals ein umfassendes Werk der Humananatomie („Über den Bau des menschlichen Körpers") vor, das durch den flämischen Künstler Jan Kalkar (1499–1546) illustriert wurde. Vesalius korrigierte damit Galens anatomische Grundlagen, die sich auf die Übertragung der Tieranatomie auf den Menschen beschränkte. Dennoch wagte er es nicht, der Humoralpathologie eine klare Absage zu erteilen.

Das dualistische Menschenbild des **René Decartes** (1595–1650), die Teilung des Menschen in Geist (*res cogitans*) und Körper (*res extensa*), förderte die Auffassung, der Körper sei eine Maschine, die nach physikalischen Gesetzen (Iatrophysik) funktionierte. Descartes' mechanistisch-physiologische Erklärungen beschrieben Krankheit als Störung, die es zu reparieren galt. Nicht mehr der kranke Mensch stand im Mittelpunkt der Medizin, sondern die Erforschung der Krankheit rückte ins Zentrum.

Theophrast von Hohenheim (1493/94–1541), bekannt als **Paracelsus**, kritisierte – gegen den Widerstand seiner Zeitgenossen! – die klassische antike und arabisch-mittelalterliche Lehre, die sich zu dieser Zeit noch als unumstößlich erwies. Leitend waren für ihn nicht mehr die alten Autoritäten, vielmehr konzentrierte er sich auf das Experiment und die Vernunft. Er beschäftigte sich mit dem Stoffwechsel und mit Krankheiten, die von inneren und äußeren Vergiftungen verursacht wurden. Mit seiner „Alchemia medica" hat Paracelsus zur chemiegeleiteten Heilkunst beigetragen; mineralische Medikamente hielten Einzug in die Pharmakotherapeutik. Der Humoralpathologie oder Säftelehre, die sich am kranken Menschen als Ganzheit orientierte, setzte er ein neues Krankheitskonzept entgegen, welches das Krankheitsgeschehen den Organen zuordnete und die Krankheiten nach ihren Ursachen einteilte. Auch lehrte er in deutscher Sprache und nicht mehr nur in der Gelehrtensprache Latein, und trotz der Wiedersprüche in seinem Gesamtwerk beeinflusste er mit seinem neuen Krankheitsverständnis die nachfolgende Medizin (Eckart, 2013, S. 89–92; Wolf & Wolf, 2008, S. 79–80).

Die experimentelle, anatomische, mikroskopische, physiologische und chemische Forschung ließ die humoralpathologische Medizin mehr und mehr in die Kritik geraten, insbesondere als **William Harvey** 1628 den **Blutkreislauf** entdeckte und damit Galens Lehre der Blut- und Nährstoffbewegung widerlegte. **Gegenströmungen** wie Animismus (Seelenlehre) und Vitalismus (immateriell-geistiges Lebensprinzip) hielten jedoch weiter an der naturphilosophischen Ausrichtung, am kranken Menschen als Ganzheit, fest. Galens Lehre blieb hier weiterhin unumstößliches Dogma. Auch die praktische Medizin orientierte sich weiter an der humoralpathologischen Denkweise und Behandlung. Die **Solidarpathologie** – die Lehre von der krankhaften Beschaffenheit der festen Körperbestandteile (*solida*) im Gegensatz zur Humoralpathologie – mit ihren neuen Therapiekonzepten konnte sich vorerst nur zögerlich durchsetzen.

4.1 Frühneuzeitliche Organisationsformen der Krankenpflege und ihre Entstehung

Die mittelalterliche Klostermedizin mit den Klosterspitälern verlor langsam an Einfluss, da die Kapazitäten zur Versorgung Hilfsbedürftiger nicht mehr ausreichten. So entstanden neue Organisationsformen für Hilfsbedürftige. Von besonderer Bedeutung war die Ordensgründung der **Barmherzigen Brüder** durch Johannes von Gott 1540 in Granada, Spanien. In Frankreich gründete der Priester Vinzenz von Paul, als er Missstände in der Kranken- und Armenversorgung in einer kleinen französischen Gemeinde entdeckte, die Confrérie des Dames de la Charité, die Bruderschaft der Damen der christlichen Liebe, später **Vinzentinerinnen** genannt, und den Männerorden der **Lazaristen (Vinzentiner)**. An seiner Seite stand Louise de Marillac, die als Gründerin des ersten Mutterhaussystems gilt.

4.1.1 Johannes von Gott – die Barmherzigen Brüder

Johannes von Gott (1495–1550) wurde als João Cidade Duarte in Portugal in der Nähe von Lissabon geboren. Er gilt als Gründer des Ordens der Barmherzigen Brüder und Pionier des Krankenhauswesens. Der Orden legte neben den drei üblichen Gelübden (Armut, Keuschheit und Gehorsam) ein viertes, das der Hospitalität (Gastfreundschaft), ab. Rasch breiteten sich die Barmherzigen Brüder über ganz Europa aus und haben heute noch großen Einfluss auf das Krankenhauswesen.

Als Johannes 1539 selbst in ein Hospital kam und die Not dort kennenlernte, beschloss er, sich der Krankenpflege zu widmen. Er mietete ein Haus, in dem er die Kranken unterbrachte, und gestaltete deren Pflege nach seinen Vorstellungen (gute hygienische Bedingungen, genaue Beobachtung und Dokumentation). Der Bischof von Tui gab ihm für sein karitatives Tun den Beinamen „von Gott", und schließlich gründete Johannes – auch angesichts seiner zahlreichen Anhänger – die **Ordensgemeinschaft der Barmherzigen Brüder.**

Download 5: Johannes von Gott

Durch Antón Martin, einen Helfer der ersten Stunde, fand sein Wirken eine Fortsetzung. Weitere Spitalsgründungen folgten, 1571 wurden die Spitalsbrüder durch Papst Pius V. offiziell anerkannt. Johannes von Gott wurde 1690 heiliggesprochen, 1886 zum Patron der Hospitäler und Kranken und 1930 zum Patron der Krankenpfleger und ihrer Vereinigungen erklärt. Heute sind die Barmherzigen Brüder in 52 Ländern aktiv und betreiben dort zahlreiche Einrichtungen im Sozial- und Gesundheitswesen, wie beispielsweise Krankenhäuser, Altenheime oder psychiatrische Kliniken (Österreichische Ordensprovinz, 2016). Das Krankenhaus der Barmherzigen Brüder am Johannes-von-Gott-Platz in Wien ist das größte und älteste Ordensspital Wiens. Dieses Schwerpunktkrankenhaus verfügt über mehr als 400 Betten und bietet kostenlose Behandlung für Menschen ohne Krankenversicherung sowie eine Ambulanz für gehörlose Menschen an.

4.1.2 Vinzenz von Paul – Barmherzige Schwestern (Vinzentinerinnen)

Es war das Zeitalter des Grand Siècle (des „großen Jahrhunderts"). Wissenschaft und Kunst erlebten eine Hochblüte, wurden gefördert und zelebriert. Daneben lebte die Landbevölkerung, das Proletariat, meist in ärmlichen Verhältnissen. In dieses „milieu triste“ wurde **Vinzenz von Paul** (1581–1660) als eines von sechs Kindern einer Bauernfamilie in Frankreich hineingeboren. Als 15-Jähriger besuchte er die Lateinschule der Franziskaner, später studierte er Theologie an der Universität von Toulouse. Auf einer Schiffsreise wurde er von Seeräubern verschleppt und als Sklave in Afrika verkauft. Nach zweijähriger Gefangenschaft setzte er sein Theologiestudium in Rom fort. 1617 übernahm er eine verarmte Gemeinde in Frankreich und entwickelte ein starkes Solidaritätsgefühl mit den Armen und Kranken. Vinzenz gründete die Vereinigung der Nächstenliebe, die Confréries de la Charité, um sich um die Armen und Kranken zu kümmern. Elf Frauen, die späteren Vorläufer der Gemeinschaft der Dienerinnen der Nächstenliebe, sorgten für das leibliche und seelische Wohl Kranker oder in Not Geratener. Bald gab es an vielen Orten solche Pflegegemeinschaften (Bruderschaften).

Es vergingen noch einige Jahre mit unermüdlichem Einsatz für die Armen und Kranken, ehe Vinzenz in Paris auf **Louise de Marillac** traf und die **Confrérie des Dames de la Charité** gründete. Louise leistete ihm in vielfältiger Weise Beistand. Vinzenz von Paul kümmerte sich auch um Häftlinge, Findelkinder und Geisteskranke, und das unermüdlich bis zu seinem Tod. 1660 starb Vinzenz von Paul im Alter von 79 Jahren (Möller & Hesselbarth, 1998, S. 51–52). 1737 wurde der Begründer der neuzeitlichen Caritas heiliggesprochen.

4.1.3 Louise de Marillac – die Grauen Schwestern, das Mutterhaussystem

Louise de Marillac (1591–1660, verwitwete Le Gras) entstammte einer französischen Adelsfamilie. Mit 22 Jahren heiratete sie; elf Jahre später starb ihr Mann, und sie war sehr verzweifelt. Daraufhin suchte sie seelsorgerischen Rat und kam zu Vinzenz von Paul, der ihr zur Beschäftigung riet. Sie übernahm die Aufsicht über die vielen Confréries (Bruderschaften). 1629 machte sie sich auf den Weg in die Provinz; sie organisierte, unterrichtete und kümmerte sich um alle Angelegenheiten der Bruderschaften.

In Paris unterstützten zunächst die Damen der Gesellschaft die Vereinigung, vernachlässigten aber bald ihre Pflichten. In der Folge wurden hierfür junge Landmädchen angeworben, die allgemein als fromm, arbeitsam und kräftig galten. 1633 übergab Vinzenz eine Gruppe von Mädchen der Obhut von Louise. Sie und ihre Mädchen bezogen ein Haus in Paris – die **Genossenschaft der Töchter der christlichen Liebe vom heiligen Vinzenz von Paul** war entstanden. Bald wurden sie **Vinzentinerinnen** bzw. in Österreich auch **Barmherzige Schwestern** vom Hl. Vinzenz von Paul genannt. Der Orden wurde 1668 vom Papst anerkannt.

Eine Gemeinschaft zu gründen, die nicht in einem Klosterverband lebte, war nicht einfach, doch Vinzenz wollte seine Schwestern nicht hinter Klostermauern sehen. Er wollte sie zu Pfarrschwestern machen und war auch in der Ausübung der christlichen Pflichten großzügig: „Wenn ihr zur Stunde des Morgengebetes einem Kranken Medizin bringen müsst, so seid ganz beruhigt, ihr lasst dann Gott zum Willen, denn wenn ihr einen Kranken zehnmal am Tag besucht, so begegnet ihr zehnmal Gott" (Schermann, 2015, Pos. 959).

Die Mädchen trugen die Kleidung verheirateter Frauen, um unbehelligt alleine auf der Straße gehen zu können, und weiße, gestärkte Hauben, die sogenannte Cornette. Da der Stoff ihrer Kleider grau war, wurden sie auch „Sœurs grises", die **Grauen Schwestern** genannt. Von ihrem Mutterhaus aus wurden die Mädchen nun zu ihren Arbeitsstätten entsandt.

Als die Zahl der Mitarbeiterinnen stetig stieg, arbeitete Louise de Marillac Regeln für sie aus und wurde die erste Oberin der „Barmherzigen Schwestern". Die Schwestern waren weder durch eine Klausur noch durch ein Gelübde gebunden; es war ihnen daher möglich, außerhalb des Hauses zu arbeiten. Sie wurden in Lesen, Schreiben, Rechnen sowie in pflegerischen Fachkenntnissen (Schröpfen, Aderlass u.a.) unterrichtet. Die praktische Pflegeausbildung orientierte sich weiterhin an der damals üblichen Diätetik. Einfachen Mädchen Unterricht zu geben, war zur damaligen Zeit nahezu verpönt, doch Louise ließ sich von ihrer Überzeugung nicht abhalten.

Die Schwestern waren verpflichtet, den Anordnungen der Ärzte vertrauensvoll Folge zu leisten. Ihre Popularität nahm zu, und bald waren sie weithin bekannt und anerkannt. 1639 sollte erstmals eine Gruppe der Barmherzigen Schwestern die **gesamte Pflege in einem Hospital** übernehmen. Aus diesem Grund wurde von Louise de Marillac ein Vertrag mit folgenden Inhalten aufgesetzt:

- Die Schwestern unterstehen in Fragen der allgemeinen Ordnung und in geistlichen Dingen dem Mutterhaus;
- das Mutterhaus hat das Recht, die Schwestern von der Dienststelle abzuziehen;
- die Hospitalleitung stellt Unterkunft, Verpflegung und Betreuung im Krankheitsfall zur Verfügung und verpflichtet sich, die Würde der

Schwestern zu achten – sie dürfen beispielsweise nicht im Beisein eines Patienten zurechtgewiesen werden;

- in arbeitsmäßigen Angelegenheiten sind die Schwestern dem Hospital unterstellt, sie leisten die erforderliche Arbeit und haben ärztlichen Anordnungen unbedingt zu gehorchen.

Dieser Vertrag war ein **Vorläufer der Mutterhausverträge** späterer Zeiten und bot den Mädchen und Frauen Ausbildung, Arbeit und Schutz. Louise von Marillac führte ihr Werk bis zu ihrem Tod fort. Sie starb wenige Monate vor Vinzenz von Paul am 15. März 1660, wurde 1934 heiliggesprochen und gilt als Schutzpatronin der Sozialarbeiter (Möller & Hesselbarth, 1998, S. 52; Seidler & Leven, 2003, S. 148–150; Wolff & Wolff, 2008, S. 85–86).

Die Vinzentinerinnen sind heute unter dem Namen AIC (Association Internationale de Charité) die größte katholische Frauengemeinschaft weltweit mit 24 000 Mitgliedern und waren auch Vorbild für den von der Friedensnobelpreisträgerin Mutter Teresa gegründeten Orden „Missionarinnen der Nächstenliebe". Nach Österreich kamen sie im Jahr 1825 und sind heute einer der größten privaten Träger von gemeinnützigen Gesundheitseinrichtungen in den Städten Linz, Ried im Innkreis, Wien und Bad Ischl.

4.2 Das Hospital der Frühen Neuzeit

Die mittelalterlichen Bürgerspitäler existierten in der Frühen Neuzeit in unveränderter Form so, wie sie etwa ab dem 12. Jh. entstanden waren; auch neugebaute Einrichtungen orientierten sich an den Gegebenheiten von damals und wurden außerhalb der Stadtmauern flussabwärts errichtet. Die großen Krankensäle mit Altar bzw. Kapelle spiegelten den christlichen Einfluss wider, und die Armenpflege hatte nach wie vor einen hohen Stellenwert. Da Arme und gehfähige Kranke sich bei Aufnahme im Spital an der Arbeit beteiligen mussten, hatten sie sich auch um ihre Mitpatient*innen und um Haushaltsaufgaben zu kümmern, sofern sie dazu fähig waren (Möller & Hesselbarth, 1998, S. 49). Es bestand **keine Trennung zwischen Kranken- und Armenpflege**.

Dieser Zustand sollte noch etwa bis zur Mitte des 18. Jh. fortbestehen. Das 1693 in Wien errichtete **Großarmenhaus** („Armen Haus und Soldaten Spithal", s. Abb. 8) diente neben der Versorgung von Armen auch Kranken, Behinderten, ehemaligen, dienstunfähigen Soldaten, Geisteskranken und Obdachlosen ebenso wie Gebärenden und Findelkindern. Im Jahr 1725 wurde es erweitert und hatte nun eine Kapazität für 5 000 bedürftige Menschen (Wiener Stadt- und Landesarchiv, o.J.a). Auch in anderen europäischen Großstädten gab es ähnliche Einrichtungen.

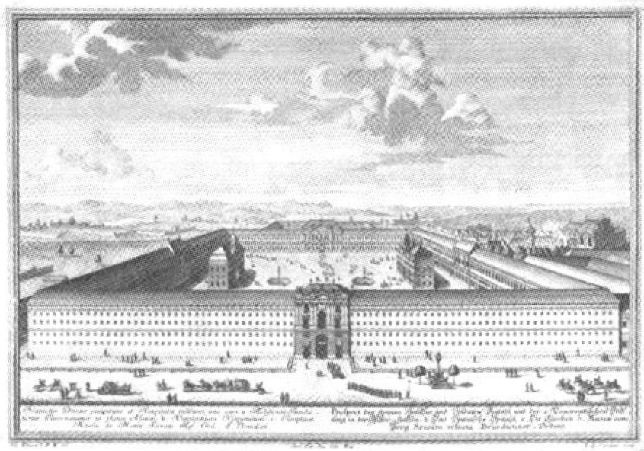

Abbildung 8: **„Armen Haus und Soldaten Spithal", 1733**

Die gesellschaftlichen Veränderungen brachten es mit sich, dass sich Struktur und Verwaltung der Spitäler veränderten. Zunehmend entstanden **öffentliche Einrichtungen**, von denen viele über Schenkungen und Stiftungen finanziert und von der Stadt verwaltet wurden. Es bildete sich die Ansicht, dass die Gesundheitserhaltung und Krankenversorgung der Bevölkerung eine allgemeine Aufgabe sei, die auch festgelegte Regeln brauche. Viele Anordnungen für Berufe wie Apotheker oder Bader wurden herausgegeben; nach wie vor deckten diese gemeinsam mit Hebammen, Chirurgen und Wundärzten einen Großteil der Leistungen im Gesundheitsbereich ab.

Die pflegerischen Aufgaben im Spital übernahmen sogenannte **Siechdirnen** und **Siechknechte**, in Deutschland als Mägde bezeichnet. Die „Ordnung der Mägde im Straßburger Spital 1547" gibt exemplarisch Einblick in das Tätigkeitsfeld in einem Hospital im 16. Jh. Ihr Aufgabenbereich enthielt sowohl eindeutig **pflegerische Elemente** als auch eine Fülle an **hauswirtschaftlichen Tätigkeiten** – ein Umstand, der Pflegende bis ins vorige Jahrhundert begleitet hat.

Bei infektiösen Erkrankungen kamen die Kranken in ein Pest- und Siechenhaus, auch **Leprosorium** genannt. Eigene Syphilis-Hospitäler behandelten Erkrankte mehr oder weniger erfolgreich mit Quecksilberkuren oder mit dem tropischen Gujak-Holz. Lebenslange Quecksilber-Salbungen und orale Gaben waren lange Zeit die einzige Therapie gegen diese Geschlechtskrankheit. Die meisten Syphilis-Patient*innen starben aufgrund einer Schwermetall-Vergiftung (Jakob, 2017).

In Berlin wurde 1772 die **erste preußische Krankenanstalt** eröffnet. Diese stand nur Patient*innen offen, bei denen Aussicht auf Heilung bestand. In den Hospitälern wurden Patient*innen für einen bestimmten Zeitraum stationär aufgenommen und behandelt und sollten dann wieder entlassen werden. Die Krankenanstalt verfügte über einen Operationssaal und in jedem Krankensaal waren maximal zwölf Betten vorgesehen – für die damalige Zeit wenig. Das Krankenhaus hatte mehrere Fachrichtungen wie z.B. Innere Medizin, Geburtshilfe, eine Abteilung für Syphilis und Krätzekranke sowie ein Militärlazarett. Im Erdgeschoss waren die Pfründner untergebracht (Moser, 2011, S. 14–15).

Das Spital der Frühen Neuzeit war häufig ein großes **Wirtschaftsunternehmen** innerhalb einer Stadt und brauchte daher eine gute Verwaltung. Bereits im Mittelalter kristallisierte sich eine kollegiale Führung durch den Spitalmeister und den Spitalspfleger unter der Oberaufsicht des Rates heraus. Der Landesfürst hatte die oberste Gewalt über die Hofspitäler inne, der Rat die höchste Befehlsgewalt über die Bürgerspitäler. Er hatte u.a. die Personalhoheit, regelte die Spitalsordnung und die finanzielle Verwaltung des Spitals. Der **Spitalspfleger** musste die Spitalsangelegenheiten gegenüber dem Rat vertreten. Er wurde vom Rat ernannt und war selbst ehrenamtlich Ratsmitglied. Der **Spitalmeister** wurde vielfach gemeinsam mit seiner Ehefrau angestellt und erhielt Lohn für seine Tätigkeit. Sein Wohnort lag innerhalb der Spitalsmauern. Er kümmerte sich um die männlichen Insassen und die innere Ordnung der Anstalt, die Spitalmeisterin hatte die Verantwortung für die Haushaltsführung und die weiblichen Pfleglinge.

Dem Spitalmeister stand ein **Spitalschreiber** zur Seite, der sich um alltägliche Geschäfte wie die Beschaffung der Verpflegung kümmerte. Die Landwirtschaft oblag dem Meier und der Meierin, die wiederum vom Gesinde wie Mägden und Knechten unterstützt wurden. Köchinnen, Spitalsmägde, Krankenwärter*innen waren für die Haushaltsführung und Pflege der Insassen verantwortlich, wobei es üblich war, die Krankenwartung auch an rüstige Pfleglinge zu übertragen (Moser, 2011, S. 27–29).

Ärzte waren nach wie vor zumeist nur als **Konsiliare** in den Hospitälern und ersten Krankenhäusern tätig. Sie waren auf Berichterstattung über die Krankenbeobachtung der Pflegenden angewiesen. Die Qualität der Berichte war häufig unzureichend und oberflächlich. Vermehrt entstand der **Wunsch nach qualifiziertem Personal**. Für Krankenwärter*innen wurden Unterweisungen für eine gute „Wartung" herausgegeben, um den Heilerfolg zu verbessern.

Zu dieser Zeit war „warten" die Bezeichnung für „pflegen" (siehe Kapitel 4.5, S. 74).

Georg Dethardingen (1645–1712), Arzt aus Kiel, erkannte die **Bedeutung zuverlässiger Krankenwärter*innen**. Ihm war bewusst, dass sie die meiste Zeit bei den Patient*innen verbrachten und die Arztanordnungen exakt umsetzen sowie die Patientenbeobachtung verständlich an den Arzt weitergeben mussten, ansonsten sei die Arbeit des Arztes unfruchtbar. Die Wärter*innen, so meinte er, sollten nicht zu viel „plaudern", mit ihrem Gerede vor allem die Patient*innen hinsichtlich ihrer Prognose nicht beunruhigen; stattdessen sollten sie ihnen Mut zusprechen und beherzt sein sowie im Zweifels- und Notfall immer nach dem Medico rufen, damit „durch die Verabsäumung der Krancke nicht seinen Geist aufgeben möge" (Dethardingen, zit. nach Panke-Kochinke, 2001, S. 42).

Ebenso schrieb er 1679, dass für den Heilerfolg derjenige, der den Kranken pflegte, ebenso wichtig sei wie der Medico selbst, da die Krankenwärterin die „Abwechslung der Krankheit siehet und merket" und dem Medico, der sonst nichts darüber wüsste, Bericht geben müsse. Selbstverständlich hatten die Pflegenden Anordnungen wie die Verabreichung von Medikamenten und Umschlägen gewissenhaft auszuführen, und keinesfalls durfte durch Verwahrlosung und Unachtsamkeit der „Krancke ins höchste Verderben gesetzet werden". Ein Schaden an den Kranken wurde, aus welchen Gründen auch immer, „dem Medico beygemessen". Als am besten für die Krankenpflege geeignet hielt Dethardingen nicht zu junge Frauen (über 40 Jahre), weil sie besser wachen könnten und wüssten, was „schwarz und weiß" sei, weil sie aber andererseits auch noch nicht so alt seien, dass sie den Kranken durch „verdrießliches murren" vergrämen würden. Außerdem seien sie gut bei Kräften, könnten daher dem Kranken aufhelfen, „ihm das Bette zurechtelegen" und das „Gemach und was in demselben enthalten ordentlich und auffgepuzet [...] halten" (Panke-Kochinke, 2001, S. 41–42).

Auch in Österreich war die Situation angesichts unausgebildeter Wärter*innen reformbedürftig. Die **Weiterentwicklung der Medizin** erforderte eine **Verbesserung des Wartpersonals**, um über ausgebildete Hilfskräfte zur Überwachung und Pflege der Patient*innen zu verfügen.

Gleichzeitig herrschte unter den Ärzten auch die **Befürchtung zu großer Eigenständigkeit** der Wärter*innen durch den Erwerb von zu viel medizinischem Wissen, das als eigennützige „Quacksalberei" und „Kurpfuscherei" entgegen der ärztlichen Schulmedizin genützt werden hätte können. Um jegliche Einmischung in ärztliche Tätigkeiten auszuschließen, wurde den Wärter*innen sogar das Pulsfühlen abgesprochen (Walter, 1991, S. 21). Deren eigentümliche Aufgaben gründeten auf den „sechs nicht natürlichen Dinge(n)" der Diätetik, wie sie in den antiken Lehren enthalten sind. Die Anwendung von Hausmitteln oder Apothekerarzneien war ihnen strengstens untersagt (Panke-Kochinke, 2001, S. 48).

4.3 Krankenversorgung und Krankenpflege im 18. Jahrhundert

Im angehenden 18. Jh. war der Staat immer mehr bestrebt, eine **öffentliche Gesundheitsversorgung** aufzubauen, um das Volk mit Präventivmaßnahmen und öffentlicher Gesundheitsbelehrung gesund zu erhalten. Unter den zentralen Begriffen „Medicinische Policey" und „Staatsarzneykunde" sind die Behebung hygienischer Missstände und die soziale Fürsorge zu verstehen.

Die Hospitäler – immer noch ihren alten Traditionen verpflichtet – quollen über, die räumliche Enge und die vielen Hilfesuchenden erschwerten die Arbeitsbedingungen für Pflegende. Zudem herrschten gravierende hygienische Missstände, die Bettwäsche wurde selten und nicht nach jedem Kranken gewechselt, es roch nach Eiter, Schweiß und Exkrementen. Der Leiter der Berliner Charité **Anton Horn** (1774–1848) beschreibt die Zustände erschreckend:

> „Ein widerlicher Geruch, der allen unreinlichen Krankenhäusern eigen ist, war in vielen Fluren und Zimmern verbreitet. In der Nähe des Bettes fanden sich der Gegenstände des Ekels so viele, daß man sich überwinden mußte, der Prüfung einzelner Kranker die gehörige Ruhe und Zeit zu widmen ... Der Zustand der Leib- und Bettwäsche war höchst ärmlich. Die Kranken wurden mit ihren schmutzigen Hemden, die sie aus der Stadt mitbrachten, in die Krankenzimmer gelegt. Die Lagerstellen, die sie vorfanden, waren oft schon zuvor von anderen benutzt und häufig in dem Grad beschmutzt, daß selbst die an Schmutz gewöhnten Kranken sich ohne Ekel ihnen nicht nähern konnten [...] Die Strohsäcke der Kranken hatten meistens schon [...] so lange als Lagerstellen gedient, daß das Stroh in Häcksel verwandelt und zum Vehikel [...] des Ungeziefers geworden war [...] Alle Utensilien, die den Kranken umgaben, die Tische, die Fensterbänke, die Eßgeschirre, der Fußboden ließen vor Unreinigkeit ihre ursprüngliche Farbe nicht erkennen. Wo man hinsah, wo man hinfaßte, wo man hintrat, überall ein unbeschreiblicher Schmutz."
>
> (Horn, zit. nach Sticker, 1960, S. 71)

Um die **Personalknappheit** in den Griff zu bekommen, wurde weiteres Wartpersonal eingestellt. Viele waren ungebildet und hatten keinen guten Leumund, was dazu führte, dass sie ihre Dienste nur mangelhaft versahen. Manchmal war es wohl mehr Aufsicht als Pflege. Pflegeorden waren nur begrenzt verfügbar, die Versorgung in den Hospitälern wurde immer schwieriger. Begüterte Bürger hätten damals zur Behandlung einer Erkrankung niemals ein Krankenhaus aufgesucht. Allerdings ist davon auszugehen, dass die Qualität der Versorgung regional unterschiedlich war.

Eine bedeutende Rolle in der Reform des Gesundheits- und Wohlfahrtswesens spielte **Gerard van Swieten** (1700–1772). Er wurde 1745 von Leiden (Niederlande) nach Wien berufen, um die Rolle des Leibarztes von Kaiserin Maria Theresia zu übernehmen. Unter seinem Einfluss erlebte das Gesundheits- und Wohlfahrtswesen einen großen Aufschwung. Der Sohn Maria Theresias, Joseph (später Kaiser Joseph II.), sorgte sich als Erneuerer und Anhänger des aufgeklärten Absolutismus verstärkt um den Gesundheitszustand seiner zukünftigen Untertanen. In dieser Zeit entwickelten sich erste Überlegungen, die **Trennung von** bisher gemeinsam untergebrachten **Akutkranken und Hilfesuchenden** (alte, chronisch und psychisch kranke, behinderte und obdachlose Menschen, invalide Soldaten, mittellose gebärende Frauen und Findelkinder) voranzutreiben. Die Ergebnisse diesbezüglicher Überlegungen wurden 1781 in den „**Direktivregeln**" niedergeschrieben, kamen aber erst mit der Alleinherrschaft von Kaiser Joseph II. zur Geltung und legten dadurch die Basis für eine tiefgreifende Reform.

Im Jahr 1783 wurde festgelegt, dass die **Errichtung eines Allgemeinen Krankenhauses** mit der Funktion der Behandlung und Betreuung von Akutkranken auf dem Gelände des Großarmenhauses erfolgen sollte. Rasch wurde mit der Neugestaltung des Areals begonnen. Die Umwandlung vom Hospital zum Krankenhaus begann mit der Übersiedelung der bisherigen Insassen des Großarmenhauses in andere, bereits bestehende Einrichtungen der Stadt Wien sowie mit der Neugestaltung des Areals und war mit der Eröffnung des Wiener Allgemeinen Krankenhauses (s. Abb. 9) abgeschlossen (Wiener Stadt- und Landesarchiv, o.J.c).

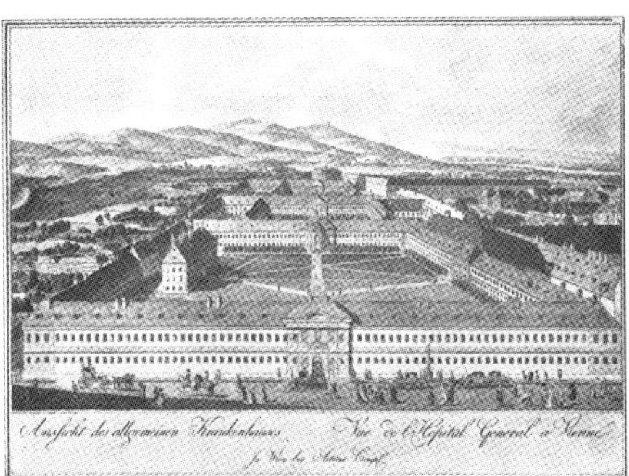

Abbildung 9: **Krankenhaus der Neuzeit; Wiener Allgemeines Krankenhaus 1784**

4.4 Das neuzeitliche Krankenhaus am Beispiel des Wiener Allgemeinen Krankenhauses

Das Wiener AKH wurde 1784 eröffnet und galt als das größte Krankenhaus der Österreichisch-Ungarischen Monarchie und als Vorbild für viele Städte. Es wurde nach dem Modell des Pariser Hôtel-Dieu errichtet und bot eine Vielzahl an Verbesserungen.

Das Wiener AKH mit seiner modernen Struktur verfügte über **vier medizinische, zwei chirurgische** (erstmals praktizierten Interne und Chirurgie parallel) und **eine venerische Abteilung** (venerische Krankheit = Geschlechtskrankheit) sowie über ein **Siechenhaus**, ein **Gebärhaus** und ein **Findelhaus**.

Das dem AKH angegliederte Wiener Gebärhaus stand ursprünglich **unverheirateten, mittellosen schwangeren Frauen** zur Verfügung, wo sie zum Schutz vor „Schande und Not" ihr Kind zur Welt bringen konnten. Vor dem Hintergrund der eingeschränkten Heiratsmöglichkeiten aufgrund des niedrigen Lebensstandards der Unterschichten hatten Arbeiter*innen, Tagelöhner*innen oder Gesinde vielfach keine eigene Unterkunft (sie wohnten in kleinen Kammern bei ihren Arbeitgeber*innen) und waren auch nicht in der Lage, Kinder zu ernähren. Die Existenzängste und Stigmatisierung von Frauen mit unehelichen Neugeborenen nötigte sie zur Abgabe ihres Kindes; z.B. wurde in Wien Ende des 18. Jh. beinahe jedes dritte Kind abgegeben, 1847 jedes zweite. Das Findelhaus nahm über die Gebäranstalt für ledige Mütter täglich 20 bis 30 Neugeborene auf; dies entsprach in etwa einem Drittel aller Geburten in Wien. Eine ähnliche Situation bestand in anderen Großstädten.

Nach der Geburt blieben Mutter und Kind etwa acht Tage im Gebärhaus und mussten anschließend ins **Findelhaus** übersiedeln, wo die Neugeborenen, unabhängig von der Konfession der Mutter, katholisch getauft (Zwangstaufe bis 1868) und in die Obhut des Findelhauses übergeben wurden. Die Gratisabteilung der Gebäranstalt nahmen vorwiegend mittellose Frauen aus dem Dienstbotenmilieu (auch Pflegerinnen bzw. Wärterinnen hatten Dienstbotenstatus) in Anspruch. Als Gegenleistung mussten sich die Frauen als Lehrobjekte für Medizinstudenten zur Verfügung stellen. Zudem mussten sie sich verpflichten, als Amme vier Monate lang zwei weitere Neugeborene zu stillen. Danach wurde das uneheliche Kind entweder im Findel- bzw. Waisenhaus belassen oder Zieheltern „zur Aufzucht" übergeben. Die Zieheltern erhielten vom Findelhaus ein Entgelt; dafür unterlagen sie dessen Kontrolle.

Generell war die **Kindersterblichkeit** in dieser Zeit sehr hoch: Bei Findelkindern lag die Sterblichkeitsrate bei 97 Prozent. Die meisten starben bereits im ersten Lebensjahr aufgrund mangelnder Hygiene und minderwertiger Ernährung. Diese Kinder bekamen unreine, verwässerte Kuhmilch, der noch Mehl, Seife oder Pottasche (Backtriebmittel) beigefügt wurde. Zudem wurden Findelkinder seit 1802 zur Impfstoffgewinnung (z.B. Pocken) herangezogen. Auffallend war die bauliche Nähe des Findelhauses zum „Schutzpocken-Hauptinstitut" (Buchmann & Buchmann, 2006).

Eine weitere Besonderheit war das weltweit erste **Tollhaus** (Irrenanstalt), das als Rundbau konzipiert und von den Wienerinnen und Wienern als „**Narrenturm**" oder auch „Gugelhupf" bezeichnet wurde. Dieser Neubau war für die unglücklichen „Opfer des Wahnwitzes" bestimmt. Davor waren die als „besessen oder verrückt" bezeichneten Menschen nicht als krank angesehen worden und im alten „Irrengefängnis" am Salzgries, dann im Spanischen Spital und im Sankt Marxer Bürgerspital untergebracht gewesen.

In dem fortschrittlichen fünfstöckigen Turm wurden die Insassen entsprechend ihrer „Klasse" Stockwerken zugeteilt. Die vier Klassen wurden – wie auch im restlichen AKH – von „brav" bis „böse" unterschieden. Während die „Braven" (die Leisen, Melancholischen) im Erdgeschoss untergebracht waren und sich frei bewegen konnten, wurden die „Bösen" (die Tobenden und Lärmenden) im obersten Stockwerk angekettet. Durch diese Anordnung gab es in den unteren Stockwerken weniger Lärm. Die medizinische Behandlung bestand aus Diäten, Aderlass, Abführmitteln, kalten Güssen, Eiswasserklistieren und Hydrotherapie. Trotz der Auflage für das Wartpersonal, diese

Patient*innen nicht übel zu behandeln, gestatteten sie Schaulustigen gegen Trinkgeld Zutritt.

Im Narrenturm waren bis 1869 „Geisteskranke" untergebracht, anschließend diente er als Lager und von 1920 bis 1971 als Personalwohnung für Krankenschwestern und Ärzt*innen. Seit 1974 ist dort das weltweit größte Pathologisch-anatomische Museum untergebracht (Ehrlich, 2007, S. 189–190; Oremus & Ambichl, 2020).

Auch architektonisch war das Allgemeine Krankenhaus ein Musterbeispiel mit kleineren Krankenzimmern und sogar Einzelzimmern, auch Belüftung und Heizung waren vorhanden. Das AKH bot bei der Eröffnung Platz für 2 000 Patient*innen, die von insgesamt 140 Wärter*innen versorgt wurden (Dorffner, 2000, S. 35). Im Vergleich dazu gibt es im heutigen Wiener AKH 1742 Betten und eine Vielzahl von Ambulanzen (AKH Wien, 2022), 2 696 Pflegepersonen (AKH Wien, 2020) sind dort angestellt.

Zum ersten Mal stand das Krankenhaus nun unter **medizinischer Leitung**. Ärzte wurden nicht mehr nur als Konsiliare bestellt, sondern waren direkt im Krankenhaus angestellt. Die Medizin und die Erforschung des menschlichen Körpers bildeten die Grundlage der Wissenschaft am Menschen. Tierversuche wurden zur gängigen Methode der Forschung, das Wissen wuchs enorm. Medizinische Fortschritte und die **Orientierung an organspezifischen Krankheiten** traten in den Vordergrund, d.h. nicht mehr der kranke Mensch im Sinne der Humoralpathologie, sondern die Krankheit aus zellularpathologischer Sicht rückte in den Mittelpunkt. Das AKH entwickelte sich immer mehr zu einem Krankenhaus im heutigen Sinne. Die Versorgung Kranker durch fortschrittliche Behandlungsmethoden auf Spezialabteilungen machte das Krankenhaus auch für Adelige und wohlhabende Bürger*innen attraktiv.

Regelmäßige Krankenbeobachtung und die kritische Überprüfung des klinischen Krankheitsverlaufs waren zentrale Elemente. Die neue naturwissenschaftliche Orientierung der Medizin und die Gründung der **Wiener Medizinischen Schule** (1745) durch Gerard van Swieten (1700–1772) und Anton de Haen (1704–1776) setzten den enormen Aufschwung des Wiener Gesundheitswesens fort. Van Swieten reformierte auch die Medizinische Universität: Seit 1400 erfolgte das Medizinstudium an der Wiener Universität ausschließlich theoretisch anhand von Lehrbüchern – deswegen auch die Bezeichnung „Buchärzte". Nun wurde auch am Wiener AKH, so wie in den modernen Krankenhäusern von Paris, Leiden und Berlin, direkt **am Krankenbett gelehrt und**

geforscht. Van Swieten führte den klinischen Unterricht ein und gestand der Chirurgie ein eigenes Lehrfach zu. Bisher hatte die **Chirurgie** als zweitrangiges Heilgebiet gegolten, welches durch die akademische Medizin kontrolliert worden war. Unter den Vorzeichen der Humoralpathologie war der Chirurgie wenig Sinnhaftigkeit zugesprochen worden, da man annahm, ein entfernter Tumor würde aufgrund der operativ nicht behebbaren Dyskrasie ohnehin an anderer Stelle wieder auftreten. Zudem starben viele erfolgreich operierte Patienten an den Folgen von Wundinfektionen (Sepsis). Dieses Problem konnte erst im 19. Jh. durch **Asepsis** und **Antisepsis** beherrscht werden.

Im Verlauf des 18. Jh. kam es zu einer allmählichen **Emanzipation der Chirurgie**. 1785 wurde in Wien die Josephinische Medizinisch-Chirurgische Akademie, das Josephinum, gegründet (Ackerknecht, 1979, S. 163–164; Eckart, 2013, S. 156). Das Ansehen der Klinikärzte wuchs, sie konnten nun eine wissenschaftliche und praktische Ausbildung vorweisen. Die Wiener Medizinische Schule erlangte Weltruhm. Weiters initiierte van Swieten die Errichtung des Botanischen Gartens, wo medizinische Kräuter angepflanzt wurden, die Errichtung eines anatomischen Theaters[5] sowie eines physikalischen und chemischen Forschungslabors. Als Vertreter der Aufklärung bekämpfte er den Aberglauben, insbesondere den „Vampyrismus". Er untersuchte dessen Hintergründe und verfasste einen Bericht zur Erklärung der natürlichen Verwesungsprozesse von Leichen (1768).

Als weitere wichtige Persönlichkeit für die öffentliche Gesundheitspflege ist Johann Peter Frank (1745–1821) zu nennen. Er schuf mit seinem Werk „System einer vollständigen medicinischen Policey" eine Grundlage für den öffentlichen Gesundheitsdienst. Frank sah die hygienischen Missstände als Ursache für Krankheiten und die hohe Kindersterblichkeit an. Er erklärte, dass Krankheit mit Armut, schlechten Hygienemaßnahmen, unzureichenden Arbeits- und Wohnverhältnissen, mangelhafter Ernährung, Alkoholmissbrauch, Unwissenheit und Aberglaube in engem Zusammenhang stünden. Dies sollte den Auftrag des Arztes verändern, und zwar von der individuellen Betreuung Kranker hin zur Behebung sozialer Missstände und zur Krankheitsvorbeugung im gesamten Staat (z.B. durch die Pockenimpfung). Zu seinen Aufgaben zählte die Beratung des Kaisers in öffentlichen Gesundheitsfragen (Eckart, 2013, S. 159–160; Wolff & Wolff, 2002, S. 52).

5 Hörsaal mit tribünenartigen Zuschauerplätzen für eine freie Sicht auf den Seziertisch bei anatomischen Demonstrationen.

4.5 Das Wartpersonal im Krankenhaus

Das Wartpersonal war der medizinischen Entwicklung nicht gefolgt und bestand vorwiegend aus **ungebildeten Wärter*innen**, die für die haushaltsnahe Sorge der Kranken zuständig waren (Seidl, 1991, S. 62). Der Wartdienst stellte im Gegensatz zur Medizin keine begehrenswerte Tätigkeit dar und galt als wenig attraktiv. Daher bestritten vorwiegend ehemalige Dienstboten, Witwen und andere Menschen aus der sozialen Unterschicht ihren Unterhalt mit dieser Beschäftigung.

Verstärkt wurde der Mangel an geeignetem Wartpersonal durch die **Aufhebung katholischer Pflegeorden** im Zuge der Französischen Revolution (1789–1799) und der Aufklärung. Zwar hatten Geistliche ebenfalls keine fachliche Ausbildung, doch folgten sie einer christlich-religiösen Intention mit einem hohen moralisch-ethischen Ideal. Pflege galt als unbezahlbarer Liebesdienst am Nächsten, der im Jenseits honoriert werden sollte. Der Arzt mit seinen naturwissenschaftlichen Medizinkenntnissen hingegen zog sich immer mehr vom Krankenbett zurück, um sich der Erforschung und Entwicklung neuer Behandlungsmethoden zu widmen (Dorffner, 2000, S. 23, 36). Die Forderung nach ausgebildetem ärztlichem Hilfspersonal für die kontinuierliche Krankenbeobachtung und Pflege wurde immer lauter. Viele Ärzte entwickelten Vorschläge, um die Ausbildung des Wartpersonals voranzutreiben. Johann Peter Frank trat dafür ein, dass die Ausbildung von Heilpersonal „zu den landesherrlichen Pflichten und Aufgaben für die Gesunderhaltung der Bevölkerung" zu rechnen sei (Wolff & Wolff, 2002, S. 52).

*Nähere Informationen zum Thema Siechdirnen und Siechknechte, Wärter*innen, Zimmervorsteherinnen und Gehilfinnen erhalten Sie unter* ***Download 6****.*

Die fachgerechte Vermittlung zur beruflichen Ausübung der Krankenpflege war unterschiedlich ausgeprägt. Wolff und Kastner (2002, S. 48–49) unterscheiden rückblickend **drei Ausbildungsniveaus**, die durchaus auch parallel anzutreffen waren. Auf dem niedrigsten Niveau fand eine bloße Belehrung über Aufgaben und Pflichten durch mündliche und schriftliche Instruktion statt. Auf dem zweiten Niveau wurde mit systematisch aufgebauten Lehrbüchern gearbeitet, die z.B. auch einem Hospitalvorsteher zur Verfügung standen, der sie an das Personal weitergeben konnte. Das dritte und höchste Niveau schließlich stellte die Ausbildung an einer Pflegeschule dar; diese Variante kam erst viel später zur Umsetzung.

Die Aufgaben des ersten Niveaus (Anlernen) bezogen sich – neben hauswirtschaftlichen Tätigkeiten – auf die Sorge um die Grundbedürfnisse der Kranken (Waschen und Kleiden, Essensverabreichung, Lagern usw.), auf die Berücksichtigung psychischer Bedürfnisse (Beruhigung und Trost spenden) sowie auf die Ausführung ärztlicher Anordnungen wie Medikamentenverabreichung, Krankenbeobachtung und Report an den Arzt. Das lediglich Anlernen war nicht unproblematisch, etwa in Bezug auf Medikamentenverwechslungen (Walter, 2004b, S. 35).

In der „Tagesordnung" des Wiener Allgemeinen Krankenhauses aus dem Jahr 1796 war die „Bedienung der Kranken" wie folgt vorgesehen: Um 6:00 Uhr sollte die Säuberung der Zimmer stattfinden, wobei zumindest einige Fenster und auch die „Zuglöcher" zu öffnen waren. Im Winter wurde dann bis 7:00 Uhr geheizt, zur selben Zeit kamen die „Besuche der Ärzte und Wundärzte". Um 8:00 Uhr gab es Frühsuppe, die vorgeschriebenen Rezepte waren in die Apotheke zu bringen. Weiters sorgte das Personal für die Grundbedürfnisse der Kranken (waschen und kleiden, essen und trinken, lagern usw.), verabreichte ärztlich verordnete Medikamente und nahm Therapien wie Umschläge und „Einspritzungen" vor. Um 11 Uhr war das Mittagessen zu reichen. Die Wärter*innen sollten auf eine gerechte Verteilung der Portionen achten, hatten „sich aber vor heimlicher Entwendung der Brühen, Semmelschnitten oder einen Theil des Fleisches, unter der Strafe der Dienstentlassung, zu enthalten". (Tagesordnung, 1796; Dorffner, 2000, S. 35; Walter, 2004b, S. 35).

Die Arbeit war anstrengend und wurde **schlecht entlohnt**. In der Charité erhielt das Wartpersonal nur eine „armselige Verköstigung", z.B. ein Frühstück mit Mehl- oder Hafergrütze und ein Mittagessen mit Gemüse, minderwertigem Fleisch und Schwarzbrot. Arbeitszeiten von 24 Stunden und mehr waren an der Tagesordnung (Möller & Hesselbarth, 1998, S. 61). Der ohnehin geringe Lohn wurde noch weiter geschmälert durch die Notwendigkeit, neben nur einem zugestanden Essen in 24 Stunden weitere Mahlzeiten zuzukaufen. Zudem war das Wartpersonal verpflichtet, zerbrochenes oder verlorenes Inventar zu ersetzen (Dorffner, 2000, S. 73). Der Redakteur L. Wittelshöfer kritisierte in der „Wiener Medizinischen Wochenschrift", dass mit dieser unverhältnismäßig geringen Entlohnung von Wartpersonal nur wenig Gutes zu erwarten wäre. (Seidl & Walter, 1999, S. 225)

Die geringe Entlohnung führte zu **Bestechlichkeit**. Die Patient*innen konnten durch die Gabe von Trinkgeldern bessere Pflege und Betreuung „erkaufen", wodurch es zu Konflikten mit den ärztlichen Diätvorschriften kam. Folglich geriet der Berufsstand in Misskredit. Diese „Trinkgeldwirtschaft" war schwer in den Griff zu bekommen (Dorffner, 2000, S. 43; Seidl & Walter, 1999, S. 225).

Mittels **Strafmaßnahmen** wurde versucht, die Wärter*innen zu disziplinieren. Vergehen wie unerlaubtes nächtliches Fernbleiben oder rohes Benehmen gegenüber den Kranken durften bestraft werden. Laut einem Hofkanzleidekret der niederösterreichischen Landesregierung aus 1814 für die Übertretung häuslicher Vorschriften durch Wärtersleute war auch eine Bestrafung durch körperliche Züchtigung festgelegt: Stockstreiche bei Männern und Rutenstreiche bei Frauen, die nicht über sechs hinausgehen durften. Züchtigung mit bis zu zehn Peitschenhieben war auch in der Berliner Charité vom Oberinspektor nach Genehmigung des Arztes erlaubt, um für Zucht und Ordnung zu sorgen. Geringere Vergehen wurden mit Zurechtweisungen geahndet, gröbere mit Hausarrest oder Entlassung. So wurde z.B. eine Wärterin wegen „unerlaubten Zutragens von Brodwecken" (Walter, 2004a, S. 146) mit einem zweimonatigen Hausarrest bestraft, zeitweilige Entlassung beispielsweise war die Strafe für rohes Benehmen gegenüber Patient*innen oder für unerlaubtes nächtliches Fernbleiben. Mit fristloser Entlassung musste bei einem strafrechtlichen Tatbestand wie beispielsweise Diebstahl gerechnet werden. Die sogenannten Strafprotokolle für Wärtersleute liefern jedoch keinen Hinweis auf die tatsächliche Anwendung von Züchtigungen; Hausarrest dagegen war häufig verhängt (Walter, 2004a, S. 143, 146–147; Walter, 2004b, 35–41).

Der Wartdienst sah **ständige Verfügbarkeit** in den Krankenzimmern vor. Durch die Forderung, im Krankenhaus zu wohnen, war die ständige Dienstbereitschaft gesichert. Dennoch waren viele der Wärter*innen verheiratet und hatten Kinder. Im Abstand von 14 Tagen war es ihnen erlaubt, zu ihren Angehörigen zu gehen mit der Auflage, um 21:00 Uhr wieder am Arbeitsplatz zu erscheinen. Holzverschläge in den Krankensälen des Wiener Allgemeinen Krankenhauses dienten dem Personal als Schlafstätte. Die Schlafkojen in den Krankenzimmern wurden später durch eigene Schlafsäle ersetzt (Dorffner, 2000, S. 73; Walter, 2000, S. 21–22; Walter, 2004b, S. 37).

Die schlechten Wohnverhältnisse im Spital (lärmende, unruhige [psychiatrische] Patient*innen) ermöglichten der inzwischen geringen Anzahl männlicher Wartpersonen die Genehmigung, in ihrer Freizeit über Nacht auszubleiben, solange kein lärmfreier Schlafraum für sie verfügbar war. Gleichzeitig bestand die Befürchtung, dass die Nacht statt zum Schlafen zum „Schwärmen" genutzt und die Dienstverrichtung am Folgetag darunter leiden würde (Walter, 2004a, S. 82–83).

Aufgrund mangelnder Hygiene waren Wärter*innen der großen Gefahr ausgesetzt, sich während einer der zahlreichen Epidemien mit Cholera, Fleckfieber, Typhus oder Tuberkulose anzustecken. Ebenso verbreitet waren Rückenleiden durch fehlende ergonomische Arbeitsweise (Walter, 2004b, S. 38–39).

Eine eigene **Dienstkleidung** dürfte, so Walter (2004b, S. 166), zu dieser Zeit nicht üblich gewesen sein. Zum Schutz ihrer Privatkleidung banden sich die Wärter*innen Hand- und Leintücher um. Erst bei den Reformverhandlungen von 1849 erwirkte der Krankenhausdirektor **Theodor Helm** (1810–1875) das Tragen einer Dienstkleidung zum Schutz und des Weiteren zur Abgrenzung von Ärzten, Patient*innen und Besucher*innen. Vermutlich sollte durch diese Kennzeichnung auch eine gewisse Autorität gegenüber Besuchern sowie unter dem Wartpersonal in Verbindung mit verschiedenen Lohnklassen aufgebaut werden.

In der **Krankenhaushierarchie** waren die Wärter*innen den Ärzten und der Verwaltung unterstellt; die sogenannten Oberkrankenpfleger waren Verwaltungsbeamte und keineswegs in der Hierarchie aufgestiegene Wärter. Dies bedeutete auch, dass das Wartpersonal in fachlicher und berufspolitischer Hinsicht keine standeseigene Vertretung hatte.

Der Wartdienst war aufgrund der zahlreichen hauswirtschaftlichen Tätigkeiten vermutlich durch die Gesindeordnung (1784, 1810) geregelt, obwohl er dort nicht explizit angeführt war (Walter, 2004a, S. 168–169). Der Arbeitsplatz galt als unsicher, da sich die Anstellung immer nur auf den aktuellen Bedarf der Krankenversorgung bezog und das Personal jederzeit wieder entlassen werden konnte. Daher wurde der Wartdienst häufig nur als vorübergehende Existenzsicherung betrachtet. Um die Verweildauer in der Krankenpflege zu erhöhen, wurde 1814 ein **Provisionssystem** eingeführt: Das Wartpersonal der Wiener königlich-kaiserlichen (k. k.) Fondskrankenanstalten hatte das Recht auf eine geringe Altersversorgung und damit ein Privileg, das kaum einer anderen Berufsgruppe zukam.

Das Wärtertum war vor allem in Wien von großer Bedeutung; in den Bundesländern waren die katholischen Ordensgemeinschaften (Barmherzige Brüder und Elisabethinen, später auch die Barmherzigen Schwestern) stärker vertreten (Walter, 2004b S. 27, 39).

Viele Wärter*innen, die aus niedrigen sozialen Schichten kamen, konnten – wie für die damalige Zeit nicht ungewöhnlich – weder lesen noch schreiben. Diese Annahme geht aus den Instruktionen von 1823 hervor, in denen darauf hingewiesen wird, dass das Wartpersonal die Vorschrift genau zu lesen oder sich vorlesen zu lassen habe (Walter, 2004a, S. 41–42). Die Krankenwartung zählte darüber hinaus nicht zu den ehrbaren Berufen.

Ein erster Ansatz zur Ausbildung der Wärter*innen am Wiener Allgemeinen Krankenhaus waren die „außerordentlichen Vorlesungen über den Krankenwärterdienst", initiiert vom Wiener Arzt **Maximilian Florian Schmidt** (1784–1846) im Jahr 1812. Die Vorlesungen mit praktischen Übungen, die sonntags an der Universität Wien stattfanden, waren freiwillig – die Umwandlung in eine verpflichtende Vorlesung konnte er nicht durchsetzen. Diese Lehrveranstaltungen richteten sich in erster Linie an Krankenwärter*innen, aber auch an angehende Ärzte und Hebammen sowie sonstige Interessierte. Die freiwilligen Vorlesungen wurden entgegen seinen Erwartungen vom Wartpersonal jedoch kaum wahrgenommen, was bei genauer Betrachtung der Arbeitsbedingungen nicht weiter verwundert. Was blieb, war die Einsicht, dass Veränderungen dringend nötig waren.

Im Jahr 1813 verfasste Maximillian F. Schmidt das Buch **„Unterricht für Krankenwärter"**. Aus seiner Sicht waren neben dem guten Willen auch gewisse Fertigkeiten und Kenntnisse notwendig, welche durch Anweisungen und Unterricht an die Wärter*innen zu vermitteln waren (Schmidt 1831, S. III).

> „Man hat diesen Unterricht, diese Kunst, Kranke in Abwesenheit des Arztes zu pflegen und zu warten, lange und zum größten Nachteile des Lebens der Menschen vernachlässiget, und sich nur an den mündlichen Unterricht des herbey gerufenen Arztes gehalten, welcher aber stets unzureichend ist, und fast ebenso geschwind vergessen wird, als er mitgetheilt wurde."
>
> (Schmidt, 1831, S. III–IV)

Am Kursende wurde den Schüler*innen ein „gedrucktes Fähigkeitszeugniß" ausgestellt, nachdem sie einen „schriftlichen 24 stündigen Rapport über eine selbstgewählte Krankheit überreicht und einer öffentlichen Prüfung sich unterzogen haben und wohl dabey bestanden sind" (Schmidt, 1831, S. IX–X).

1823 wurden die „Verhaltungs-Vorschriften für die Wärtersleute im Allgemeinen Krankenhause, in der Irrenanstalt und im Gebärhause zu Wien" verfasst. Darin waren **Verhaltensregeln** festgelegt, z.B. höflich und nicht verschwenderisch zu sein, Ärzten und Kanzleibeamten mit geziemender Achtung zu begegnen, sich stets angepasst, ruhig und nüchtern zu verhalten, Lärm, Zank, Spiele und Raufereien zu vermeiden, mit Ungeziefer behaftete Patientenkleidungsstücke umgehend aus dem Krankenzimmer zu entfernen, darüber zu wachen, dass sich die Kranken ruhig und sittsam verhielten, nicht zu lärmen und im Innenbereich keinen „Tobak [zu] schmauchen". Weiters inkludierte die Verordnung pflegerische Anleitungen wie die Obsorge von Reinlichkeit, Krankenbeobachtung und Meldepflicht bei Vorfällen sowie die Pflicht, Arztanordnungen Folge zu leisten (Dorffner, 2000, S. 42–46).

Die Bemühungen von **Franz Anton Mai** (1742–1814; in manchen Quellen auch als May bezeichnet) sind dem **zweiten Ausbildungsniveau** zuzuordnen. Mai war ein Arzt und Hebammenlehrer aus Heidelberg und erkannte, dass eine schlechte Wartung nicht nur Hindernis für eine rasche Genesung, sondern häufig auch Todesursache sein konnte (Sticker, 1960, S. 62). Sein Fachgebiet war die Geburtshilfe; er kämpfte engagiert gegen die soziale Not seiner Zeit an. Arbeitsmedizin, die Verhütung von Unfällen, der Kampf gegen Syphilis und andere ansteckende Krankheiten lagen ihm ebenso am Herzen wie die Ausbildung. Unter anderem verfasste er „Stolpertus, ein junger Arzt am Krankenbette". Darin beschrieb er die ersten Schritte eines jungen Arztes, die Stolpersteine und den Weg bis hin zum „Expertus".

Mai beschränkte sich in seinen Ausführungen nicht nur auf die Medizin, sondern er wollte Missstände beheben, die durch schlecht ausgebildete Wärterinnen und Wärter entstanden. Daher gründete er mit Unterstützung des Kurfürsten bereits 1781 in Mannheim die **erste deutsche „öffentliche Schule zur Erziehung wohlunterrichteter Krankenwärter"**. Für die dreimonatige Ausbildung, die mit einer Prüfung vor einer Kommission abschloss, verfasste er ein Lehrbuch mit dem Titel „Unterricht für Krankenwärter zum Gebrauch öffentlicher Vorlesung". Die Inhalte waren „leicht fassliche Grundsätze aus der Naturlehre, Diätetik und Vorsagungslehre". Mit der „Vorsagungslehre" war die Krankenbeobachtung durch das Wartpersonal gemeint, das „mit allen seinen fünf Sinnen Schildwache am Krankenbett des Kranken zu stehen hat" (Seidler & Leven, 2003). Mai überlegte auch, wer als „Krankenwärter und Wartweiber" geeignet wäre:

> „Der Krankenwärter muß in einem gesunden, starken, weder zu jung noch zu alten Körper, eine gute, wohltätige Seele haben. Er muß fromm, getreu, unverdrossen, wachsam, verschwiegen, fürsichtig, geduldig, weder Quacksalber,

> noch abergläubisch, nicht eckelhaft, überhaupt ein guter empfindsamer Nebenmensch seyn. Man muß dahero (S. 11) bey der Wahl eines Krankenwärters oder Wärterinn behutsam seyn. Alte, entkräftete, gebrechliche Körper; unsittliche, unartige, mürrische Köpfe; Schwelger, Vollzapfen, und jene, welche nicht aus Freundschaft, sondern nur wegen dem Taglohn, und aus Liebe zu ihrem Magen sich diesem für die Menschheit so wichtigen Dienste widmen, müssen zum Besten des leidenden Kranken, von dem Wartdienst ausgeschlossen bleiben."
>
> (Mai, 1782, zit. nach Panke-Kochinke, 2001, S. 50)

Die Bedeutung, die Mai einer Ausbildung zusprach, beschrieb er 1782 in seinem Ausbildungskonzept für „Wartweiber und Krankenwärter" (Mai, 1782, zit. nach Panke-Kochinke, 2001, S. 50). Er empfahl, an die bei der öffentlichen Prüfung ausgezeichneten Personen geprägte Medaillen zu verteilen (Wolff/Kastner, 2002, S. 57), sozusagen als Ehrendekoration. Die Preisverleihung durfte jedoch nicht in der Aula der Universität stattfinden, da ein „unakademischer Gegenstand wie die Krankenpflege" diesem Ort nicht würdig war.

Der **Versuch, die Wärterausbildung an die Universität zu verlegen** und hier auch junge Frauen auszubilden, scheiterte. Mai wurde aus dem Kollegenkreis angegriffen (vermutlich aus Sorge, dass sich die Pflege als Konkurrenz zur Medizin entwickeln könnte), die Schule als „Pfuscherschule" bezeichnet. Darüber hinaus passte es auch nicht in das Bild einer männlich dominierten Gesellschaft, Frauen ebenfalls ein Studium zu ermöglichen. Die Schule musste aufgrund von Protesten des Rektorats und des Senats der Universität 1806 daher wieder geschlossen werden (Seidler & Leven, 2003, S. 171; Walter, 2000, S. 21).

Mai hatte vorausblickend erkannt, dass es kaum mehr möglich war, den Bedarf an Pflegepersonal über geistliche Schwestern, die die Pflege aus Nächstenliebe und für Gottes Lohn ausübten, abzudecken. Er hielt es für unabdingbar, gut ausgebildete und bezahlte Arbeitskräfte einzusetzen, doch wurde seine Ansicht nicht geteilt, und seine Bemühungen wurden nicht anerkannt.

Im selben Zeitraum kam es zunehmend zu einer **Verweiblichung** des Berufs. Im Jahre 1784 war etwa die Hälfte des Wartpersonals männlich; nach und nach wurden die Wärter durch Wärterinnen abgelöst. Ab dem Jahr 1796 wurde auch weibliches Wartpersonal auf Männerstationen eingesetzt. Männer fanden in weniger gesundheitsgefährdenden und besser bezahlten Bereichen leichter eine Anstellung als Frauen. Um 1858 betrug der Männeranteil nur noch ein Zehntel und besetzte vorwiegend Stellen der „Irrenanstalt" und der sogenannten „Ausschlagabteilung" (Walter, 2004a, S. 73). Die Hauptursache für den Rückgang der Wärteranstellung bestand darin, dass Frauenarbeit grundsätzlich geringer entlohnt wurde. Männer hingegen, die als Ernährer für die Familien galten, forderten einen höheren Lohn. Der inzwischen geringen Anzahl von Wärtern im Wiener AKH wurde dieser Forderung ab 1854 stattgegeben. Zusätzlich stand Männern eine gewisse Karrieremöglichkeit offen: Sie erhielten die Option, zum „Diener der Wiener Krankenanstalten" aufzusteigen und konnten sich ab 1902 „kaiserlich-königliche Diener" mit definitiver Anstellung nennen. Dennoch setzte sich die Verweiblichung des Wartpersonals mit den der Frau zuerkannten Eigenschaften wie Reinlichkeitssinn, Fleiß, Mäßigkeit und Geduld fort. Der Direktor des AKH, Johann Peter Frank, erhöhte die Anzahl von Krankenwärterinnen in Anstellung, weil er sie für die hauswirtschaftlichen und fürsorglichen Tätigkeiten für besser geeignet hielt, auch waren sie seltener alkoholisiert als die männliche Kollegenschaft (Walter, 2004a, S. 74–76).

Die Kranken wurden inzwischen nicht mehr – an der Ordenspflege orientiert – geschlechterspezifisch gepflegt, sondern vorwiegend von Frauen (Walter, 1991, S. 37). Die Gründe dafür sind aus einer Anordnung der niederösterreichischen Landesregierung aus dem Jahr 1796 ersichtlich:

> „Man hat wahrgenommen, daß das weibliche Geschlecht, theils weil es mehr für die Reinlichkeit aufgelegt, und mehr nüchtern – theils auch des größeren Mitleides gegen die Kranken empfänglich ist, bey Bedienung der Kranken einen entschiedenen Vorzug verdiene, der noch dadurch begreiflicher wird, daß ein Weib mit der mäßigen Belohnung, welche von dem Spitale den Krankenwärtern abgereicht wird, weit leichter, als ein Mann auslangen und daher zufriedener leben, und stäts besseren Willen behalten könne. Daher wird der Spitalsverwaltung und Kontrollirung hiemit aufgetragen von nun an darauf bedacht zu seyn: daß künftig selbst zur Bedienung kranker Männer auf den gemeinsamen Krankensälen, mehr Wärterinnen, als Wärter aufgenommen werden, wobey es sich von selbsten versteht, daß bei der diesfälligen Auswahl immer auf ein gesetztes Alter, gesunde Leibeskonstituzion, und tadellosen Lebenswandel zu sehen seyn wird."
>
> (zit. nach Walter, 2004a, S. 81)

Im Jahr 1910 waren im Personalstand der k.k. Krankenanstalten neben 962 Frauen nur noch 15 Männer tätig (Dorffner, 1998, S. 107).

4.6 Pflege durch Ordensgemeinschaften

In Österreich waren im 18. Jh. zwei Ordensgemeinschaften in der Pflege tätig: der Männerorden **Barmherzige Brüder**, der nur Männer pflegte, und der Frauenorden – die **Elisabethinen** bzw. Elisabethinerinnen –, der ausschließlich Frauen pflegte. In den 1820er-Jahren kamen die Barmherzigen Schwestern dazu, deren Zahl rasch wuchs. Die Ordensschwestern waren meist in Ordensspitälern mit eigener Verwaltung eingesetzt, oft aber auch in anderen Einrichtungen, wobei es durchaus vorkam, dass sie gemeinsam mit Wärter*innen im selben Krankenhaus arbeiteten (Walter, 2004a, S. 29, 32–33; Walter, 2004b, S. 27).

In **Deutschland** wirkten ab dem frühen 19. Jh. die katholischen Clemensschwestern, die Borromäerinnen sowie die Vinzentinerinnen (Barmherzige Schwestern); sie waren durch Mutterhäuser organisiert und fanden rasante Ausbreitung. Im Jahr 1897 betrieben sie etwa 350 Niederlassungen mit über 3 200 Mitgliedern (Bischoff, 1994, S. 22–23).

Die **Französische Revolution** hatte durch den gewaltsamen Prozess der Verdrängung des Christentums dazu beigetragen, dass sich die Anzahl der katholischen Pflegegemeinschaften stark reduzierte. Napoleon I. ließ nach der Revolution die römisch-katholische Kirche wieder zu, um weitere Konflikte mit ihr zu vermeiden. Weibliche Ordensgemeinschaften sowie der Gedanke der christlichen Nächstenliebe breiteten sich rasch wieder aus. Die Auswahl der Schwestern erfolgte gezielter, um sich vom Wartpersonal mit seinem schlechten Ruf zu distanzieren und um bekannte Missstände zu vermeiden. Ihre Tätigkeit versahen die geistlichen Schwestern in selbstloser Hingabe, angeleitet durch erfahrene Mitschwestern, aber ohne theoretische Ausbildung.

Im Jahr 1836 überwog in Österreich die Anzahl der weltlichen Pflegenden jene der geistlichen im Verhältnis 4,8 zu 1 und in Wien 9 zu 1 – stark durch das Wiener Allgemeine Krankenhaus geprägt, in dem zu Beginn nur weltliches Personal beschäftigt war. Im restlichen (heutigen) Österreich war das Verhältnis weniger ungleich und betrug 1,8 (weltlich) zu 1 (geistlich). Gegen Ende des Jahrhunderts hatten die Pflegeorden das Wartpersonal zahlenmäßig bereits überholt und waren zur ernsthaften Konkurrenz geworden (siehe Kap. 5.3, Reformbestrebungen). Im Jahr 1911 waren die geistlichen gegenüber den weltlichen Pflegepersonen in doppelt so hoher Anzahl vertreten (Walter 2000b, S. 27; Walter, 2004b, S. 26–27).

Tabelle 1: **Verhältnis geistliche und weltliche Pflegende**

		Weltliches Pflegepersonal	Geistliche Schwestern
	Wien gesamt	9	1
1836	Restl. damaliges Österreich	1,8	1
	Österreich gesamt	4,8	1
1911	Österreich gesamt	1	2

Geistliche Schwestern waren in Österreich vereinzelt noch bis zum Ende des 20. Jh. in öffentlich-rechtlichen Krankenanstalten tätig.

5 Späte Neuzeit

Als Späte Neuzeit wird die Zeit von etwa 1800 bis zur Zeitgeschichte bezeichnet, wobei eine exakte Trennung selbstverständlich weder möglich noch zielführend ist.

Nachfolgend einige wichtige Persönlichkeiten und Ereignisse, die diesen Zeitraum geprägt haben.

Asepsis • Alternativmedizin • Bürgerliche Revolution • Choleraepidemien • Dampfschiff • Eisenbahn • Evolutionstheorie • Emanzipationsbewegung • Frauenwahlrecht • Ignaz Semmelweis • Krankenversicherung • Krankenpflegeschulen • Krimkrieg • Märzrevolution • Marxismus • Moderner Parlamentarismus • Napoleonische Kriege • Nationalismus • Narkose • Robert Koch • Sozialismus • Stethoskop • Telegrafie • Theodor Billroth • Wiener Kongress • Wilhelm Conrad Röntgen

Die zunehmend einsetzende Industrialisierung zog viele Menschen in die Großstädte. Schlechte Arbeits- und Lebensbedingungen, Kinderarbeit, katastrophale hygienische Missstände, Infektionskrankheiten, eine hohe Säuglings- und Kindersterblichkeit, Trunksucht und Prostitution prägten diese Epoche. Zur Verbesserung der Situation führte der Staat zur Seuchen- und Epidemiebekämpfung (Cholera, Syphilis, Typhus etc.) **Hygienegesetze** ein. Die sozialmedizinische **Neuorientierung der öffentlichen Gesundheitspflege** und die Einführung der **Sozialversicherung** waren wichtige Meilensteine für das gesellschaftliche Leben.

An den Universitäten war die naturwissenschaftlich orientierte Medizin eifrig auf der Suche nach Ursache-Wirkungs-Zusammenhängen von Krankheitsbildern. Die laufende Produktion neuer Forschungsergebnisse in allen medizinischen Fachgebieten hatte die naturphilosophischen Ansätze verdrängt und sich zu einer höheren Wissenschaft entwickelt. Wissenschaftliche Hygiene und Bakteriologie, Einflüsse aus der Biologie (z.B. Mendel'sche Gesetze, Darwinismus und Sozialdarwinismus) bestimmten die folgenden Jahrhunderte. Die Ärzte genossen ein zunehmend hohes Ansehen in der Gesellschaft. Jedoch gab es zu dieser Zeit auch Gegenströmungen wie die Homöopathie, Impfgegner etc.

Patient*innen wurden beforscht, abgeklopft, abgehorcht, durchleuchtet, therapiert und operiert – sie wurden zum Objekt des medizinischen Fortschritts.

Die Pflege sollte den menschlichen und fürsorglichen Teil kompensieren und war zuständig für Krankenbeobachtung und Nachsorge. Der medizinische Fortschritt und die zunehmende Spezialisierung verlangten nach qualifiziertem Pflege- und ärztlichem Hilfspersonal. Diverse **Ausbildungsbestrebungen** nahmen Formen an: Beispielsweise entstanden in Deutschland durch Theodor Fliedner die Diakonissenausbildungsstätten, Florence Nightingale gründete in England die Nightingale-Schulen, und in Österreich entstand durch die Initiative von Theodor Billroth die Rudolfinerschule, gefolgt von der öffentlichen Krankenpflegeschule am Wiener Allgemeinen Krankenhaus.

Reformen zur Verbesserung der Arbeitsbedingungen sowie eine fundierte Pflegeausbildung ließen sich aufgrund mangelnder finanzieller Ressourcen und gesellschaftlicher Bedeutung jedoch nur zögerlich umsetzen. Eine bahnbrechende Vorreiterin für die Durchsetzung gesellschaftlicher Anerkennung der Pflege als Beruf war **Agnes Karll** (1868–1927). Sie setzte sich für die Rechte der freiberuflichen Pflegerinnen ein und gründete Deutschlands erste Berufsorganisation (BO).

5.1 Bürgerliche Moral und die Verweiblichung der Pflege

Zu allen Zeiten waren auch Männer in der Pflege tätig. Im gesamten 19. Jh. gab es Diskussionen darüber, ob für die Krankenpflege Männer oder Frauen besser geeignet seien; sie wurden zugunsten der Frauen entschieden (Bischoff, 1994, S. 97). Auch Billroth vertrat eine Zeitlang die Ansicht, dass Männer besser für die Pflege geeignet wären. Als er die Krankenpflegeschule am Rudolfinerhaus gründete, war er jedoch offensichtlich wieder anderer Meinung, da dort nur Frauen zugelassen waren (Walter, 1991, S. 8).

Im 19. Jh. überstieg die Zahl der Frauen die der Männer. Nun gab es Bestrebungen, die **Krankenpflege als rein weibliche Tätigkeit** zu definieren. Während die Aufgaben des Wartdienstes bisher vorwiegend auf Reinigungsarbeiten und die Verpflegung der Patient*innen beschränkt gewesen waren, erweiterte sich das Tätigkeitsfeld der Wärterin zunehmend zur Rolle als Helferin des Arztes (Bischoff, 1994, S. 30; Dorffner, 2000, S. 37). Die Ärzte mit ihrer Ausrichtung auf Diagnostik und Therapie brauchten die Krankenpflege als „Ergänzung zur naturwissenschaftlich-objektivierenden Medizin", um ihren Ansprüchen gerecht zu werden: einerseits damit sie qualifizierte Hilfsdienste für den Arzt erbrachte, anderseits um Mitmenschlichkeit, Wärme und persönliche Anteilnahme zu garantieren, die im wissenschaftlichen Menschenbild keinen Platz mehr fanden. Durch die fürsorgliche Betreuung sollte die Krankenpflege wesentlich zum Heilerfolg beitragen – ohne Anspruch auf Gleichberechtigung hinsichtlich Ansehen, Wissenschaftlichkeit, Macht und Geld. Zur **Kompensation der männlich-rationalen Medizin** war die weiblich-emotionale Krankenpflege unverzichtbar (Bischoff,1994, S. 97–98). Für die hierfür unentbehrlichen, selbstlos-dienenden Eigenschaften eignete sich in perfekter Weise die **bürgerliche Frau** als gebildete, untergeordnete Hilfskraft. Die Minderwertigkeit und Unterordnung der Frau unter den Mann war stark durch die christliche Tradition und die Überhöhung einer patriarchalen Gesellschaftsstruktur geprägt, welche durch die Bibel verbreitet und durch christliche Philosophen wie Thomas von Aquin untermauert wurde (Nowotny et al., 1975, S. 6).

Mit der Industrialisierung wurde die proletarische Frau als Arbeitskraft in der Industrie eingesetzt. Im patriarchalen System des Bürgertums hingegen entstand als Pendant zur männlichen Berufsarbeit die **unbezahlte weibliche Hausarbeit**. Sie wurde als bestmögliche Tätigkeit für die Frau idealisiert, die ihrem Wesen und ihrer Natur entsprechend wirken und „durch Liebe allein" entlohnt werden könne (Bischoff, 1994, S. 53–60). Intellektuelle Fähigkeiten wurden der Frau abgesprochen; dafür wurde ihre Emotionalität hervorgehoben. Man versuchte zudem, mangelnden Intellekt „wissenschaftlich" zu belegen, etwa in dem Werk „Vom physiologischen Schwachsinn der Frau" des Mediziners Paul Julius Möbius (1853–1907), der diese These u.a. mit dem geringeren Schädelumfang der Frau begründete. Er behauptete, dass „für das geistige Leben außerordentlich wichtige Gehirnteile, die Windungen des Stirn- und Schläfenlappens, beim Weibe schlechter entwickelt sind als beim Manne und dass dieser Unterschied schon bei der Geburt besteht" (Möbius, 1905, S. 15). In körperlicher wie auch geistiger Hinsicht sah er die Frau „als Mittelding zwischen Mann und Kind" (Möbius, 1905, S. 14). Der Frau gestand Möbius dafür mehr Geschicklichkeit bei Tätigkeiten wie der Schneiderei sowie einen ausgeprägteren Instinkt zu: „Der Instinkt nun macht das Weib thierähnlich, unselbstständig, sicher und heiter. […]" (Möbius, 1905, S. 16). Weiters erklärt er, Frauen seien hinderlich für die wissenschaftliche Erkenntnis, „[d]enn der Fortschritt und die Entwicklung geht nur vom Manne aus, […]. Sie hemmt die Männer, da sie Gut und Böse nicht zu trennen vermag und auch sonst keinerlei Urteilsfähigkeit besitzt. Sie handelt aus Instinkt, besitzt aber nicht die Fähigkeit zu individuellem Denken" (Möbius, 1905, S. 16).

Zur Absicherung seiner These verwendete er äußerst fragwürdige Methoden: So verglich er eine Gruppe männlicher Gymnasiasten mit einer Gruppe Mädchen, die eine wesentlich niedrigere Schulbildung hatten, anhand von Rechenaufgaben und Fragen zur Allgemeinbildung (Bischoff, 1994, S. 136). Mit dem Nachweis mangelnder Intelligenz versuchte Möbius, den Ausschluss der Frau von Medizinstudium und beruflicher Selbstständigkeit zu begründen. Der selbständigen und selbstbewussten Frau dagegen wurde ihre Weiblichkeit abgesprochen, sie wurde als „männliches Weib" denunziert.

Die Forderungen der Frauen nach **Zulassung zum Medizinstudium**, um zumindest in der Frauenheilkunde tätig zu werden, wurde von den Ärzten mit heftigen Protesten erfolgreich **abgewehrt**. Trotz ihrer einsichtigen, wohlüberlegten Argumente hatten Frauen in der männerdomminierten Wissenschaft keine Chance (Bischoff, 1994, S. 132). Die akademisch gebildete Frau widersprach dem traditionellen Rollenbild als Hausfrau und Mutter. Die Frau war definiert als „Frau eines Mannes", das Gegenteil bezeichnete die „Frau der Straße" (Seidl, 1991, S. 60). Gemäß der Weiblichkeitsideologie des 19. Jh. war die Frau von Natur aus zart, aber ausdauernd und zäh, gewissenhaft, fleißig, immer verfügbar, selbstlos, sparsam, unterwürfig, geduldig, fürsorglich, mütterlich und aufopfernd in ihrer Funktion im Haushalt. Die Frau sollte sich bedingungslos mit dem Ideal der Familie identifizieren, ohne Anspruch auf politische Rechte (Walter, 1991, S. 12–15). Mit Berufung auf die schöpferische Natur wurden der zarten und liebevollen Frau die Reproduktion und der Haushalt zugeordnet, dem Mann hingegen durch die ihm zugewiesene Stärke, Rationalität und Selbstbewusstsein die außerhäusliche Produktion zur Erhaltung der Familie – beide Bereiche waren streng getrennt (Seidl, 1991, S. 58–60).

Die **unverheiratete Frau** wurde diskriminiert oder bedauert, weil ihr das Muttersein verwehrt blieb. Rigorose Standesnormen oder fehlende Mitgift verhinderten oftmals eine Eheschließung. Einzigen Ersatz für diesen Mangel konnte ihr die Sorge um fremde Kinder und schwache oder kranke Menschen bieten. Die natürliche Liebe zu Mann und Kind sollte umgewandelt werden in die fürsorgliche Tätigkeit für Bedürftige. Dies sollte der Frau durch den Einsatz ihrer Fähigkeiten und ihrer Liebeskraft „Befriedigung, Erfüllung und Glück" verschaffen, und dafür sollte sie auch die Anerkennung und Dankbarkeit der Bedürftigen bekommen. Die Organisationsform durch das Mutterhaus sollte das Bild der Familie nachbilden, sodass die Frau ihre „natürliche" Bestimmung ausleben könne (Walter, 1991, S. 16–14).

Ärzte sahen in den „typisch weiblichen" Eigenschaften die ideale Voraussetzung für die Krankenpflege; die Frau war damit außer Konkurrenz für das Medizinstudium und den Arztberuf. Die bürgerliche Frau entstammte – wie auch die Ärzte – einer gehobenen sozialen Schicht und wurde von diesen als Krankenpflegerin im eigenen Interesse geradezu verherrlicht. Auch der Mediziner Schneider teilte diese Sichtweise und stellte die Frau mit ihren besonderen Eigenschaften als geeignete Krankenpflegerin dar: „Soll man aber eine Eigenschaft hervorheben, die vor allen anderen unentbehrlich ist zur Krankenpflege, so ist das zweifelsohne die Selbstlosigkeit und Selbstverleugnung [...]" (Schneider, 1902, zit. nach Bischoff 1994, S. 84).

Neben diesen Charaktereigenschaften, den hauswirtschaftlichen Aufgaben und den anfallenden Pflegetätigkeiten erfordert der Pflegeberuf eine gute Beobachtungs- und eine rasche Auffassungsgabe. Der Berliner Arzt **Martin Mendelsohn** betonte in seiner Habilitation mit dem Titel „Krankenpflege und spezifische Therapie", dass Krankenpflege mehr sei als die Übernahme der Tätigkeiten, die der bettlägerige und hilflose Mensch selbst nicht leisten könne. Sie müsse den Kranken „während der 23¾ Stunden des Tages, an welchen der Arzt nicht bei ihm ist", versorgen (Mendelsohn, 1894, zit. nach Panke-Kochinke, 2001, S. 87). Dazu zählten neben den Haushalts- und Reinigungsarbeiten sämtliche ärztliche Verordnungen, exakte Krankenbeobachtung und seelische Betreuung. Es läge im Interesse des Arztes, zuverlässige, gehorsame und unselbstständige Pflegerinnen zur Seite zu haben. „Daher kann der Pflege auch immer nur die thatsächliche Ausführung der Maßnahmen des Arztes, nie ein selbstständiges Handeln zukommen" (Mendelsohn, 1894, zit. nach Panke-Kochinke, 2001, S. 87–88). Den Pflegerinnen schrieb er drei Aufgabengebiete zu:

- die alltäglichen Lebensbedingungen verrichten und die sozialen Bedürfnisse der Patient*innen stillen (die „sechs unnatürlichen Dinge") wie „Wachen und Schlafen, Ruhe und Bewegung, Essen und Trinken, Alleinsein und Geselligkeit, Nichtsthun und Zerstreuung, Gemütsruhe und Erregung";
- besondere Manipulation wie das Eingeben der Arzneien, Einträufelungen von Tropfen, Einspritzungen und Ausstülpungen, Applikationen von Salben und Pflastern, Umschlägen und Compressen, Bäder und Einreibungen und vieles mehr;

- die genaue Krankenbeobachtung (Temperatur, Schlaf, Bewusstseinszustand, Ausscheidung, Schmerzäußerung etc.) und Berichterstattung über die gesammelten Befunde, deren Beurteilung allein dem Arzt vorbehalten war.

Mendelsohn unterschied weiter „drei differente Disciplinen: Die Krankenversorgung, die Krankenwartung und die Hypurgie". Die **Hypurgie** wurde als wissenschaftlich-therapeutische Disziplin dargestellt und mit der Pharmakologie, der Hydrotherapie und anderen Heilmethoden verglichen. Unter dem Begriff „Hypurgie" („Wissenschaft und Kunst von der Verwendung der unterstützenden Hilfsmittel") wurden verschiedene Bereiche der Krankenpflege als medizinische Disziplin dargestellt. Dazu zählten beispielsweise die Lagerung der Kranken, die Umgebung im Krankenzimmer, Maßnahmen zur Schlafförderung, Ernährung, Gespräche mit den Kranken und die Berücksichtigung ihrer Gewohnheiten. Diese Bereiche der Krankenpflege wurden jedoch von Medizinern und nicht von den Pflegenden selbst aufgegriffen und beforscht. Pflegepersonen war ein forschungsmäßiges Hinterfragen ihrer Aufgaben etwa aufgrund ihrer Bildung, Herkunft und der fehlenden Zugangsmöglichkeiten zur Universität nicht möglich. Bis zur selbständigen Anwendung von Pflegeforschung durch Pflegende sollte es noch etwa 100 Jahre dauern.

Mendelsohn teilte seine ambivalenten Ansichten über das gewünschte Fachwissen von Pflegepersonen mit anderen Ärzten dieser Zeit. Zum einen sollten Pflegende in medizinischen Belangen gut geschult sein, um der Hilfsfunktion für den Arzt zu entsprechen, zum anderen fürchteten die Mediziner, dass Pflegepersonen durch zu viel Wissen zu selbständig handeln, dabei ihre Kompetenzen überschreiten und zur Kurpfuscherei verleitet werden könnten. Es bestand auch die Sorge, dass sie den Ärzten gegenüber überhebliches Verhalten zeigen könnten (Walter, 1991, S. 114–118).

Frauen waren es aufgrund ihrer Erziehung gewohnt, sich Männern unterzuordnen. Ihr Pflichtgefühl verlangte es, alle aufgetragenen Arbeiten, wenn nötig bis zur Erschöpfung, auszuführen. Durch die Sozialisation lernten sie, sich weiterhin voll mit der Rolle der dienenden Hilfskraft des Arztes zu identifizieren: „Die wesentlichste Bedeutung der Krankenpflege liegt meines Erachtens darin, daß sie der Medizin den Charakter der hingebenden, helfenden Nächstenliebe sichert, ohne welchen der gelehrteste Arzt kein wahrer Arzt sein kann." (v. Leyden, 1902/03, zit. nach Bischoff, 1994, S. 97).

Demnach konnte der Arzt nur dann wahrer Arzt sein, wenn eine Pflegerin die empathische und fürsorgliche Zuwendung am Krankenbett leistete. Mit der Übernahme der Arbeit am Krankenbett durch die Pflege konnte sich der Arzt verstärkt der Forschung widmen und den einzigen Patientenkontakt auf die Visite reduzieren, die ebenso von der Pflegerin vorbereitet, unterstützend begleitet und durch die anschließende Ausführung der ärztlichen Anordnungen nachbereitet wurde (Dorffner, 2000, S. 25).

Durch die fortschrittliche Entwicklung der Krankenhäuser und der Medizin entstand ein **steigender Bedarf an Pfleger*innen**, das einerseits qualifiziert genug war, vorhandene Defizite zu kompensieren, und sich andererseits zu gehorsamer Unterordnung bereitfand. Durch die Verbindung der Krankenpflege mit der Weiblichkeitsideologie und dem Rollenbild der bürgerlichen Frau gelang es, brachliegende Arbeitskraft gezielt zu nutzen. Die Krankenpflege erforderte volle persönliche Hingabe und immerwährende Verfügbarkeit. Diese hohen ideellen Werte wurden als unbezahlbar dargestellt; sie seien mit materiellen Gütern nicht aufzuwiegen. Angemessene Bezahlung war daher keineswegs angedacht (Seidl, 1991, S. 83), denn die Krankenpflege stelle eine Tätigkeit dar, die man nur um ihrer selbst willen durchführen könne und müsse (Walter, 1991, S. 129). Bezahlung wurde sogar als verderblich bezeichnet. Das Gehalt einer Wärterin in Wien lag unter dem Dienstbotengehalt, sogar eine Kuhmagd am Land verdiente mehr (Seidl, 1991, S. 104).

Diesem **Rollenverständnis der Frau** des deutschsprachigen Raums widersprach der Kampf um Gleichheit in den Vereinigten Staaten wie auch in England, wo die Abhängigkeit der Frau als Unrecht verurteilt wurde. Der englische Philosoph **John Stuart Mill** (1806–1873) und seine Frau **Harriet Taylor Mill** (1807–1858) kritisieren in ihrem Essay „Die Unterwerfung der Frauen“ („The subjection of woman“, 1869) die Unterwerfung und Selbstaufgabe der Frau und sehen in der Erziehung zur unselbständigen, abhängigen Frau eine Behinderung der gesellschaftlichen Entwicklung, da selbsterfahrener sozialer Druck häufig an Schwächere weitergegeben werde – wie Walter (2001) hier anmerkt, an Patient*innen.

Dieser fortschrittliche Denkansatz hatte einen starken Einfluss auf die (beruflichen) Emanzipationsbestrebungen und in der Folge auch auf die Professionalisierung der Pflege im englischsprachigen Raum. Dort erlangte die Pflege bereits zu Beginn des 20. Jh. den Status einer wissenschaftlichen Disziplin neben der Medizin. Frauen erhoben „den Anspruch auf eine ebenso gute Ausbildung und in denselben Wissensbereichen, wie sie dem Mann offenstehen" (Mill & Mill, 1869, S. 30). Mill und Mill zogen auch den anatomischen „Beweis" des größeren Gehirns für die geistige Überlegenheit der Männer über die Frauen in Zweifel. Sie gingen sogar einen Schritt weiter und vermerkten „die größere Schnelligkeit im Begreifen" der Frauen. Diese hätten bei gleicher Bildung und Studium bessere Voraussetzungen für eine „geschickte und erfolgreiche Praxis" (Mill & Mill, 1869, S. 102, 104, 112).

5.2 Pflege als Beruf – Ausbildungsbestrebungen

Die Nachfrage nach ausgebildetem Personal war ungebrochen, aber die angespannte finanzielle Situation der Krankenhäuser erlaubte keine Verbesserung durch eine Ausbildung. Das Ansehen des Wartpersonals in der Öffentlichkeit und beim Ärztestand war miserabel. Der Berliner Arzt **Johann Friedrich Dieffenbach**, Begründer der deutschen Krankenwarteschule an der Berliner Charité (1832) und Autor des Lehrbuches „Anleitung zur Krankenwartung", das für die zunächst fünfmonatige und später dreimonatige Krankenpflegeausbildung verwendet wurde, beschrieb darin die Situation ziemlich drastisch:

> „Es ist ein wahrer Jammer anzusehen, welche Menschen man als Krankenwärter und Wärterinnen anstellt. Jeder Alte, Versoffene, Triefäugige, Blinde, Taube, Lahme, Krumme, Abgelebte, jeder, der zu nichts in der Welt mehr taugt, ist dennoch nach Meinung der Leute zum Wärter gut genug. Menschen, die ein unehrliches Gewerbe getrieben haben, Faulenzer, Taugenichtse, alle die scheinen vielen noch außerordentlich brauchbar als Krankenwärter. So ist denn dieser schöne, edle Beruf in Verruf gekommen. Man suche Krankenwärter und welcher Auswurf der Menschheit sammelt sich da und wie wenig ehrbare, brave, tüchtige Menschen [...]."
>
> (Dieffenbach, zit. nach Möller & Hesselbarth, 1998, S. 57)

Die Medizin hingegen erlebte weiterhin einen Aufschwung. Der weltweit gute Ruf der **Zweiten Wiener Medizinischen Schule**, aus der berühmte Persönlichkeiten der Medizin wie Theodor Billroth, Ignaz Semmelweis oder Sigmund Freud hervorgingen, trug das Seine dazu bei. Die neu ausgerichtete Medizin orientierte sich am klinischen Befund im Zusammenhang mit Gewebsveränderungen und fortschrittlicher Diagnostik durch die Einführung physikalischer und chemisch-diagnostischer Methoden (z.B. Stethoskop, Röntgenuntersuchung, Laboruntersuchungen). Dadurch wurden die Patient*innen objektiv messbar, vergleichbar und erklärbar. Neue Erkenntnisse in Pharmakologie, Narkosetechnik, Antisepsis und Asepsis waren Wegbereiter für die Chirurgie und Gynäkologie (Eckart, 2013).

Theodor Billroth (1829–1894) kam 1867 als Lehrbeauftragter nach Wien. Er etablierte sich als hervorragender Chirurg; auf ihn gehen einige Operationsmethoden zurück. So gelang ihm z.B. 1881 an einer Krebspatientin eine Magenresektion – die nach ihm benannte Billroth-II-Operation wird bis heute in modifizierter Form angewendet. Er wird auch als „Vater der Chirurgie" bezeichnet.

Der Ausgangspunkt für die Gründung der Zweiten Wiener Medizinischen Schule war die Idee des Pathologen **Carl Rokitansky** (1804–1878), der gemeinsam mit dem Internisten **Joseph Škoda** (1805–1881) in den 1830er-Jahren begann, systematisch Befunde ante und post mortem miteinander zu vergleichen. Klinische Symptomatik, Auskultations- und Perkussionsbefunde sowie Sektionsbefunde wurden systematisch erfasst. Im Mittelpunkt der neuen „Theorie der Medizin" und der damit verbunden Diagnosestellung stand der klinische Befund im Zusammenhang mit Gewebsveränderungen. Damit wurde die Humoralmedizin endgültig zurückgedrängt.

Die Pionierleistungen auf dem Gebiet der Medizin stießen jedoch nicht immer sofort auf Begeisterung. Diese Erfahrung traf auch auf **Ignaz Semmelweis** (1818–1865) zu. Die zehnfach höhere Sterblichkeitsrate der Wöchnerinnen durch Kindbettfieber auf der von Ärzten betreuten Abteilung (I. Frauenklinik) ängstigte schwangere Frauen. Sie flehten darum, auf der von Hebammen betreuten Abteilung (II. Frauenklinik) aufgenommen zu werden. Semmelweis war überzeugt, dass obduzierende und unhygienisch arbeitende Ärzte selbst es waren, die das Kindbettfieber übertrugen, und führte die Händehygiene mit wässriger Chlorkalklösung vor bzw. zwischen den Untersuchungen der Frauen ein. Dadurch konnte ein Rückgang der Infektionen erreicht werden. Trotz der Erfolge wurde seine Theorie damals skeptisch betrachtet (Ehrlich, 2007, S. 215; Maisel, 2016).

Zahlreiche weitere Errungenschaften dieser Zeit können hier nicht vertiefend behandelt werden. Die verstärkte Orientierung an medizinischer Wissenschaft und Forschung verlangte jedoch immer mehr nach **qualifiziertem Hilfspersonal** für die Betreuung der Patient*innen. Reformen im Pflegebereich waren also längst notwendig geworden. Pflegepersonal war nach wie vor nicht in ausreichender Zahl vorhanden, vor allem fehlte es an ausgebildeten Pflegerinnen. Abgesehen von der Notwendigkeit, den Krankenhausbetrieb aufrechtzuerhalten, waren zusätzlich die zahlreichen Kriegsverwundeten adäquat zu versorgen.

In **Deutschland** wurde im 19. Jh. das **Lohnwärtertum zunehmend abgelöst** durch die evangelischen Diakonissen, die katholischen Ordensgemeinschaften, die weltlichen Mutterhausverbände und die freien Schwesternschaften. Die Ausbildung war immer noch – sowohl was Dauer als auch was die Inhalte betraf – sehr unterschiedlich. Auch von einem gemeinsamen Berufsverständnis war die Pflege noch weit entfernt.

Die regionalen Unterschiede jedoch waren groß. In **Österreich** gab es kaum evangelische Diakonissen, und auch das Mutterhaussystem hat sich nicht durchgesetzt. Während in öffentlichen Krankenhäusern in Wien nach wie vor Wärter*innen tätig waren, übernahmen in den Bundesländern vorwiegend geistliche Schwestern die Pflege. In Ländern wie England oder den USA wurde der Fokus bereits auf die Professionalisierung des Pflegeberufes gelegt, gefördert durch die Pionierleistung von Florence Nightingale und die aufkeimende Haltung der Gleichberechtigung gegenüber Frauen. Pflegeausbildungen wurden auf diese Weise immer wichtiger, wenn die Krankenhäuser ihren Auftrag erfüllen sollten.

5.2.1 Theodor und Friederike Fliedner – Ausbildung der Diakonissen

Für die deutsche Krankenpflege von besonderer Bedeutung waren der evangelische Pfarrer Theodor Fliedner mit seiner ersten Frau Friederike sowie seiner zweiten Frau Caroline. Sein Anliegen bestand darin, aus der Krankenpflege einen Beruf mit Ausbildung zu schaffen und ihr Ansehen in der bürgerlichen Gesellschaft zu heben. Die Fliedners gründeten die erste Ausbildungsanstalt für die bürgerliche Frau nach dem christlichen Ideal der „Liebestätigkeit".

Georg Heinrich Theodor Fliedner (1800–1864) wurde als Sohn einer kinderreichen Pfarrersfamilie am 21. Januar 1800 in Eppstein (Deutschland) geboren. 1822 bekam er die Pfarre in Kaiserswerth zugesprochen. Die schlechten Lebensumstände seiner Gemeindemitglieder veranlassten ihn, Spenden für die Armen zu sammeln, um damit die Not zu lindern. Bei einer Spendenreise begegnete er Elizabeth Frey, die sich in der englischen Gefangenenfürsorge engagierte. Angeregt durch sie begann auch er, sich dafür zu engagieren.

1828 heiratete er Friederike Wilhelmine Münster. Friederike war ausgebildete Lehrerin und arbeitete in den von ihrem Mann gegründeten Schulen sowie in der Gefangenenfürsorge. Später wurde sie die erste Vorsteherin der Diakonissenanstalt in Kaiserswerth.

Nach dem Tod Friederikes übernahm Fliedners zweite Frau **Caroline** (geborene Bertheau, 1811–1892) diese Aufgabe. Die Notwendigkeit, eine „Bildungsanstalt für evangelische Pflegerinnen" zu gründen, sah Theodor Fliedner den katastrophalen Verhältnissen in den Krankenhäusern geschuldet, wo seiner Meinung nach die Kranken eher sich selbst überlassen waren, anstatt Pflege zu erhalten. Am 13. Oktober 1836 eröffnete er die erste dieser Bildungseinrichtungen, weitere folgten. Bis zu seinem Tod am 4. Oktober 1864 hatte er 83 Stationen im Ausland und 26 eigenständige Häuser aufgebaut.

Friederike Wilhelmine Fliedner wurde am 25. Januar 1800 in Braunfels geboren und starb am 22. April 1842 in Kaiserswerth bei der Geburt ihres elften Kindes; acht ihrer Kinder verstarben bereits im Kindesalter. Friederike musste in ihrer Familie schon bald Verantwortung übernehmen, da ihre Mutter früh starb. Im reformatorisch-evangelischen Glauben fand sie Halt. Als sie ihr Elternhaus verließ, musste sie Geld verdienen und arbeitete als Erzieherin in einer „Rettungsanstalt für verwahrloste Mädchen". Als Friederike schwer erkrankte, wurde sie zur Erholung aufs Land geschickt, wo sie der sachlich formulierte Brautwerbebrief von Theodor Fliedner erreichte. Anscheinend suchte Fliedner eine Frau, die ihn bedingungslos unterstützte. Friederike willigte ein und übernahm die ihr übertragenen Aufgaben. Ihr Mann war viel unterwegs, um Geld für seine Projekte zu sammeln. Nachdem der Versuch gescheitert war, das Amt der Vorsteherin für die Diakonissenanstalt extern zu besetzen, übernahm Friederike 1837 selbst diese Rolle. Sie war nun Ehefrau und Mutter, stand dem Pfarrhaushalt und der Diakonissenanstalt vor. Als Vorsteherin war sie für die wirtschaftlichen und personellen Belange des Mutterhauses zuständig. Die aktive Beteiligung an der Krankenpflege, die Reisen zu den Anstalten außerhalb von Kaiserswerth und die Erziehung ihrer Kinder erforderten enormen Einsatz und Kraftaufwand.

5.2.2 Die Diakonissenanstalt in Kaiserswerth

In einem zum Krankenhaus umgebauten Gebäude in Kaiserswerth gründete Theodor Fliedner nun die erste **Diakonissenanstalt**, eine **Ausbildungsstätte für Pflegerinnen**. Neu dabei war, dass Fliedner mehrere frühere Ansätze miteinander verknüpfte: erstens das System des **Mutterhauses** nach dem Vorbild der Barmherzigen Schwestern, zweitens Unterricht, der von Ärzten abgehalten wurde, wie es schon Franz Anton Mai vorgesehen hatte, drittens den **Vereinsgedanken** nach dem Vorbild der „Vaterländischen Frauenvereine" (Organisationen der Kriegskrankenpflege) und viertens die Anlehnung an die **frühchristliche Diakonie**.

Ihre praktische Ausbildung bekamen die Pflegerinnen am Krankenbett unter Anleitung einer erfahrenen Diakonisse. Die theoretische Ausbildung beinhaltete Anatomie, Arzneimittelkunde, Grundlagen der Pflege sowie Hygiene. Fliedner erkannte, wie wichtig eine gute Ausbildung war, vertrat aber gleichzeitig die Meinung, dass ein Zuviel mehr schade als nütze. Er hatte Sorge, dass die Pflegerinnen dann die Autorität des Arztes untergraben könnten. Dies spiegelte sich auch in der Hausordnung wider:

> „§18 Die Diakonissen dürfen bei ihrer leiblichen und geistlichen Pflege der Kranken, wo die leibliche Pflege stets die Hauptstelle einnehmen und die letztere derselben untergeordnet bleiben muß, nicht vergessen, daß sie, wie ihr Amtsname sagt, nur Dienerinnen seien, nur Handreichungen tun sollen und haben sich mit aller Vorsicht zu hüten, weder in das Amt des Arztes noch des Seelsorgers überzugreifen."
>
> (Möller/Hesselbarth, 1998, S. 70)

Die vom Mutterhaus ausgesandten Diakonissen waren in vielen Institutionen tätig. Das Mutterhaus war in allen Belangen für sie zuständig und auch „zweite Heimat", wie Fliedner zu sagen pflegte. Seiner ersten Ehefrau Friederike war es, anders als ihrem Mann, ein Anliegen, auch **weltliche Schwestern auszubilden**. Friederike war bewusst, dass es sehr schwierig war, den Aufgaben der Diakonie, nämlich der Seelsorge und der leiblichen Krankenpflege, zu gleichen Teilen gerecht zu werden. Dafür hatte ihr Mann zwar kein Verständnis, aber er hatte eine Institution geschaffen, in der unverheiratete bürgerliche Frauen Arbeitsmöglichkeit und Versorgung im Alter fanden, und er legte den Grundstein für eine Ausbildung in der Pflege.

Neben den Pflegegemeinschaften, die sich am christlichen Gedankengut orientierten, entstanden in Europa – vornehmlich bedingt durch Kriege und die Engpässe in der Versorgung verwundeter Soldaten – weitere Pflegeorganisationen nach dem Vorbild der Vaterländischen Frauenvereine. Ins Leben gerufen wurden sie, als 1813 – zur Zeit der Befreiungskriege gegen das napoleonische Frankreich – preußische Prinzessinnen in einer Petition die Frauen Preußens aufriefen, Hilfe zu leisten. Das Echo war enorm, viele Frauen folgten dem Aufruf. Später wurden auch Florence Nightingale und Henry Dunant aufgrund von „Kriegserfahrungen" bewogen, sich für humanitäre Zwecke einzusetzen.

5.2.3 Florence Nightingale – die Nightingale-Schulen

Florence Nightingale wurde am 12. Mai 1820 als Tochter wohlhabender Eltern in Florenz geboren. Florence war ein lernbegieriges Kind und wurde gemeinsam mit ihrer Schwester von ihrem Vater unterrichtet. Wie für junge Frauen ihres Standes üblich, hatte sie gesellschaftliche Pflichten zu erfüllen, bei denen sie viele einflussreiche Persönlichkeiten kennenlernte. Sie war tief religiös und schrieb mit 17 Jahren in ihr Tagebuch: „Gott hat zu mir gesprochen und mich in seine Dienste berufen" (Vasold, 2003, S. 16).

Nightingales Wunsch, als Krankenpflegerin zu arbeiten, lehnten ihre Eltern schlichtweg ab: Es war für eine junge Dame ihres Standes unschicklich, Krankenschwester zu werden, denn der Beruf genoss wenig Ansehen. Das Personal galt als nicht gebildet, grobschlächtig und häufig betrunken, bestand vorwiegend aus ehemaligen Dienstboten, Witwen und Personen aus der gesellschaftlichen Unterschicht (Vasold, 2003, S. 9). Ihr Wunsch war jedoch so groß, dass sie sogar einen Heiratsantrag ablehnte – mit der Begründung, dass ihre Berufung eine Ehe ausschließe. Sie ließ sich nicht von ihrem Weg abbringen und machte sich mit der Tätigkeit der Krankenpflege vertraut. Sie las viel über Pflege und unternahm Reisen zu evangelischen und katholischen Pflegegemeinschaften. Die Arbeit der Diakonissen unter Theodor Fliedner beeindruckte sie tief. In ihrem dreimonatigen Aufenthalt in Kaiserswerth erlernte Nightingale pflegerische Tätigkeiten wie Wundversorgung, Herstellen von Medikamenten und Assistieren bei Operationen. In Paris vertiefte sie ihre Kenntnisse in den Pflegemethoden. 1853 konnte sie endlich ihre Fähigkeiten unter Beweis stellen: Sie übernahm die Leitung über das Institute for the Care of Sick Gentlewomen in Distressed Circumstances (Pflegeheim für Gouvernanten) und arbeitete anschließend mit cholerakranken Menschen im Middlesex-Hospital in London.

Kurz darauf begann der **Krimkrieg** (1853–1856), und in den Lazaretten der englischen Soldaten herrschten gravierende Missstände. Der Krimkrieg war ein vordergründig durch religiöse Motive ausgelöster Konflikt zwischen Russland und einer Allianz zwischen Großbritannien, Frankreich, der Türkei und Piemont-Sardinien. Nightingale wurde während des Krieges beauftragt, nach Skutari (heute Üsküdar, ein Vorort Istanbuls) zu reisen. Gemeinsam mit 38 Krankenschwestern und voller Enthusiasmus machte sie sich 1854 auf den Weg. Am Ziel angekommen, hatte sie mit vielen Problemen zu kämpfen: Organisation und Versorgungslage waren denkbar schlecht. Die hygienischen Zustände waren derartig katastrophal, dass die meisten Soldaten nicht im Kampf, sondern an Infektionskrankheiten starben. Auch die Ärzte des Lazaretts standen Nightingale zunächst nicht wohlwollend gegenüber. All das hielt sie nicht davon ab, unermüdlich für eine Verbesserung zu kämpfen. Da sie auch nachts nach verwundeten und kranken Soldaten sah, erhielt sie den Beinamen „**The Lady with the lamp**".

Nach Kriegsende beschrieb und analysierte Nightingale in einem 800-seitigen Bericht ihre Erfahrungen und die Zustände im Krieg, worin sie die Daten für das Kriegsministerium in einem Polar-Area-Diagramm (Kreisdiagramm zur Darstellung von Phänomenen) darstellte – eine Darstellungsweise, die sie sich ausgedacht hatte. Anschließend arbeitete sie als Beraterin des britischen Gesundheitswesens an ihren Reformideen weiter. Nightingale verfasste Bücher, in denen sie sich mit der Bauweise von Hospitälern, dem Gesundheitswesen und vor allem mit Hygienemaßnahmen befasste. In „Notes on Nursing" („Bemerkungen zur Krankenpflege"), das nicht nur an Pflegende, sondern an alle Frauen Englands gerichtet war, sind zahlreiche Hygienehinweise zu finden:

> „Aber niemals, niemals sollte das Vorhandensein dieses unabdingbaren Deckels [gemeint ist der Deckel des Nachtgeschirrs] Euch in der abscheulichen Gewohnheit bestärken, das Bettgeschirr ungeleert in einem Krankenzimmer stehen zu lassen und es nur einmal in 24 Stunden auszuleeren, das heißt, wenn das Bett gemacht wird."
>
> (Nightingale, 2005, S. 44)

Ihr Wunsch, den Stand der Krankenpflege zu heben, war nicht in Vergessenheit geraten – sie war der Überzeugung, dass theoretisches Wissen und das Erlernen praktischer Fertigkeiten die Voraussetzung für gute Pflege seien. 1860 gründete sie die „**Nightingale Training School of Nurses at St. Thomas Hospital**". Die finanziellen Mittel dafür stammten aus einem Fonds, der ihr zu Ehren gegründet worden war. Aus den Bewerberinnen wählte sie persönlich diejenigen aus, die ihr am fähigsten erschienen.

Nightingale-Schulen waren finanziell unabhängig. Aus sittlichen Gründen lebten die Krankenpflegeschülerinnen im Internat unter der Obhut der „Heimschwester". Der Krankenpflegeberuf war hier von Anbeginn ein **anerkannter, erlernbarer Beruf ohne Machteinfluss der Kirche und der Ärzte**. Die Krankenpflegeschule wurde nicht, wie in Deutschland und Österreich üblich, von einem Arzt, sondern von einer Pflegeperson (Oberin) geleitet. Ebenso erfolgte die dreijährige theoretische und praktische Ausbildung durch erfahrene Pflegerinnen.

Die ideale Krankenschwester war nach Nightingales Meinung diejenige, die mit dieser Tätigkeit ihrer Berufung folgte, also darin auch eine Liebestätigkeit am Nächsten sah. Sie sollte einen nüchternen, ehrbaren Charakter besitzen und verständig, genau und schnell beobachten können. Nightingale sah in der Krankenpflege eine verantwortungsvolle Aufgabe und erwartete die hingebungsvolle Ausübung derselben. 1893 wurde in den USA für die Krankenpflege das **„Florence-Nightingale-Gelübde"** (siehe Download) verfasst, das national und international große Verbreitung und als Parallele zum Eid des Hippokrates Anerkennung fand. Es wurde noch viele weitere Jahre von Absolventinnen zur Diplomierung abgelegt. Dieses Gelübde gilt als Vorläufer des ICN-Ethikkodex für Pflegefachpersonen.

Download 7: mehr über Florence Nightingale

Vor allem in den Kolonialländern Englands, in den USA und Skandinavien fand Nightingales Schulmodell Nachahmer. Es hatte großen Einfluss auf die Professionalisierung des Berufes und eröffnete vielen Frauen den Weg, eine öffentlich anerkannte und qualifizierte Ausbildung zu erhalten. In Österreich und Deutschland konnte sich diese von der Kirche und Medizin unabhängige Ausbildungsform vorerst nicht durchsetzen (Metzger et al., 1998, S. 56–57).

Nightingale verlangte allen Pfleger*innen die Fähigkeit zur Selbstaufopferung ab, hatte aber gleichzeitig großen Respekt vor der Tätigkeit an sich. Es war ihr gelungen, aus der Krankenpflege einen Beruf zu machen, den die Frau – genauso wie das für den Mann vorgesehen war – beherrschen musste und nicht instinktiv ausüben konnte.

Florence Nightingale blieb, solange es ihr möglich war, aktiv, obwohl sie selbst krank wurde und einige Schicksalsschläge hinnehmen musste. Fast blind und geistig verwirrt, starb sie am 13. August 1910. Ihr Grab befindet sich auf dem Friedhof St. Margaret's East Wellow in London. Die „New York Times" schrieb zwei Tage nach ihrem Tod: „Nur wenige Leben verliefen nutzbringender und anregender als ihres" (Vasold, 2003, S. 256). Jedes Jahr wird an ihrem Geburtstag am 12. Mai der Internationale Tag der Krankenpflege begangen.

5.2.4 Henry Dunant – das Rote Kreuz und das Mutterhaussystem des Roten Kreuzes

Der Ursprung des Roten Kreuzes ist untrennbar mit Henry Dunant verbunden und geht auf den zweiten italienischen Befreiungskrieg 1859 zurück, in dem italienische Truppen mit Unterstützung von Napoleon III. und seinem Heer gegen das Kaisertum Österreich kämpften (Möller & Hesselbarth, 1998, S. 79).

Henry Dunant (1828–1910) wurde in Genf geboren und war Sohn einer wohlhabenden und sozial engagierten Genfer Familie, außerdem Schriftsteller und Geschäftsmann. Geprägt durch seine Erziehung und seine Religiosität, zeigte er schon früh den Wunsch, sich humanitär zu betätigen.

Während einer Geschäftsreise kam der damals 31-jährige Henry Dunant am 24. Juni 1859 am Schauplatz der **Schlacht von Solferino** (südlich des Gardasees, Italien) vorbei. Die Truppen des Königreichs Piemont-Sardinien sowie dessen Verbündeter Frankreich unter Napoleon III. hatten gemeinsam mit 118 600 Soldaten gegen die 110 000 Mann des Kaisertums Österreich gekämpft (Sardinischer Krieg). Die Kampfhandlungen dauerten an diesem langen Sommertag vom Tagesanbruch bis zum Einbruch der Dunkelheit auf einer 24 Kilometer langen Front. Unter den zahlreichen bewaffneten Kämpfen im 19. Jh. (mehr als 300) war diese Schlacht eine der gewaltigsten und wohl auch brutalsten. Auf dem Schlachtfeld lagen noch Tausende verwundete Soldaten, doch niemand leistete Hilfe.

Dunant war zutiefst erschüttert und fing an, sich um die Verwundeten zu kümmern, verschenkte seine noch übrige Verpflegung und seine Zigarren. Er sprach den Verletzten Mut zu und gab ihnen zu trinken. Dunant zerschnitt seine im Reisegebäck befindlichen Kleidungsstücke, um Verbände daraus zu machen, und reinigte Wunden mit Wasser. Am nächsten Morgen organisierte er eine Hilfsaktion. Es gelang ihm, die Bevölkerung zu mobilisieren; vor allem Frauen, aber auch Kinder und Männer kümmerten sich um die Versorgung der Verwundeten. Berühmt wurde die Losung „sono tutti fratelli" (ital.: „Sie sind alle Brüder"), da die Helfer*innen keinen Unterschied machten bezüglich der Nationalität der Verwundeten.

Zurück in Genf, schrieb Dunant das Erlebte nieder. In seinem Werk mit dem Titel **„Un souvenir de Solferino"** („Eine Erinnerung an Solferino") erklärte Dunant zu Anfang die politischen Zusammenhänge und gab einen ausführlichen Überblick über Militär und Kriegsstrategien. Anschließend stellte er in einem dramatischen Epos den Ablauf der Schlacht und das Gemetzel auf den Schlachtfeldern dar. Die Leser*innen erfuhren von primitiven und grausamen Transporten der Verwundeten und wie diese notdürftig in Kirchen versorgt wurden. Erstmals wurde ein wirklichkeitsnahes und unverzerrtes Bild des Krieges offengelegt. Es fehlte an Mitteln, und viele Verwundete schrien vor Schmerzen und starben an ihren Verletzungen oder an Durst. Ein Zeichen, das die Helfer von den Kämpfern differenzierte, gab es noch nicht.

Im letzten Abschnitt verfasste Dunant Anregungen für ein besseres zukünftiges Handeln in derartigen Situationen. So sollten sämtliche Staaten neutrale und freiwillige Einrichtungen schaffen, die sich um Verletzte kümmern sollten. Auf eigene Kosten ließ Dunant 1600 Exemplare drucken, die er mit persönlichen Worten an Fürsten, Generäle und Regierungen in Europa versendete. Das Interesse und die Sympathien waren groß. Ein Genfer Jurist stellte das Buch der Genfer Gemeinnützigen Gesellschaft vor. Dies war der Ausgangspunkt für die Gründung des Internationalen Komitees der Hilfsgesellschaften für die Verwundetenpflege (1863), im Jahr 1876 wurde es in **Internationales Komitee vom Roten Kreuz (IKRK)** umbenannt. In der Ersten Genfer Konvention (1864) unterzeichneten zwölf Staaten eine Vereinbarung, in der den Lazaretten sowie dem militärischen und zivilen Hilfspersonal Neutralität zugesichert wurde. Als Symbol wurde ein rotes Kreuz auf weißem Grund (die Umkehr der Schweizer Flagge) gewählt. Dieses Symbol, als Armschleife getragen, ermöglichte es, die Retter von den Kämpfern zu unterscheiden.

Österreich trat dieser Konvention erst nach der Schlacht von Königgrätz (1866) bei (DRK, 2019b). Ein Jahr später, während der Pariser Weltausstellung, fand die „Erste Internationale Konferenz vom Roten Kreuz" statt, bei der Österreich durch **Jaromir Freiherr von Mundy** vertreten war. 1881 gründete Mundy nach dem Brand im Ringtheater die „Wiener Freiwillige Rettungsgesellschaft", später war er auch Gründungsmitglied des Rudolfinervereins (Wiener Stadt- und Landesarchiv, o.J.b).

Dunants weiteres Leben verlief nicht ohne Schwierigkeiten. Er hatte zugunsten seiner humanitären Vorstellungen seine Geschäfte vernachlässigt, finanzieller Ruin sowie ein geistiger und körperlicher Zusammenbruch waren die Folge. Ein

Lichtblick für ihn war der erstmals 1901 vergebene Friedensnobelpreis, den er gemeinsam mit dem französischen Pazifisten Frédéric Passy erhielt. 1903 folgte die Ehrendoktorwürde der Universität Heidelberg. Moralisch rehabilitiert, starb er am 30. Oktober 1910; sein Lebenswerk hat bis heute Bestand (DRK, 2019).

> „Die Internationale Rotkreuz- und Rothalbmondbewegung ist das grösste humanitäre Netzwerk auf der Welt. Ihr Auftrag ist es, menschliches Leiden zu lindern, Leben und Gesundheit zu schützen und die menschliche Würde aufrechtzuerhalten, insbesondere während bewaffneter Konflikte und sonstiger Notsituationen. Sie ist in jedem Land präsent und wird von Millionen freiwilligen Helfern unterstützt."
>
> (IKRK, 2016b)

Am 8. Mai, dem Geburtstag von Henry Dunant, wird in der Rotkreuz- bzw. Rothalbmondbewegung der „Rotkreuztag" gefeiert (DRK, 2019b). Das Internationale Komitee vom Roten Kreuz (IKRK) orientiert sich an sieben Grundsätzen; diese stehen im Mittelpunkt der größten weltweit tätigen humanitären Hilfsorganisation (IKRK, 2016a).

Bedeutung des Roten Kreuzes für die Krankenpflege
Großherzogin Luise von Baden (Deutschland) wirkte in Karlsruhe als Vorreiterin des Deutschen Roten Kreuzes. Sie initiierte im Jahr 1859 die Gründung des „**Badischen Frauenvereins**" als direkte Reaktion auf den Krieg Österreichs gegen Italien (Sardinischer Krieg). Es bestand die Gefahr, dass das Großherzogtum Baden aufgrund von Bündnisverpflichtungen mit Österreich in den Krieg hineingezogen werden könnte. Die Aufgaben des Vereins in Kriegszeiten lagen in der Unterstützung der eigenen bzw. verbündeten Truppen durch Sammlungen von Geld, Kleidung und Verbandsmaterial.

Aus dem Badischen Frauenverein entstand 1860 die erste **Schwesternschaft** des späteren Deutschen Roten Kreuzes (DRK). Sie diente der Ausbildung und dem Einsatz von Schwestern in Kriegs- und Friedenszeiten. Als erste Einrichtung wurde eine Pflegestation in Karlsruhe geschaffen. Die Schwestern bezogen ein festes Gehalt, trugen eine einheitliche Tracht und lebten unter einem Dach. Damit war die Funktion der späteren Mutterhäuser des Roten Kreuzes bereits vorgeprägt. Als eine Art weltlicher Orden organisierte die Schwesternschaft das berufliche wie das persönliche Leben der unverheirateten Frauen. 1861 lebten elf Pflegerinnen im ersten **Rotkreuz-Mutterhaus in Karlsruhe** unter einem Dach zusammen (Rüller, 1999, S. 14). Das Mutterhaus repräsentierte die innere und äußere Zusammengehörigkeit der Schwestern auf einer religiösen Grundlage. Zweck dieses Zusammenschlusses war die karitative Tätigkeit (Wolff, 2002, S. 25). Das Mutterhaussystem war eine besondere Lebens- und Arbeitsform, die einerseits die Gemeinschaft und die gegenseitige Fürsorge förderte, andererseits auch eine Dienstleistungsorganisation darstellte und auf wirtschaftlichen Prinzipien beruhte. Die ständige Anwesenheit und Verfügbarkeit der Schwestern war von großem Nutzen für die Institution (Deutsches Rotes Kreuz, 2019).

Nach diesem Vorbild entstanden bis 1910 mehr als 30 Schwesternschaften vom Roten Kreuz im Deutschen Reich. Einige waren an Universitätskliniken angeschlossen, andere errichteten eigene Krankenhäuser. Jeder Schwesternschaft stand – nach dem Vorbild der christlichen Ordensgemeinschaften – eine Oberin vor, und die Gemeinschaft verfügte über eine eigene Diensttracht. Die Ausbildung zur Krankenschwester bot Frauen eine **frühe berufliche Perspektive**. Über den Pflegeberuf hinaus gab die Arbeit der Schwestern ein frühes **Beispiel weiblicher Selbständigkeit** und spielte eine wichtige Rolle für die berufliche Emanzipation von Frauen (DRK, 2019a).

Anders als bei den kirchlichen Pflegegemeinschaften war nicht die religiöse Motivation die treibende Kraft, sondern **Idealismus** und **Nationalpatriotismus** galten als vorrangige Triebfedern der Kriegskrankenpflege, aber auch der Wunsch und die Forderung der Frauen nach **Gleichberechtigung**. Mitte des 19. Jh. finden sich die Anfänge der modernen internationalen Frauenrechtsbewegung, in der später auch Agnes Karll (s. Kap. 5.2.6) eine bedeutende Rolle spielte. Dabei ging es um Kämpfe für politische und bürgerliche Rechte wie das Wahlrecht für Frauen sowie das Recht auf Bildung und Erwerbstätigkeit. Das **Frauenwahlrecht** in Deutschland und in einigen anderen europäischen Ländern wie beispielsweise Österreich, Luxemburg oder Russland ließ noch bis 1918 auf sich warten, während Neuseeland 1893 als erstes Land der Welt Frauen das Wahlrecht gewährte. Bis zum Jahr 1984 (Liechtenstein) führten schrittweise alle europäischen Staaten das Frauenwahlrecht ein (Ariadne, o.J.).

Die Rotkreuzgesellschaften verbreiteten sich rasch. Viele Frauenvereine schlossen sich der Bewegung an und bekamen auch Bedeutung für die Krankenpflege in Friedenszeiten. Rund um den Globus entstanden **Rotkreuzschwesternschaften**, aber nur in **Deutschland** orientierten sie sich am **Mutterhaussystem** (DRK, 2019a).

In Deutschland haben die Rotkreuzschwesternschaften noch heute einen hohen Stellenwert: 31 an der Zahl, sind sie über das ganze Bundesgebiet verteilt. Die 21 000 Mitglieder sind Fachkräfte in den unterschiedlichen Gesundheits- und Pflegeberufen (Altenpfleger*innen, Gesundheits- und Krankenpfleger*innen, Gesundheits- und Krankenpflegehelfer*innen, operationstechnische Assistent*innen und Hebammen). Mit 64 Ausbildungszentren, die etwa 4 000 Ausbildungsplätze für Gesundheits- und Pflegeberufe umfassen, gehört das DRK zu den größten Ausbildungsinstitutionen Deutschlands im Gesundheitswesen. Weiters werden 25 Krankenhäuser, 22 stationäre Pflegeeinrichtungen, 17 ambulante Pflegedienste, 22 Kurzzeit- und Tagespflegezentren, 9 Einrichtungen „Betreutes Wohnen", 4 Kindertagesstätten und 3 Hospize betrieben. Zusätzlich sind Rotkreuzschwestern in humanitären Auslandseinsätzen in Krisen- und Katastrophengebieten weltweit im Einsatz.

Rotkreuzschwestern sind im Rahmen des ursprünglichen Mutterhausgedankens auch in Einrichtungen des Gesundheitswesens anderer Träger tätig **(Mitgliedergestellung)**. Im Gestellungsvertrag wird das Rechtsverhältnis zwischen der DRK-Schwesternschaft und der Einrichtung, in welcher die Rotkreuzschwestern arbeiten, geregelt. Ein Arbeitsvertrag oder eine andere direkte Rechtsbeziehung der eingesetzten Schwester zum Rechtsträger der Arbeitsstelle existiert nicht, sondern ausschließlich zu ihrer DRK-Schwesternschaft (Schink, 2010, S. 23).

In **Österreich** waren die Rotkreuzschwestern nie so stark vertreten. In der Zeit vor, während und nach dem Ersten Weltkrieg existierte lediglich eine Krankenpflegeschule der österreichischen Gesellschaft vom Roten Kreuz in Wien. Diese wurde 1913 in Ermangelung eines eigenen Krankenhauses in der Stadt am k. k. Krankenhaus Wieden eröffnet. Aufgrund der schlechten Wirtschaftslage und dem allgemeinen Trend dieser Zeit, die Ausbildungsplätze zu reduzieren, wurde die Schule 1934 geschlossen. Im Zweiten Weltkrieg wurde das Krankenhaus Wieden durch Bomben schwer beschädigt, 1945 von den Besatzungsmächten beschlagnahmt und im Anschluss daran bis zu seinem Abbruch 1956 als Obdachlosenheim verwendet (Walter, 1991, S. 65; Walter, 2000b, S. 24–25; Wiener Stadt- und Landesarchiv, o.J.c).

Eine etwas frühere Aktivität des Österreichischen Roten Kreuzes (ÖRK) auf dem Sektor der Krankenpflege gab es im Jahr 1912. Der **Rudolfinerverein** (siehe nächstes Kapitel) ging eine bis heute bestehende Kooperation mit dem ÖRK ein (Rudolfiner-Verein – Rotes Kreuz, 2016). Aufgrund der bestehenden

Zusammenarbeit wurde nach dem Anschluss Österreichs entschieden, das Rudolfinerhaus – das Krankenhaus des Rudolfinervereins – in ein Krankenhaus des Deutschen Roten Kreuzes umzuwandeln. Die **„Schwesternschaft der Rudolfinerinnen"** veränderte sich zur „DRK-Billrothschwesternschaft", durch Verzögerungen kam es erst 1938 zur Vereidigung der Schwestern (Walter, 2020, S. 89).

Heute besteht im Zusammenhang mit dem ÖRK neben der noch immer andauernden Kooperation mit dem Campus Rudolfinerhaus nur das Ausbildungszentrum (ABZ) des Wiener Roten Kreuzes. Das ABZ wurde 2020 vom Anbieter diverser Fortbildungskurse für den Erste-Hilfe- und Pflegebereich zur Gesundheits- und Krankenpflegeschule erweitert und bietet nun auch Ausbildungen für die Pflegeassistenz und Pflegefachassistenz an (Rotes Kreuz Wien ABZ, 2021, S. 25–27).

5.2.5 Die Rudolfinerinnen – erste österreichische Krankenpflegeschule am Rudolfinerhaus

Für die Entstehung der ersten privaten Krankenpflegeschule Österreichs waren abermals Erfahrungen aus Kriegszeiten ausschlaggebend. Wie schon Henry Dunant wegen schlecht bis nicht versorgten verwundeten Soldaten am Schlachtfeld später die Gründung des Roten Kreuzes initiierte und Florence Nightingale ihre Erfahrungen aus dem Krimkrieg in die Verbesserung des britischen Gesundheitssystems einbrachte, machte der Chirurg Gustav Jurié ähnliche Erfahrungen am Schlachtfeld und gründete 1875 den „Verein zur Heranbildung von Pflegerinnen für Kranke und Verwundete". **Theodor Billroth** (1829–1894) trat dem Verein bei und wurde schließlich zur treibenden Kraft. Er sah durch den Verein die Möglichkeit, Frauen in der eigenen Schule zu weltlichen Krankenschwestern als **„Helferin des Kranken und Arztes"** auszubilden und zu erziehen. Bewusst setzte Billroth diesen ersten Schritt nicht im Allgemeinen Krankenhaus, in dem er tätig war. Dort konnte er einerseits das Scheitern des Reformversuches seines Kollegen Theodor Helm mitverfolgen (s. Kap. 5.3, Reformbestrebungen), andererseits wurde ihm dadurch bewusst, dass Reformen in einem kleinen Betrieb bei Weitem leichter umzusetzen waren als in einer großen Anstalt wie dem AKH (Dorffner, 2000, S. 62–65).

Billroth arbeitete als Chirurg in Lazaretten und Krankenhäusern mehrerer europäischer Länder und wusste, wie es um die Pflege stand. Umso wichtiger war es ihm, sich für gut ausgebildetes, weltliches Pflegepersonal zu engagieren (Dorffner, 2000, S. 62–63). Auch das Wartpersonal, das er u.a. aus dem Allgemeinen Krankenhaus kannte, entsprach nicht Billroths Erwartungen; er sah in ihnen Dienstboten mit niedrigstem Bildungs- und Empfindungsgrad (Kleibel, 1996, S. 157–158).

Billroth verfolgte bei der Gründung der Pflegerinnenschule hauptsächlich medizinische Interessen. Er wollte gebildete und fürsorgliche Pflegerinnen, die fachlich von Ärzten ausgebildet wurden und als ihre Hilfskräfte arbeiteten. Sie sollten den Kranken und dem Arzt ständig verfügbar sein (Dorffner, 2000, S. 62–65). Den Rudolfinerinnen wurde auf diese Weise zwar eine qualifizierte Ausbildung zur ärztlichen Hilfskraft ermöglicht, doch eine eigenständige Karriere bot sich ihnen nicht. In einer Festrede von Billroths Nachfolger Robert Gersuny (1907) hieß es:

> „Freilich, wenn Sie den Beruf des Arztes mit dem der Pflegerin vergleichen, werden Sie einen großen Unterschied finden. Dem Arzt wird eine Laufbahn beschieden sein, die möglicherweise eine glänzende ist; die Schwester hat in ihrem Leben keinen Glanz zu erwarten."
>
> (Gersuny, zit. nach Fürstler & Malina, 2004, S. 65)

In den Vereinsstatuten ist die Gründung des Krankenhauses explizit zur „Heranbildung von Pflegerinnen" beschrieben (Dorffner, 2000, S. 65). So wurde am 30.5.1882 die **erste österreichische Pflegerinnenschule am Wiener Privatspital Rudolfinerhaus** eröffnet. In die Rudolfinerinnenschule wurden nur unverheiratete Frauen mit guter Vorbildung aufgenommen (Dorffner, 2000, S. 62–65). Da die Etablierung der Ausbildungsstelle sehr rasch erfolgte, das Schulgebäude sich aber noch im Bau befand, mussten die anfänglichen theoretischen Unterweisungen in einem Ausweichquartier, der damaligen Handelskammer Wien, erfolgen (Dorffner, 2000, S. 66).

Das private Rudolfinerhaus wurde ebenfalls 1882 – mit Billroth als Direktor – gegründet. Zunächst war dies ein einfacher, barackenähnlicher Bau mit einer Kapazität von 20 Betten, die Patienten waren anfänglich verwundete Soldaten von einem Aufstand in Dalmatien. **Kronprinz Rudolf** von Österreich und Ungarn konnte als Schirmherr für den Verein gewonnen werden, daher auch die Namensgebung für das Spital und den Verein (Wiener Stadt- und Landesarchiv, o.J.c).

Die Ausbildung dauerte drei Jahre, der Unterricht umfasste Theorie und Praxis gleichermaßen. Im ersten halben Jahr waren die Schülerinnen ausschließlich im Praktikum am Krankenbett, in der zweiten Hälfte wurden die Unterrichtsfächer Krankenpflegetechnik, Anatomie, Physiologie, Verbandlehre und Ethik abgehalten. Die praktische Ausbildung war nun in den eigenen Abteilungen der Chirurgie und Gynäkologie und bis 1895 auch im Bereich der Inneren Medizin am Rudolfinerhaus möglich. Praktika in anderen Fächern mussten die Schülerinnen in anderen Krankenanstalten absolvieren. Nach bestandener Prüfung am Ende des ersten Jahres erhielten sie ihre Pflegerinnenbrosche, nach dem zweiten Jahr ihr Pflegerinnendiplom und nach dem dritten das „Rudolfiner-Diplom". Nach fünfjähriger Dienstzeit wurden sie in den Kreis der Rudolfinerinnen, den **Rudolfinerinnenverein**, aufgenommen, und es wurde ihnen eine **Anstellung auf Lebenszeit** zugesichert.

Die Rudolfinerinnen galten als äußert qualifiziert; ihr guter Ruf setzte neue Maßstäbe für die Pflege. Die Reform der Krankenpflege war ins Rollen gekommen, gesetzliche Grundlagen waren jedoch noch ausständig (Dorffner, 2000, S. 66–67).

Die Pflegeschule wurde in Form eines **Mutterhaussystems** geführt. Billroths Erfahrungen mit der Organisation von Krankenhäusern und Ausbildungsstätten aus Deutschland beeinflussten die Entscheidung für die neue Schule und das Krankenhaus. Obwohl er auch die Systeme in Russland, England und Holland kannte, entschied er sich für die deutsche Variante, wie er sie bei den Mutterhausschwestern der Diakonissenanstalten und den weltlichen Frauenvereinen wie dem Roten Kreuz kennengelernt hatte. Das nach dem Vorbild der Diakonissen übernommene weltliche Mutterhaussystem sollte das Ansehen des Pflegeberufes in der Bevölkerung heben. Wegen der ähnlichen Strukturen zu konfessionellen Orden, bei denen sich die Schwestern der Krankenpflege widmeten, wurde beschlossen, die Pflegerinnen im Rudolfinerhaus nun als **Schwestern** zu bezeichnen (Dorffner, 2000, S. 67). Ein hoher Stellenwert kam der Erziehung zu Sittlichkeit, Fürsorge und Fleiß zu, jedoch ohne religiöse Grundlage. Zusätzlich war die ständige Verfügbarkeit der Pflegerinnen von Bedeutung, die durch die Verpflichtung, im Mutterhaus zu wohnen, gegeben war. Die Pflegerinnen waren sowohl für die Kriegspflege als auch für akut auftretende Engpässe im Rudolfinerhaus jederzeit verfügbar. Auch ihre Freizeit verbrachten sie vorwiegend auf den Krankenstationen. Für die Arbeitszeit gab es keine Regelung. Die Zimmer der Schwestern lagen in den Anfangszeiten überwiegend auf den Krankenstationen neben den Krankensälen. Der Speisesaal war der einzige Gemeinschaftsraum und bot **kaum Privatsphäre**. Diese

Strukturen hielten sich bis 1902; erst als eine ehemalige Absolventin aus Berlin zurückkehrte und als Oberin am Rudolfinerhaus tätig wurde, veränderte sich die Situation. Sie verbesserte die Wohnsituation, förderte das Gemeinschaftsleben und organisierte Freizeitaktivitäten. Nachdem sie ihre Reformen umgesetzt hatte, stieg die jährliche Zahl der Bewerberinnen, und die Pflegerinnen konnten im Sinne des Mutterhausgedankens in andere Krankenhäuser beordert werden. Diese Strukturen wurden mit nur kleinen Änderungen bis in die 1960er-Jahre fortgeführt (Kleibel, 1996, S. 160–168).

Das Rudolfinerhaus blieb die einzige Krankenpflegeschule in Österreich mit weltlichem Mutterhaussystem; neben der Ausbildung zur Krankenpflegerin bot es auch Unterkunft und Zusammenhalt für bereits fertig ausgebildete Krankenschwestern dieser Schule. Die Gemeinschaft kümmerte sich um die Pflegerinnen – sie konnten so lange bleiben, wie sie dies wünschten. Dies bedeutete, dass die Schwestern gemeinsam in einem **familiär geführten Schwesternverband** lebten. Häufig war damit ein höheres Ansehen verbunden; der Pflegeberuf der geistlichen Schwestern galt in der Gesellschaft als idealistisch und edel. Soziale Unterschiede innerhalb der Gemeinschaft blieben durch die einheitliche Tracht verborgen. Kost und Logis waren frei, d.h. Essen und Unterkunft gab es ohne Bezahlung.

Die Rudolfinerinnen entwickelten ein **starkes Gemeinschaftsgefühl**; regelmäßige Feiern, das Ablegen eines Gelöbnisses, Auszeichnungen bei langer Zugehörigkeit taten das Ihrige dazu. In der Freizeit wurde auf kulturelle Anregungen wie Theater, Konzerte und Gespräche im eigenen Garten oder in den Gesellschaftszimmern Wert gelegt. Die Schwestern und Schülerinnen waren ab der Einführung einer Pflichtversicherung 1887 bei der Wiener Bezirkskrankenkasse krankenversichert, zusätzlich wurde vom Rudolfinerhaus ein **Pensionsfonds** eingerichtet. Später kam ein Fonds zugunsten erholungsbedürftiger Schwestern hinzu. Selbst für den Tod war durch ein eigenes „Schwesterngrab" auf einem Friedhof in der Nähe des Krankenhauses gesorgt.

Die Mitglieder des Verbandes waren in vielen Aspekten gut versorgt. Schwestern, die sich für die Ehe entschieden, mussten den Verband der Rudolfinerinnen verlassen. Durch dieses **„Berufszölibat"** wurden die Schwestern an den Beruf gebunden, und ihre Arbeitskraft stand nur dem Krankenhaus zur Verfügung. Diese Form konnte sich bis nach 1945 erhalten und blieb auch noch danach einige Jahrzehnte in modifizierter Form aufrecht, u.a. wurde das Heiraten erlaubt (Seidl & Walter, 2014, S. 17–21; Dorffner, 2000, S. 66–67).

Letztendlich konnte neben der Etablierung einer qualifizierten Ausbildungsstelle mit einem Diplom als Abschluss ein Klima geschaffen werden, das es den Schwestern und Schülerinnen ermöglichte, ein **eigenständiges, unabhängiges Leben** zu führen. Dies traf vor allem auf Frauen der bürgerlichen Schicht zu, die nun eine Alternative zur Heirat fanden und ihre eigene Existenz gründen konnten. Während in den öffentlichen Fondskrankenanstalten verschiedene Ausbildungsreformen zur Verbesserung der Pflegesituation versucht wurden, lief im Rudolfinerhaus der bisherige Ausbildungsmodus weiter, bis 1914 durch die „Verordnung des Ministers des Inneren" eine einheitliche gesetzliche Grundlage geschaffen wurde (Dorffner, 2000, S. 67).

5.2.6 Agnes Karll – die freiberuflich Pflegenden und die Berufsorganisation (BOKD)

Nur ein Teil der Pflegekräfte konnte in Deutschland als erwerbstätig eingestuft werden; der Großteil arbeitete um Gottes Lohn oder ehrenamtlich. Die **freiberuflich Pflegenden**, die ohne Bindung an ein Mutterhaus arbeiteten, standen erst in ihren Anfängen. Dieser Zugewinn an persönlicher Freiheit hatte einen hohen Preis und bestand in der strikten Unterordnung unter die Ärzte bis hin zur Selbstaufgabe, in ausbeuterischen Arbeitsbedingungen sowie in uneinlösbaren ethischen Normen weltlicher Pflege. Diese Freiberuflichen hatten nicht den Schutz, den Mutterhäuser boten (Steppe, 2013, S. 42). Zudem hatten diese sogenannten freien oder auch wilden Schwestern einen äußerst zweifelhaften Ruf. Sie waren vielen Diskriminierungen ausgesetzt, insbesondere dem Verdacht unsittlicher Berufsmotivation. Es wurde ihnen sogar unterstellt, ihren Beruf „nur zum Vergnügen" auszuüben und unter dem

> „Deckmantel der Barmherzigkeit zu verrichten, obwohl es sich in Wahrheit um unsittliche Dienste handle. Den weltlichen Schwestern sei der ganze männliche Körper schrankenlos freigegeben, von dieser Lizenz machen sie den ausgiebigsten Gebrauch. Man ging sogar so weit zu behaupten, dies fällt sofort auf, da diese Schwestern einen eigenartig lüsternen und oft verlebten Gesichtsausdruck hätten und eine gewisse Koketterie im Benehmen."
>
> (Möller & Hesselbarth, 1998, S. 96).

Die **Arbeitsbedingungen** dieser Schwestern waren katastrophal mit Arbeitszeiten von bis zu 36 Stunden, gefolgt von zwölf Stunden Ruhe (Seidl, 1991, S. 98). Die Bezahlung entsprach keineswegs der Arbeitsleistung. „Die Schwestern müssen aufopferungsfähig sein, stark, kräftig und robust, sie sollen über die nötigen Geistesgaben verfügen, und das ohne gebührende gesellschaftliche Stellung und angemessenes Gehalt" (Möller & Hesselbarth, 1994, S. 104).

Viele Mediziner vertraten die Meinung, die gesellschaftliche Gleichstellung der Frau widerspreche ihrer natürlichen Rolle. Frauen sollten sich dieser Rolle entsprechend verhalten, sowohl im häuslichen Bereich als auch im Berufsfeld.

> „Die Schwester ist Untergebene des Arztes in allen dienstlichen Beziehungen, und damit ist ihre Stellung ein für allemal festgelegt [...] die Schwester fügt sich willig den ärztlichen Anordnungen, und Konflikte entstehen höchstens dadurch, daß sie einmal die Grenzen ihrer Befugnis überschreitet und sich in Dinge einmischt, die sie nichts angehen."
>
> (Deutsche Krankenpflegezeitschrift, 1900, zit. nach Möller & Hesselbarth, 1998, S. 68).

In der Krankenschwester sahen die Ärzte ihre Gehilfin, die ihnen zu Gehorsam verpflichtet war – eine Ansicht, die auch von manchen Pflegenden geteilt wurde: „Wir Krankenschwestern sind nur Dienerinnen der Ärzte und werden nie etwas anderes sein, und wir sollten gute Dienerinnen sein, glücklich in unserer Abhängigkeit, die mit dazu beiträgt, große Taten zu vollbringen." (Hospital, 1906, zit. nach Möller & Hesselbarth, 1998, S. 68)

Agnes Karll wurde am 5. März 1868 in Embsen (Deutschland) als Tochter des Gutsbesitzers Theodor Karll und dessen Frau Ida geboren. Agnes' Eltern trennten sich 1881, und sie kam 1882 nach Schwerin, wo sie auf den Lehrerberuf vorbereitet werden sollte. Da sie für die Prüfung noch zu jung war, arbeitete sie zunächst als Privatlehrerin. Rasch erkannte sie, dass sie sich eher zur Krankenpflege berufen fühlte, und so trat sie 1887 ins Clementinenhaus ein, ein Mutterhaus des Deutschen Roten Kreuzes in Hannover. Zu dieser Zeit lernte sie Helene Lange, eine aktive Frauenrechtlerin, kennen, und dadurch machte sie Bekanntschaft mit der **Frauenbewegung**. Die Ausbildung war verbunden mit einer beruflichen Tätigkeit in der Göttinger Universitätsklinik. Dort erlebte Agnes Karll Ungerechtigkeiten und war mit den herrschenden Bedingungen nicht immer einverstanden:

> „Ich hätte manchmal gute Lust zum Durchbrennen gehabt. Nicht der Arbeit wegen, sondern wegen der Jähzornigkeit der Oberin, deren Ungerechtigkeiten und Sinnlosigkeiten ich schwer ertrug, bis der alte Medizinalrat mir offen sagte, sie sei nicht als zurechnungsfähig zu betrachten."
>
> (Karll, zit. nach Rüller, 1999, S. 15)

Karll wollte allen Widrigkeiten zum Trotz durchhalten und erinnerte sich im Oktober 1887 durchaus positiv an ihre Ausbildungszeit im Clementinenhaus. Letztlich trat sie aber doch aus, setzte ihre Arbeit in Lübeck fort und blieb noch zwei Jahre – bis November 1891 – Mutterhausschwester, bevor sie dann endgültig zur „wilden Schwester" wurde.

Während ihrer freiberuflichen Tätigkeit lernte Agnes Karll immer mehr Personen kennen, die sich für die Pflege als anerkannten Beruf einsetzten – auch ohne Beitritt in ein Mutterhaus. Im Gegensatz zu den Mutterhausschwestern waren die freien Schwestern im Krankheitsfall nicht abgesichert. In Deutschland wurde die ehemalige Rotkreuzschwester Agnes Karll **Vorkämpferin für die freien Schwestern**. Während ihrer Tätigkeit als freie Schwester in Berlin begleitete sie eine Patientin nach Amerika und lernte auf diese Weise eine andere Welt und Freiheiten kennen. Ihr Wunsch, die Krankenpflege zu reformieren, wuchs ständig, und so gründete sie – nach Überwindung zahlloser bürokratischer Hindernisse – am 11. Januar 1903 die **Berufsorganisation der Krankenpflegerinnen Deutschlands** (BOKD). Im Rahmen der Gründungsversammlung sprach sich Karll für die Berufsbezeichnung „Schwester" aus. Sie sah darin die „schwesterliche Zugehörigkeit zueinander" und sah sich auch dem Ziel näher, ein Fachverband und eine Schwesternschaft im christlichen Sinne zu sein (Dorschner, 1999, S. 14). Eine Mitstreiterin Karlls, Maria Cauer, wollte für die Schwestern hingegen den Beamtenstatus, ähnlich wie Lehrerinnen ihn hatten, und die Anrede „Frau". Auch in den Nightingale-Schulen wurden die Pflegenden mit „Miss" angesprochen.

Die BOKD wurde während der Gewaltherrschaft des Dritten Reiches aufgelöst und entstand nach dem Zweiten Weltkrieg neu als Agnes-Karll-Verband. 1973 entstand daraus der DBfK **(Deutscher Berufsverband für Krankenpflegeberufe)**. Wesentliche Ziele des Berufsverbandes waren eine staatlich geregelte Ausbildung, die mit einer Prüfung abschloss und dazu berechtigte, ein staatlich geschütztes Abzeichen zu tragen, die soziale Absicherung der Pflegekräfte bei Krankheit und Alter sowie geregelte Arbeitszeiten. Karll hatte die berufliche Selbständigkeit und Anerkennung sowie den nationalen und internationalen Zusammenhalt im Blick (Seidl, 2003, S. 11).

Die wilden bzw. freien Schwestern wurden auch außerhalb von Deutschland Symbol für den Fortschritt. Von Diakonissen und Rotkreuzschwestern erhielt Agnes Karll nur wenig Unterstützung (Panke-Kochinke, 2001, S. 177–178).

Im Juli 1904 erreichte Karlls Arbeit einen Höhepunkt, als sich die von ihr gegründete Organisation mit Berufsvereinigungen aus England, Irland und den USA zum Weltbund der Krankenpflege, dem **International Council of Nursing (ICN)**, zusammenschloss, deren Präsidentin sie bis 1912 stellte. Der Ausbruch des Ersten Weltkrieges verhinderte Karlls Vorhaben, eine zweijährige Ausbildung an einer Fachhochschule zu etablieren.

In den Aufbaujahren nach dem Krieg erkrankte Karll an Krebs und starb am 12. Februar 1927. Sie wurde als deutsche Florence Nightingale bezeichnet, und auch heute gibt es noch vieles, das an sie erinnert: So verleiht der Deutsche Berufsverband für Pflegeberufe die Agnes-Karll-Medaille an Pflegende, die einen nationalen und internationalen Beitrag zur Weiterentwicklung der Pflege geleistet haben.

In einer kritischen Stellungnahme wurde das Lebenswerk von Agnes Karll wie folgt zusammengefasst:

> „Mit der Gründung der B.O.K.D. schlossen sich erstmals Pflegerinnen zu einem Fachverband zusammen, die ohne Bindung an das Mutterhaus Krankenpflege als Erwerbsberuf ausübten. Für seine Mitglieder konnte der Verband wesentliche Verbesserungen erreichen. Er trug außerdem dazu bei, die öffentliche Aufmerksamkeit auf die Verhältnisse in der Krankenpflege zu richten, und förderte ihre Wahrnehmung als qualifizierte Tätigkeit. […] Den Reformerinnen fehlte allerdings ein klares Berufsverständnis. Weder lösten sie Krankenpflege aus ihrem religiös-karitativen Zusammenhang noch tasteten sie das Hierarchieverhältnis zwischen Medizin und Krankenpflege an […] Für den Beruf Krankenpflege bedeutete darüber hinaus seine Deklaration als dezidiert weibliche Tätigkeit, daß seine konstituierenden Strukturen nicht aufgehoben, sondern im Gegenteil neu zementiert wurden."
>
> (Rübenstahl, 1994, S. 125)

5.3 Reformbestrebungen der Pflege in öffentlichen Krankenanstalten in Wien

Pflegetätigkeiten wurden am Wiener AKH zu Beginn des 20. Jh. noch immer von Wartpersonal ohne theoretische Ausbildung ausgeübt. Sie wurden für den Wartdienst lediglich von den Kolleg*innen angelernt und hatten bei der Ärzteschaft und der Gesellschaft ein äußerst geringes Ansehen. Wie es damals um die Pflege in Österreich bestellt war, formulierten die amerikanischen Pflegehistorikerinnen Mary Adelaide Nutting und Lavinia Lloyd Dock in ihrem 1907 erschienenen Buch „A History of Nursing". Man finde „in keinem anderen Land ein unterdrückteres und mehr mit Füßen getretenes Pflegepersonal" („In no country is a more crushed and downtrodden nursing personnel to be found"; (Nutting & Dock, 1907, zit. nach Dorffner, 2000). Die Medizin und die österreichischen Krankenhäuser hatten dennoch international einen guten Ruf. Dies zog auch Krankenpflegerinnen aus dem angelsächsischen Raum für Hospitationen an. Deren Eindruck von der Pflege fiel nicht annähernd positiv aus, sie beschreiben die Situation der Wärter*innen im Wiener AKH wie folgt: „Sie werden den Reihen ungebildeter, bedürftiger, schüchterner und unterwürfiger Arbeitsfrauen entnommen und es wäre ein großes Unrecht, wollte man in ihnen etwas anderes als die Opfer eines schlechten Systems sehen" (Nutting & Dock, 1907, zit. nach Seidl & Walter, 1998, S. 249).

Um den Ruf der Wärter*innen am Wiener AKH zu verbessern, griff der seit 1856 damit betraute medizinische Direktor **Theodor Helm** die Problematik erneut auf. Sein vorrangiges Ziel, „das Niveau der Pflege zu heben, um sie den steigenden medizinischen Ansprüchen anzupassen" (Dorffner, 2000, S. 48), versuchte er auf verschiedenste Weise zu erreichen. Seine bedeutendste Reform war, die Arbeit des Wartpersonals durch die **Anstellung von Tagelöhnerinnen** zu erleichtern. Sie waren für grobe Arbeiten zuständig, sodass die Wärter*innen nur noch mit Pflegetätigkeiten beschäftigt waren.

Der „Dienstanweisung für das Wartepersonal k. k. Allgemeinen Krankenhauses" von 1870 folgte 1906 als weiterer Versuch einer Verbesserung eine neuerliche Dienstanweisung. Die Aufgaben der Wärter*innen wurden darin genauer beschrieben, die Bewerbungsanforderungen auf eine Anstellung wurden erhöht und die Arbeitsbedingungen gelockert. Die Einführung eines **„Radldienstes"** gewährte den Wärter*innen immer wieder auch freie Nachmittage, und der Dienstbotenstatus wurde aufgehoben. Nach wie vor fehlte jedoch eine fundierte Ausbildung, ohne die eine Verbesserung der Situation nicht gelang und Helm mit seinen Bemühungen scheitern ließ (Dorffner, 2000, S. 48–61). Den Wärter*innen wurde vielfach nachgesagt, dass sie die Patient*innen nur unzureichend versorgten bzw. die Versorgung von Trinkgeldern abhängig machten.

Die gescheiterten Reformen und unbefriedigende Arbeitssituation führte zu einer hohen Personalfluktuation. Es gab unter den Pflegenden aber auch engagierte Frauen, die für ihre Rechte kämpften. Sie traten der Gewerkschaft bei und gründeten den „Verein der Krankenpfleger und Pflegerinnen" (1898). Ihre Anliegen wurden in der „Arbeiterinnen-Zeitung" veröffentlicht, doch der Erfolg blieb aus. Aufgrund der angespannten finanziellen Situation des Krankenanstaltenfonds und anderer Faktoren kam es zunächst zu keiner Verbesserung (Dorffner, 2000, S. 71–74). Eine Reform des Systems hinsichtlich verbesserter Arbeitsbedingungen, Entlohnung und Ausbildung ließ weiter auf sich warten.

Helms Nachfolger **Viktor Mucha** (1877–1933) versuchte erneut, eine Verbesserung der Krankenpflege am AKH Wien zu erreichen. Mit der **Anstellung von Ordensschwestern** im Jahr 1899 wollte er eine bessere Krankenversorgung gewährleisten. Die Schwestern aus der Kongregation der „Dienerinnen des heiligsten Herzen Jesu" hatten einen guten Ruf und großes gesellschaftliches Ansehen als Ideal und Vorbild aufgrund ihrer überaus fürsorglichen und hingebungsvollen Sorge für die Kranken. In fachlicher Hinsicht unterschieden sie sich nicht von den Wärter*innen.

Mit der Anstellung geistlicher Schwestern waren einige Veränderungen verbunden, wie beispielsweise die Schaffung von eigenen Unterkünften. Ein Schwesternhaus in unmittelbarer Umgebung des Krankenhauses wurde für sie errichtet. Derlei Bevorzugung erweckte jedoch Missstimmung und Neid bei den weltlichen Pfleger*innen und sollten sich noch weiter fortpflanzen. Da die geistlichen Schwestern keinen Lohn forderten, wurden sie zur **Konkurrenz** für die weltlichen Pfleger*innen am Arbeitsmarkt. Für sie war es noch schwieriger geworden, Forderungen zur Verbesserung von Arbeitsbedingungen und Lohnerhöhungen durchzubringen. Während die Ordensschwestern auch bei Krankheit und Arbeitsunfähigkeit vom Mutterhaus versorgt wurden, mussten die Wärter*innen ihren Lebensunterhalt selbst verdienen. Daher fürchteten die weltlichen Pfleger*innen um ihren Arbeitsplatz und fühlten sich verdrängt. So wurden Existenzängste geschürt und ein Zusammenschluss der weltlichen Pfleger*innen organisiert, um gegen die Verdrängung durch geistliche Orden anzukämpfen.

Schon bald zeigte sich aber, dass die Einstellung der Ordensfrauen im öffentlichen Krankenhaus nicht die erhofften Verbesserungen erbrachte. Zum einen waren nicht genug Ordensfrauen angestellt worden, zum anderen konnten sie in manchen Bereichen, etwa in venerischen und gynäkologischen Abteilungen, aufgrund ihrer strengen Ordensregeln nicht eingesetzt werden. Für die Ärzte stellten die geistlichen Schwestern kein angemessenes Hilfspersonal dar, vor allem, wenn jene selbst nicht streng katholisch waren. Zudem hatten sie gegenüber den geistlichen Schwestern wenig Autorität. Die Ärzte hatten **keinerlei Weisungsrecht**, denn die Ordensschwestern waren der Oberin unterstellt.

> „Oft wird eine Schwester vom Abteilungsarzt abgerichtet, von der Oberin aber gleich darauf ohne Wissen des Arztes auf eine andere Abteilung versetzt, so daß der Arzt sich der Mühe des Abrichtens immer wieder von neuem unterziehen muß."
>
> (Sommer, 1903, zit. nach Walter, 1991, S. 35)

Auch bei Stellenbesetzungen und Entlassungen besaßen Ärzte kein Mitspracherecht, die Oberin hatte das alleinige Disziplinar- und Diensteinteilungsrecht. Es ist daher nicht zu verwundern, dass Ärzte weltliches Pflegepersonal bevorzugten (Walter, 1991, S. 34–35; Walter, 2004a, S. 94).

Erneut wurde eine Reform in Richtung Ausbildung für die Wärter*innen angestrebt. Um den Betrieb bis zur Umsetzung weiterhin aufrechtzuerhalten, wurden weitere Ordensfrauen eingestellt, allerdings mit der Auflage, auch wieder Reinigungsarbeiten und verstärkt hauswirtschaftliche Arbeiten zu übernehmen. Dieser Rückschritt wurde in Kauf genommen, um einer Personalkostenexplosion entgegenzuwirken (Dorffner, 2000, S. 75–77).

5.3.1 Pflegeausbildung am Allgemeinen Krankenhaus Wien

Bisherige Reformversuche brachten kaum Verbesserungen für die Pflege. Die Professionalisierung und Spezialisierung der Medizin mit ihren neuen Behandlungsmöglichkeiten stellte immer höhere Ansprüche an das Pflegepersonal. Die Ärzte am Wiener Allgemeinen Krankenhaus (AKH) sahen dringenden Handlungsbedarf für eine verbesserte Beobachtung, Nachsorge und fürsorgliche Pflege ihrer Patient*innen. Sie forderten fachlich und menschlich kompetentes Hilfspersonal. In anderen europäischen Ländern dagegen gab es bereits Entwicklungsfortschritte in der Krankenpflegeausbildung. Beispielsweise bestand in Deutschland am Krankenhaus Charité (Berlin) bereits seit 1832 eine Krankenpflegeschule, in London am St. Thomas Hospital seit 1860 (Nightingale-Training School of Nurses). Auch das private Rudolfinerhaus in Wien verfügte längst über gut ausgebildete Pflegerinnen, die ihren Dienst als „Helferin des Kranken und des Arztes" verrichteten.

Seit der Bestellung des neuen **ärztlichen Leiters Viktor Mucha** als Direktor des Allgemeinen Krankenhauses im Jahr 1896 begann eine „Ära der Reformen", die auch die Krankenpflege erfassen sollte.

Kurse für die Krankenpflege am AKH

Am 12. November **1903** wurde der **erste theoretisch-praktische Unterrichtskurs** über Krankenpflege am Wiener AKH eingerichtet. Ärzte des Krankenhauses erteilten über zwei Monate zweimal wöchentlich von 17–18 Uhr theoretischen Unterricht, an dem 200 Pflegepersonen teilnahmen. Die praktischen Übungen wie das Anlegen von Verbänden, Massagen u.a. fanden als sogenannte Wiederholungskurse auf den internen, chirurgischen, psychiatrischen und Spezialstationen, auf denen die Praktikant*innen ihre Probezeit absolvierten, statt. Der Kursabschluss endete mit einer „Frequenzbestätigung", eine Prüfung war nicht vorgesehen.

Diese Kurse waren offen für weltliche und geistliche Pfleger*innen am AKH sowie auch für Interessierte anderer Wiener Krankenanstalten. Auffällig war jedoch, dass in erster Linie auswärtige Teilnehmer*innen und nur ein Bruchteil der im Hause Beschäftigten diese Kurse besuchten. Andere Fondskrankenhäuser (Wilhelminenspital, heute Klinik Ottakring; Stephaniespital, 1927 geschlossen; Sophienspital, 2017 geschlossen; Rudolfspital, heute Klinik Landstraße; Kaiser-Franz-Josef-Spital, heute Klinik Favoriten; Kaiserin-Elisabeth-Spital, 2012 geschlossen) waren noch nicht bereit, selbst Unterrichtskurse abzuhalten. Trotz Finanzierungsproblemen wurden die Kurse weiterhin abgehalten und garantierten erstmals eine theoretisch und praktisch fundierte Grundlage als Weiterentwicklung des bloßen praktischen Anlernens (Mayr, 1954, S. 7–8; Dorffner 2000, S. 80–84).

Das Pflegerinnen-Institut am AKH

Viktor Mucha verfolgte das Ziel, als Alternative zu den Kursen ein Pflegerinnen-Institut nach dem Vorbild des Rudolfinerhauses einzurichten, um für die Wiener Fondskrankenanstalten tüchtige, geschulte und weltliche Krankenpflegerinnen auszubilden. Diese sollten in einem „gemeinschaftlichen Haushalt" leben, eine einheitliche Tracht tragen und der unmittelbaren Leitung einer Oberin unterstehen. Zur Überwachung und Besorgung administrativer Obliegenheiten sollten Oberschwestern aus dem AKH beigestellt werden.

Die finanziellen Mittel waren knapp und bestanden aus privaten Spendengeldern. Das bescheidene Institut mit einem kleinen Schulzimmer, Speisesaal und Schlafräumen (mit jeweils 4–5 Betten) sollte dem Krankenhaus angegliedert sein und der Leitung des Krankenhausdirektors unterstehen. Die Ausbildung war für ein Ausbildungs- und ein Probejahr geplant. Lücken in der Allgemeinbildung (beispielsweise in Lesen und Schreiben) sollten durch entsprechenden Unterricht davor aufgeholt werden.

Trotz des finanziellen Engpasses gelang die Umsetzung, **1904** konnte Oberin Marie Auer 28 zukünftige Pflegerinnen in der Spitalgasse 23 (später Areal der „Neuen Kliniken des AKHs Wien", Universitätsfrauenkliniken) begrüßen. Sie erhielten beim Eintritt blaue Waschkleider, Schürzen und Hauben – daher der Name „**Blaue Schwestern**". Erst nach sechs Monaten erhielten die „Probeschülerinnen" ein Taschengeld. Der Arzt Michael Knödl, Leiter des Pflegerinnen-Instituts, unterrichtete ganz ohne Behelfe, aber dafür mit „Lammbeuschl und Schweinsherz" Anatomie. Oberin Auer und Lehrschwester Dorothee übernahmen die Krankenpflegetechnik. Der Versuch, weitere Einrichtungen zu eröffnen, scheiterte, obwohl die Personalsituation weiterhin schlecht war (1910 wurden 74 Aufnahmen und 66 Abgänge gezählt, bei steigendem Personalbedarf) (Mayr, 1954, S. 8).

Die ausgebildeten „Blauen Schwestern" wurden nun an der 1912 eröffneten Lupusheilstätte am Areal des Wilhelminenspitals eingesetzt und bewährten sich hervorragend – ihr Selbstbewusstsein stieg und machte die Krankenpflege für viele Frauen attraktiv. Vielfach hatten sie aber auch zu kämpfen, denn in der Gesellschaft war das Ansehen der weltlichen Pflegerin noch längst nicht angekommen. Die Ordensschwestern betrachteten diese als Konkurrenz und hatten Sorge, durch die ausgebildeten Pflegerinnen an Ansehen zu verlieren. Bei den Ärzten bestand eine gewisse Rivalität zum Pflegepersonal. Misstrauische Ärzte fürchteten nach wie vor zu viel Eigeninitiative oder gar „Kurpfuscherei" der Ausgebildeten. Daher legten sie großen Wert darauf, die Pflegeschülerinnen zu Unterwürfigkeit und Gehorsam zu erziehen. Die Pflegerin hatte den Anordnungen des Arztes kritiklos zu folgen und keinesfalls über seine Handlungen zu urteilen (Walter, 1991). Andererseits waren die Ärzte auf qualifiziertes Personal angewiesen, denn nachlässige Krankenversorgung konnte auf sie zurückfallen. Die Lösung dieses Dilemmas bestand in der Heranbildung von gut ausgebildeten Hilfskräften, die sich den Ärzten unterordneten und ihren Anordnungen bedingungslos folgten (Prüfer, 1997, S. 25–29).

Die Schule orientierte sich zwar am Mutterhaussystem, da die Zöglinge „im gemeinsamen Haushalt" lebten, erlangte aber diesbezüglich nie denselben Status wie das Rudolfinerhaus. Die Etablierung des Pflegerinnen-Institutes schritt trotz der Erfolge nur zögerlich voran und gelang nie endgültig. Die Ministerien für Unterricht und Inneres waren nicht bereit, eine weitere Etablierung des Pflegeinstituts zu unterstützen. Es blieb weiterhin provisorisch, 1919 wurde es aufgelöst (Dorffner, 2000, S. 85–89, 96–97; Walter, 2000, S. 23).

Erste Krankenpflegeschule am Wiener AKH

Am 15. November **1913** wurde die Krankenpflegeschule des Wiener k. k. Krankenanstaltenfonds am AKH Wien von Kardinal Friedrich Gustav Piffl feierlich eingeweiht und als **erste staatliche Krankenpflegeschule Österreichs** eröffnet. Die Bedenken der Finanzierbarkeit hatten dazu geführt, dass die Errichtung einer Krankenpflegeschule trotz zahlreicher Forderungen so lange auf sich hatte warten lassen. Der Minister des Inneren hielt eine Ansprache, in welcher er hervorhob, dass „die Errichtung dieser Schule den ersten sichtbaren Schritt auf dem Wege der planmäßigen Ausgestaltung des Krankenpflegewesens bedeute, welche bisher der Entwicklung der Heilkunde nicht zu folgen vermochte" (Mayr, 1954, S. 11).

Die Leitung der Schule wurde dem ärztlichen Direktor Eduard Meder (1862–1937) übertragen, zur Oberin wurde **Gräfin Helene von Sternberg** (1879–1966) bestellt. Als Kämpferin für Frauenrechte und im Speziellen für die Rechte der Krankenpflegerinnen scheute diese keine Konflikte mit der Ärzteschaft. Ihr berufspolitisches Engagement zeigte sich in Vorträgen und Artikeln in Fachzeitschriften sowie als Ausschussmitglied des Verbandes der diplomierten Krankenpflegerinnen Österreichs.

Es gab klare Aufnahmebedingungen, und erst nach zwei Monaten erfolgte eine definitive Aufnahme in die Schule. Der theoretische Unterricht wurde von Spitalsärzten erteilt und war streng medizinorientiert. Die Lehrschwestern hatten den Auftrag, die Lehrinhalte der pädagogisch nicht ausgebildeten Ärzte zu rekapitulieren und bezüglich Krankenpflege zu modifizieren. Auch sie hatten keine spezielle Ausbildung zur Lehrschwester. Nach dem ersten Lehrjahr (ausschließlich Theorie) war eine Prüfung abzulegen, um das Probejahr (ausschließlich Praktika auf diversen Abteilungen) anzuschließen. Die Ausbildung schloss mit dem Diplom ab.

Die Krankenpflegeschule wurde internatsmäßig geführt, die Wohnpflicht wurde bis etwa 1960 beibehalten, da die Wohnform „Internat" die gewünschte Erziehung zur dienenden Arztgehilfin unterstützte. Eine Verpflichtung von mindestens drei Jahren, nach der Ausbildung an einem Wiener Fondskrankenhaus zu arbeiten, ersparte den Schülerinnen die Ausbildungskosten von 70 Kronen (Dorffner, 2000, S. 122–124; Walter, 2000b, S. 26–27). Im Anschluss an die zweijährige Ausbildung wurden Möglichkeiten zur Weiterbildung angeboten, z.B. regelmäßige Fortbildungskurse für Krankenpflegepersonen außerhalb der Wiener k.k. Krankenanstalten, Sonderkurse für weibliches und männliches Hilfspersonal und für physikalische Heilmethoden (Hydrotherapie, Massage) (Dorffner, 2000, S. 127).

Anders als in Ländern wie England oder den USA erreichte die ausgebildete Pflegerin hier jedoch nur den Status eines „medizinischen Hilfsdienstes", der Weg zu einem eigenständigen Beruf war zu dieser Zeit noch nicht abzusehen.

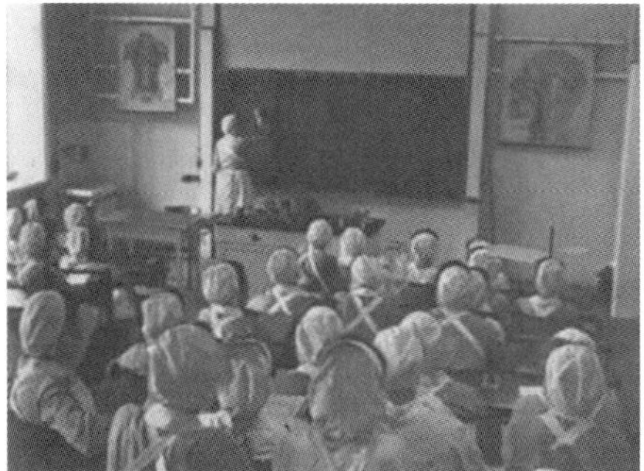

Abbildung 10: Pflegerinnenschule im AKH

5.3.2 Die Ausbildungsverordnung – Verordnung des Ministers des Inneren

Motiviert durch den drohenden Krieg kam die längst fällige „Verordnung des Ministers des Inneren vom 25. Juni 1914, betreffend die berufsmäßige Krankenpflege" (RGBl. Nr. 139/1914) zustande. Das Gesetz wurde nur wenige Tage vor dem Attentat auf den österreichisch-ungarischen Thronfolger Erzherzog Franz Ferdinand und seine Gemahlin Sophie Chotek in Sarajewo verabschiedet – dieses Ereignis gilt als Auslöser für den Ersten Weltkrieg, welcher natürlich mit einem erhöhten Bedarf an qualifiziertem Pflegepersonal einhergehen würde. Alle bisherigen Reformversuche waren durch das Desinteresse der Behörden und die finanziellen Engpässe des Krankenanstaltenfonds gescheitert.

Mit dieser Verordnung gelang ein entscheidender Schritt für die Pflege als Beruf: Sie erhielt **erstmals eine einheitliche gesetzliche Grundlage** und war zu einem **Beruf mit geregelter Ausbildung** geworden. Bis zu diesem Zeitpunkt war die Pflege lediglich durch Verordnungen und Dienstvorschriften der diversen Krankenanstalten individuell geregelt gewesen (Achleitner, 2011, S. 10).

Im Wesentlichen wurden in dieser Verordnung jene Ausbildungskriterien übernommen, die bereits mit Eröffnung der Krankenpflegeschule am Wiener Allgemeinen Krankenhaus zur Anwendung gekommen waren. Die Inhalte waren daher weitgehend bekannt. Neu hinzugekommen war das Gelöbnis, das den Einsatz im Kriegsfalle und bei Epidemien durch eine mindestens dreijährige Verpflichtung sichern sollte, um geschultes Pflegepersonal zur Verfügung zu haben (Dorffner, 2000, S. 139, 159).

Weiters wurde festgelegt, dass die Schulen an Krankenanstalten anzuschließen waren und der Unterricht in Theorie und Praxis zu erfolgen hatte. Vorstand der Schule war der leitende Arzt der Krankenanstalt, die **Schuloberin war dem Leiter unterstellt**. Ihr oblag die Beaufsichtigung und Anleitung, die Beurteilung des Verhaltens der Schülerinnen sowie die Internatsaufsicht. Die Ausbildungs- und Prüfungsmodalitäten waren allein den Ärzten überlassen. Die Oberin war lediglich berechtigt, den Prüfungen beizuwohnen.

Den unklar definierten Status der Oberin nahm am Wiener AKH Krankenhausdirektor Eduard Meder zum Anlass, noch einmal zu versuchen, das Pflegerinneninstitut rechtlich und gesetzlich zu verankern, indem er der Oberin zusätzlich zum Schulinternat die Institutsleitung anbot. Dieser Vorschlag wurde von den Behörden jedoch nicht akzeptiert (Dorffner & Kozon, 2004, S. 46–49).

In den Paragrafen §4 und 16 der Verordnung waren die **Aufnahmebedingungen** für die Schule geregelt: §4 der Verordnung regelte die Aufnahmebedingungen für Schülerinnen: österreichische Staatsbürgerschaft, Vollendung des 18. Lebensjahres, Unbescholtenheit, körperliche und geistige Eignung, erfolgreiche Absolvierung der Bürgerschule (dreijährige Schule; galt als Vorläufer der Hauptschule) oder eine andere entsprechende Ausbildung. Weiters wurde verlangt, dass die Bewerberinnen keine unmündigen Kinder oder einen eigenen Haushalt zu versorgen hatten (§4/Abs. 6).

§16 regelte die Aufnahme von „Personen männlichen Geschlechts" in die Ausbildung. Obwohl es sich längst um einen deklarierten Frauenberuf handelte, waren auf einzelnen Abteilungen Männer unabkömmlich (z.B. in der Psychiatrie). Dennoch absolvierte erst 1920 der erste Pfleger die Ausbildung in der Krankenpflegeschule mit Diplom (Walter, 2000b).

Im Gegensatz zum Medizinstudium war es üblich, die **Eignung** der Bewerber*innen für diesen Beruf zu überprüfen. Im Vordergrund standen dabei Charaktereigenschaften (absolute Pflichttreue, Fleiß, Geduld, Aufopferungsbereitschaft etc.) und moralische Aspekte, die Intelligenz schien keine so große Rolle zu spielen. „Intelligenz ist notwendig, soll aber in der Krankenpflege nie höher als die Eigenschaft des Herzens gewertet werden" (Schwarzenberg, 1935, zit. nach Wachter, 2010, S. 24).

Die Dauer der Ausbildung war mit zwei Jahren festgelegt und endete mit einem Diplom zur Berechtigung zur Ausübung der Krankenpflege (**„Diplomierte Krankenpflegerin"** bzw. **„Diplomierter Krankenpfleger"**). Das erste Jahr wurde als „Lehrjahr" bezeichnet, die Schülerinnen waren „Pflegeschülerinnen". Immer noch war nach dem ersten Lehrjahr (ausschließlich Theorie) eine Prüfung abzulegen, um das Probejahr (ausschließlich Praktika auf diversen Abteilungen) anzuschließen.

In der Theorie (erstes Lehrjahr) standen Inhalte im Vordergrund, die auf die Ausbildung zur „Hilfskraft des Arztes" ausgerichtet waren:

„1. Lehre vom Bau des menschlichen Körpers
2. Lehre von der Tätigkeit der Organe
3. Grundzüge der allgemeinen Lehre von Krankheiten
4. Allgemeine Hygiene und Spitalshygiene, Bekämpfung von Infektionskrankheiten
5. Allgemeine Krankenpflegetechnik
6. Praktische Unterweisung in der Pflege innerer Krankheiten, chirurgischer Krankheiten, in der Pflege von Säuglingen und Wöchnerinnen, von kranken Kindern sowie Infektions-, Haut- und Geisteskrankheiten
7. Administrativer Spitalsdienst
8. Wichtige Sanitätsvorschriften
9. Grundzüge der sozialen Fürsorge"

(RGBl 1914/139, 1914)

Diese Medizinlastigkeit blieb noch viele Jahrzehnte aufrecht. Die praktische Ausbildung fand u.a. an Abteilungen für innere Erkrankungen, Chirurgie, auf Kinderabteilungen, im Küchenbetrieb, in administrativen Bereichen und im öffentlichen Gesundheitsdienst statt. Es wurde ausdrücklich darauf hingewiesen, dass in der Pflegeausbildung der Lehrstoff an die spätere Funktion als **Hilfskraft des Arztes** anzupassen war. Die Schweigepflicht wurde vom ärztlichen Ethos übernommen und in der Verordnung festgelegt.

Nach zwei Jahren waren eine theoretische und eine praktische Diplomprüfung abzulegen und die nunmehr **„Diplomierte Krankenpflegerin"** bzw. der

„Diplomierte Krankenpfleger" erhielt mit dem Diplom die Berechtigung zur Ausübung der Krankenpflege. Diese Regelung galt für weltliche und ebenso für geistliche Pflegerinnen. Die freiwillige Ablegung eines Gelöbnisses für den Einsatz im Kriegsfalle und bei Epidemien bescherte den Pflegenden laut §11 zusätzlich eine **Ehrendekoration** in Form einer Brosche, die allerdings bei Verfehlungen wieder aberkannt werden konnte (Dorffner, 2000, S. 225; Dorffner & Kozon, 2004, S. 55; Walter, 2000b, S. 26–27).

Nach Abschluss der Ausbildung bestand eine **Meldepflicht** bei der zuständigen Bezirksbehörde. Diese Registrierung bot den Behörden die Möglichkeit, im Kriegs- und Krisenfall verfügbares Pflegepersonal rasch zu rekrutieren (Dorffner & Kozon, 2004, S. 59–60).

Für das Wartpersonal gab es **Übergangsbestimmungen und einjährige Ergänzungskurse**, die sie dazu berechtigten, nach mindestens dreijähriger Pflegetätigkeit auf diesem Weg ohne Ausbildung in der Krankenpflegeschule das Diplom zu erwerben. Die Bezeichnung „Wärter*in" war damit ausgelaufen. Solche Ergänzungs- bzw. Fortbildungskurse wurden zusätzlich zu den Krankenpflegeschulen u.a. am Wiener AKH bis 1928, etwa zehn Jahre länger als ursprünglich geplant, abgehalten. Diese nicht goutierte Ausbildungsvariante brachte den Auszubildenden einerseits den Vorteil, durch eine verkürzte Ausbildungsdauer in Form eines einjährigen Fortbildungskurses zur Vorbereitung auf die Diplomprüfung neben der regulären Dienstzeit das Diplom zu erlangen, andererseits ersparten sie sich die Ausbildungskosten im ersten Lehrjahr. Taschengeld gab es erst ab dem zweiten Lehrjahr (Walter, 2000, S. 24–25; Dorffner & Kozon, 2004, 65).

Download 8: Exkurs: Pflegeausbildung in D und CH

5.4 Das Berufsbild der Krankenpflege zu Beginn des 20. Jahrhunderts

Das Berufsbild der Krankenpflege gründete auf der Weiblichkeitsideologie des 19. Jh. und hat die Krankenpflege als medizinischen Hilfsberuf bis in die 1980er-Jahre hinein geprägt. Erst mit dem Gesundheits- und Krankenpflegegesetz (GuKG) von 1997 wurde erstmals durch die Verankerung eines „eigenverantwortlichen Tätigkeitsbereiches" eine gesetzliche Grundlage für eigenständiges Denken und Handeln geschaffen.

Die Berufsideologie folgte zunächst der Idealvorstellung von der Frau mit ihren „angeborenen" mütterlichen und selbstlos dienenden Eigenschaften sowie der Vorstellung, die Krankenpflege nur um ihrer selbst willen zu leisten. Unter diesem Druck war es schwer, angemessene Gehaltsforderungen zu stellen oder adäquate Arbeitsbedingungen einzufordern. Entschädigung sollte die Pflegerin durch die Dankbarkeit der Patient*innen und die Nähe zum Arzt sowie zur Wissenschaft erlangen. Eine gängige Illustration für die Krankenpflege als „unbezahlbarer Liebesdienst" bot hierfür das Familienmodell, das dem Arzt die Vaterfigur, der Pflegerin die Mutterrolle und den Patient*innen die Rolle der Kinder zuschrieb (Fürstler, 2008, S. 55).

Das Besondere an der Krankenpflege bestand darin, dass ihre Ausübung scheinbar eine **Berufung** für diese Tätigkeit voraussetzte. Diese Überzeugung vertraten auch die Pflegenden selbst, die geprägt waren durch autoritäre Erziehungs- und Sozialisationsmaßnahmen in Form von strengem Internatsleben und autoritärer Ausbildung. Gute Krankenpflege, so lautete die Vorstellung, forderte neben fachlichen Kenntnissen hohe ethische Grundsätze, die mit absoluter Hingabe bis hin zur **Selbstaufgabe** verinnerlicht werden mussten. „Unser schöner Beruf fordert den Einsatz der ganzen Persönlichkeit und ist allein deshalb der vornehmste aller menschlichen Berufe", heißt es in den „Mitteilungen des Verbandes der diplomierten Krankenpflegerinnen Österreichs" (1/1935, zit. nach Walter, 1991, S. 128).

Wie sehr das idealisierte Berufsbild weiterhin von den alten Traditionen bestimmt war, beschreiben die **drei Aufgaben und Grundhaltungen** einer Krankenschwester:

- „Die Krankenschwester hat alles zu machen, was an Tätigkeiten anfällt, weil es zum Wohl des Kranken ist. Zudem entspricht der Ideologie des ‚stillen Dienens', dass der Krankenschwester nichts zu niedrig ist.
- Die Krankenschwester braucht nicht immer hauswirtschaftliche und Reinigungsarbeiten zu verrichten, im Notfall aber muss sie überall zupacken. Daraus wird auch der Anspruch abgeleitet, dass die Krankenschwester, besonders am Anfang ihrer Tätigkeit, alle diese Aufgaben zu lernen hat.
- Die Krankenschwester soll keine ‚berufsfremden Tätigkeiten' wie z. B. Putzarbeiten durchführen, dafür sollte Hilfspersonal angestellt werden." (Seidl, 1991, S. 66)

In der tatsächlichen Pflegepraxis waren es daher die Krankenpflegepersonen, die stets versuchten, jeden Personalmangel bis hin zur fehlenden Reinigungskraft zu kompensieren, insbesondere an Wochenenden.

Die neugeschaffene berufliche Pflege entsprach der Vorstellung des Zeitgeistes der **Pflegerin als Gehilfin des Arztes**. Dementsprechend beschreibt das Handbuch der Krankenpflege aus dem Jahr 1917 die besonderen Fähigkeiten der Krankenpflegerin als ärztliche Gehilfin durch Selbstlosigkeit, Pflichttreue, Folgsamkeit, Ordnungs- und Wahrheitsliebe, Beobachtungsgabe, Taktgefühl, Reinlichkeit, Verschwiegenheit und eigene volle Gesundheit und Rüstigkeit. Wichtig war auch die unreflektierte Ausübung ärztlicher Anordnungen (Steppe, 2000, S. 78).

Ein Auszug aus dem Lehrbuch des Chirurgen Julius Fessler von 1902 beschreibt die erforderlichen Eigenschaften einer Pflegerin wie pflichttreu, ehrenhaft, wahrheitsliebend, ehrlich, verschwiegen, geduldig, aufopfernd, unverdrossen, gehorsam, pünktlich, reinlich, fleißig, ordentlich, mäßig, sittlich, gleichmütig, nicht zu lustig, nicht zu ernst, von rascher Auffassungsgabe, gesund, besonnen, von angenehmem Äußeren. Weiters merkt Fessler an, dass die Schwester einfache, dauerhafte Kleidung tragen solle und dass es nicht immer gut sei, wenn sie zu gescheit und zu belesen wäre (Panke-Kochinke, 2001, S. 120–121).

Weiterhin blieb der **Gehorsam gegenüber der Autorität des Arztes** Teil der Ausbildung („pflichttreu"), die interdisziplinäre Zusammenarbeit bestand vorwiegend in der Zuarbeit und Unterstützung des Arztes in seiner Tätigkeit. In der Pflegezeitschrift „Veronika" publizierte Oberin Annemarie Gräfin Neipperg 1925 unter dem Titel „Die Schwester und ihre Vorgesetzten" zum Verhältnis zwischen Ärzten und Krankenschwestern. Demnach arbeite der Arzt mit den Schwestern „wie der Feldherr mit seinen Truppen. Ohne Feldherr sind die Truppen ziellos, ohne Truppen die Arbeit des Feldherrn erfolglos". Sie betont den Gehorsam als das bindende Glied zwischen den beiden. Weiters verweist Neipperg auf die pflegerische Pflicht, dem Arzt bedienungslos zu folgen, denn „die Schwester hat sich der Eigenart ihres Arztes, nicht dieser der Eigenart der Schwester anzupassen" (Prüfer, 1997, S. 109).

Die **Visite** war der Höhepunkt des Tages und meist der einzige Kontakt zwischen Arzt und Patient*innen. Hierfür wurden die Patient*innen schon sehr früh geweckt, sodass rechtzeitig zur Visite alle sauber und gepflegt, sittsam und still im Bett lagen (Seidl, 1996, S. 66). Die ärztlichen Anordnungen mussten auch gegen den Willen der Patient*innen durchgesetzt werden.

Unter dem Druck der hohen Anforderungen und der Angst vor Fahrlässigkeit ist es nicht weiter verwunderlich, wenn die Pflegerinnen auch den Patient*innen bedingungslosen Gehorsam abverlangten und sie als Unmündige behandelten (Walter, 1991, S. 155). Kooperation zwischen den Berufsgruppen der Medizin und der Pflege äußerte sich dadurch, dass die Krankenpflegerin den Anordnungen des Arztes kritiklos gehorchte, Mitbestimmung war nicht vorgesehen. Neipperg schreibt weiter: „Bei erfahrenen Schwestern liegt die Gefahr nahe, dem jungen Arzt gegenüber die Unterordnung zu vergessen und selbständig vorzugehen. Das ist nicht richtig, denn der jüngste Arzt bleibt der Vorgesetzte, auch der älteren Schwester. Er hat die wissenschaftliche Grundlage, die Theorie, die ihr fehlt und die keine Praxis ersetzt." (zit. nach Prüfer, 1997, S. 109) Nur sehr vorsichtig und diskret brachten routinierte Pflegerinnen jungen, unerfahrenen Ärzte beispielsweise die Applikation von Injektionen bei. Eine Krankenpflegerin erklärt: „[...] da hab ich dem Patienten gesagt, er soll rüberschauen auf die andere Seite und ich habe ihm praktisch die Hand geführt, daß er reingefunden hat" (M.J., zit. nach Seidl, 1996, S. 68).

Bereits in der Ausbildung lehrten die Lehrschwestern die Pflegeschülerinnen eindringlich gutes Benehmen, Zurückhaltung und Höflichkeit dem Arzt gegenüber, eigene Meinungsäußerung war unerwünscht und nicht angebracht (Seidl, 1996, S. 64–65).

Ebenso wurden weiterhin auch **hauswirtschaftliche Tätigkeiten** erwartet („reinlich" und „ordentlich"), wie es schon Mendelsohn 1901 forderte:

> „Die Ausbildung [...] ist natürlich sehr wichtig; das Recht zur Ausübung des Berufes steht in engem Zusammenhang mit ihr. Die Grundlage einer guten Ausbildung ist die genügende Dauer; in der jetzt üblichen Frist von einem halben oder ganzen Jahre lassen sich zwar die notwendigen praktischen Griffe erlernen, auch ein leidlich genügendes Maß theoretischer Kenntnisse erwerben, aber eine Erziehung, die den ganzen Menschen anfaßt und durchbildet, ist in dieser kurzen Zeit unmöglich. [...] Eine Ausbildungszeit von mindestens drei Jahren sollte zur Regel werden. Diese drei Jahre sind in einem Hospital zuzubringen, die ersten Monate davon womöglich mit Küchen- und Hausarbeit."
>
> (Mendelsohn, 1901, zit. nach Panke-Kochinke, 2001, S. 137)

Diese Sichtweise vertrat schon 1877 der Arzt Mayer: „Eine Pflegerin die mit dem Verbandszeug oder Krankenthermometer umgehen lernen soll, muss zuvor mit dem Besen und Wischtuch bescheid wissen ..." (zit. nach Seidl, 1991,

S. 65–66). Es ging also einerseits um eine gute Qualifikation, die hauswirtschaftliche Tätigkeiten verpflichtend inkludierte – ein Umstand, der sich sehr lange gehalten hat –, andererseits ging es um die Erziehung zur gehorsamen und pflichttreuen Pflegerin. Dies sollte während der Zeit des Nationalsozialismus noch eine zusätzliche Bedeutung erfahren.

Vertrauen und Ansehen der Bevölkerung hatten die geistlichen Schwestern (in Österreich die katholischen Orden). Weltliche Krankenpflegerinnen mussten sich die Akzeptanz der Bevölkerung erst erarbeiten, indem sie ähnlich wie die geistlichen Schwestern in einer Gemeinschaft lebten und nur unverheiratete Frauen zur Ausbildung zuließen.

Die Forderung der Pflichttreue und ständigen Verfügbarkeit für den Dienst ist mit eigenem Krankenstand nur schwer vereinbar. Eine **Krankmeldung** galt – mit Ausnahme von ganz schweren Fällen – als „Tachinieren". Als gute Schwester galt, wer nicht viel krank, nicht wehleidig und hart zu sich selbst war. Langwierige Erkrankungen stellten einen Kündigungsgrund dar. Die Freizeit mit riskanten Sportarten wie Skifahren zu verbringen, war wegen der Verletzungsgefahr tabu (Seidl, 1996, S. 47–50).

Die harten Arbeitsbedingungen und die Überlastung (u.a. durch fehlende ergonomische Arbeitstechniken und Hilfsmittel, mangelnde Hygiene und so gut wie keine Möglichkeit, Krankheiten auszukurieren) verursachten eine entsprechend **hohe Krankheitsrate** mit Kreuz- und Rückenschmerzen, Herzmuskelerkrankungen und schwersten Depressionen bis hin zu einer gesteigerten Selbstmordrate. Die durchschnittliche Verweildauer im Pflegeberuf betrug 8,6 Jahre, nach zehn Berufsjahren waren die Schwestern bereits invalide (Albert, 1998, S. 93).

Neben den persönlichen Eigenschaften, der Erziehung zu Gehorsam und der Bedeutung der Hauswirtschaft beschreibt der Arzt Julius Fessler ein weiteres Erfordernis, das wir heute als unmittelbare Pflegeleistung definieren würden:

> „Gesicht, Mund, Hände und Haare sind täglich zu reinigen. Das Beste ist ein kurzes, warmes Vollbad. Wo aber dieses nicht anzuwenden ist, muß auf eine fleißige Körperwaschung Gewicht gelegt werden. In der Woche mehrmals muß der ganze Körper, unter Vermeidung von Abkühlung, ein Teil nach dem anderen, mit warmem Seifenwasser abgerieben und mit erwärmten Tüchern getrocknet werden. Die Reinigung des Mundes geschehe nach jeder Mahlzeit mit Zahnbürste, Zahntinktur und Gurgelwasser. Kann der Kranke es selber nicht besor-

gen, mittelst eines um den Finger gewickelten, in das Mundwasser getauchten Gazeläppchens."

(Fessler, zit. nach Panke-Kochinke, 2001, S. 121)

Weiters finden sich in Fesslers Text Maßnahmen der Dekubitusprophylaxe, Angaben zur Krankenbeobachtung und zum Verhalten gegenüber dem Arzt:

„Die Anordnungen des Arztes sollen pünktlich und willig vom Pflegepersonal ausgeführt werden, die Wirkung des dargereichten Mittels soll genau beobachtet werden. Wird die Wahrnehmung gemacht, daß der Kranke das Mittel nicht verträgt, so ist dies dem Arzt sofort zu melden. Eigenmächtig oder mit Gewalt darf das Pflegepersonal hierbei nicht vorgehen. [...] Durch solche Handlungen würde die Autorität des Arztes, auf welche sich das Pflegepersonal allein stützen kann, und das Vertrauen des Kranken zum Arzt und zum Pflegepersonal selbst untergraben werden."

(Fessler, 1902; zit. nach Panke- Kochinke, 2001, S. 123f.)

Ein Zeitgenosse Fesslers, der Arzt **Richard Flachs**, sorgte sich um die soziale Stellung der Krankenpflegerinnen. Er hielt es für die Pflicht der Ärzte, sich um eine Verbesserung der Arbeitssituation von Pflegenden zu bemühen, weil das Ansehen des Arztes von der Pflege abhänge. Er forderte dazu den Schutz der Berufsbezeichnung „Schwester", Arbeitszeit- und Ruhestandsregelungen sowie ein Komitee, in dem Ärzte und Pflegekräfte gemeinsam an Lösungen arbeiten sollten (Flachs, 1901, zit. nach Panke-Kochinke, 2001, S. 119).

Großer Wert wurde auch auf das korrekte Tragen der **Schwesterntracht** gelegt. Mit der Amtstracht sollte die Würde und das Ansehen der geschulten Pflegerin zum Ausdruck gebracht, sollten Autorität verliehen und Vertrauen vermittelt werden. Die Schwesternhaube galt vor allem in der Zeit der verbindlichen Ehelosigkeit der Krankenschwester auch als sichtbares Zeichen, dass sie „nicht mehr frei verfügbar, vor sinnlichen Anspielungen geschützt war [...] symbolisiert damit auch das Bändigen der eigenen Natur, Verzicht auf persönliche Wünsche und Freiheiten" (Seidl, 1991, S. 63). Einige Einrichtungen verlangten das Tragen der Schwesterntracht auch in der Freizeit, im Theater, in Konzerten – überall sollte die Krankenschwester die fürsorgliche Liebe zum Beruf verkörpern. Der Auftritt in Tracht fungierte also als Kontrollmechanismus im Dienst für andere unter Verbergung oder Auslöschung der eigenen Identität.

Die Forderung, dem Berufsstand Ehre zu machen, illustriert das Zitat einer Schwester in der Fachzeitschrift „Veronika" aus dem Jahr 1937:

> „... so muß auch uns unser Standesbewußtsein ganz erfüllen, immer und überall, ob wir nur in der Donau schwimmen, oder abends im Burgtheater sitzen, ob wir uns in unserer Freizeit mit Kunst, Literatur, Sport oder was immer beschäftigen, so tun wir es nicht nur für unsere Person, sondern für den Menschen in uns, den wir geistig, seelisch, und körperlich ertüchtigen – kultivieren wollen –, um so dem Schwesternstand, der Gemeinschaft wieder zu dienen."
>
> (zit. nach Walter, 1991, S. 144)

Darüber hinaus sollte die Schwesterntracht das Gemeinschaftsgefühl stärken und gleichzeitig durch Farben und Formen verschiedene **hierarchische Ebenen** unterscheiden. Unterschiedlich gefaltete Hauben, Broschen, Medaillen und sonstige Abzeichen verfolgten einen ebensolchen Zweck. Ein völlig anderer Umgang war in den USA anzutreffen, wo die Tracht außerhalb des Krankenhauses überhaupt nicht getragen werden durfte (Walter, 1991, S. 145–146).

Trotz dieser hohen Ansprüche machten äußere Modeerscheinungen in den 1920er-Jahren, etwa die Haartracht, vor den jungen Krankenschwestern nicht Halt und führten zu Diskussionen über die Vereinbarkeit mit dem Pflegeberuf. Die Frage, ob der „Bubikopf" bei den Krankenschwestern geduldet werden könne, wurde mit einem klaren „Nein" beantwortet.

Die Bubikopf-Mode für Krankenschwestern wurde in der Fachzeitschrift „Veronika" (1927, Nr. 2, S. 14) kritisch kommentiert. Der Bubikopf war

> „als Symptom einer falschen geistigen Einstellung der Frau zu verurteilen, die hinausläuft auf Verfälschung der Frauenart, auf die mechanische Gleichstellung der Frau mit dem Manne. Gerade in der Krankenpflege brauchen wir den Vollbluttypus der Frau, der wohl am besten mit dem Worte ‚Mütterlichkeit', wenn man will auch mit ‚Schwesterlichkeit' bezeichnet ist. Dieser Typus liegt weit ab von dem vermännlichten Frauentyp, der den Bubikopf als als [sic!] Symbol und Aushängeschild trägt. [...] es ist auch nicht ausgeschlossen, daß die Bubikopfmode den gefürchteten Glatzkopf des Mannes auch der Frau bescheert [sic!]. Die neue Haartracht ist zudem wohl kaum geeignet, Krankenschwestern das besondere Vertrauen ihrer Pfleglinge zu erringen. Die Krankenschwester soll in ihrer ganzen äußeren Erscheinung Ernst und Abgeklärtheit atmen. Eine Person, die alle Modeneuheiten und -torheiten mitmacht, die geziert und kokett ums Krankenbett herumstöckelt, mit kurzem Kleid, farbigen Strümpfen und Bubikopf, womöglich noch von der widerlichen Wolke des Zigarettenduftes umweht, wird von Kranken mit Recht als störend empfunden und abgelehnt, läßt in ihm das Gefühl der Geborgenheit unter Mutter- und Schwesternhände nicht aufkommen."
>
> (zit. n. Prüfer, 1997, S. 115)

Auch aus hygienischen Gründen wurden derartige Modeerscheinungen für die Krankenschwester ablehnend betrachtet: „In der Krankenpflege wäre der ‚Bubikopf' nie hygienisch, sondern eine Gefahr." (Unterm Lazaruskreuz, 1926, Nr. 7, S. 81; zit. nach Prüfer, 1997, S. 113). Modeerscheinungen tangieren auch heute noch den Pflegeberuf, allerdings wird die Begegnung von Modetrends und Berufsausübung weitaus liberaler gehandhabt, sofern dadurch nicht hygienische Richtlinien untergraben werden.

6 Kriegskrankenpflege – Erster und Zweiter Weltkrieg

Das Kriegsgeschehen hat die Krankenpflege stark betroffen. Der Ausbruch des Ersten Weltkriegs und der Einsatz von Pflegenden an der Front führten zu einer Stagnation jeglicher beruflicher Weiterentwicklung. Die Zeit nach dem Ersten Weltkrieg brachte trotz der schwierigen wirtschaftlichen Situation einige vielversprechende Ansätze zur Weiterentwicklung und zur internationalen Zusammenarbeit in der Pflege hervor. Arbeitslosigkeit und Not bis hin zur Verarmung hatten auch für den Pflegebereich gravierende Auswirkungen, dennoch gab es Pflegepersonen, die sich engagiert für einen Fortschritt der Pflege einsetzten. Diese Bemühungen fanden jedoch durch die nahenden politischen Ereignisse schon bald ein jähes Ende.

In diesem Abschnitt wird die Krankenpflege im Lichte der beiden Weltkriege und der Zwischenkriegszeit betrachtet, insbesondere ihre Rolle in der Volksgesundheitspflege und ihre Mittäterschaft bei den Verbrechen gegen die Menschlichkeit im Nationalsozialismus.

Die Aufarbeitung pflegerischer Gräueltaten hatte jahrzehntelang auf sich warten lassen. Die Auseinandersetzung mit diesem wohl dunkelsten Kapitel der Pflege begann in Deutschland 1984 durch Hilde Steppe. In Österreich widmete sich Ilsemarie Walter 1998 erstmals der Pflege im Nationalsozialismus. Gerhard Fürstler und Peter Malina haben die Beteiligung der Pflege an den Verbrechen im Jahr 2004 umfassend bearbeitet.

Nachstehend ein Überblick von Stichwörtern zu dieser Zeit in alphabetischer Reihenfolge:

Winston Churchill • Engelbert Dollfuß • Frauenstudium • Endoskopie • Elektroenzephalographie • Elektrokardiographie • Erster Weltkrieg • Euthanasie-Programme • Sigmund Freud • Adolf Hitler • Holocaust • Humanversuche • Karl Landsteiner • Nationalismus • NSDAP-Gründung • Karl Popper • Radio • Sozialdarwinistische Rassenhygiene • Tuberkulosebekämpfung • Weltwirtschaftskrise • Weimarer Republik • Zweiter Weltkrieg

6.1 Erster Weltkrieg und Zwischenkriegszeit

Der Ausbruch des Ersten Weltkrieges verzögerte die weitere Entwicklung der Pflege. Nun rächte sich die Tatsache, dass die gesetzlich geregelte Ausbildung so lange auf sich hatte warten lassen. Zur Unterstützung wurden Schwestern aus der Schweiz und Deutschland herangezogen, und dennoch gab es in Österreich **viel zu wenig geschultes Personal** für die Kriegskrankenpflege. Zusätzlich zur Pflegeausbildung nach der Verordnung von 1914 wurden während des Ersten Weltkrieges behelfsmäßige Schulungen abgehalten.

Rund 25 000 Krankenschwestern waren im Ersten Weltkrieg im Einsatz (Seidler & Leven, 2003, S. 238). Zu Beginn des Krieges meldeten sich in Deutschland viele ausgebildete Schwestern freiwillig zur Kriegskrankenpflege. Das deutsche Kriegsministerium hielt den Bedarf jedoch für gedeckt. Diese Absage veranlasste Agnes Karll, mit ihren BO-Schwestern (Krankenschwestern, die Mitglieder der Berufsorganisation Krankenpflege waren) nach Österreich zu gehen, wo sie mit offenen Armen empfangen wurde. In der Zeit von 1914 bis 1916 wirkten ca. **1700 BO-Schwestern** auf dem österreichisch-ungarischen Staatsgebiet im „Seuchenschutz". In diesen zwei Jahren hatten sie die Aufsicht über ca. 50 000 Betten in Böhmen, Mähren und Schlesien. Im Anschluss war Karll mit den BO-Schwestern bis 1918 in Flüchtlings- und Tuberkuloselagern beschäftigt (Sticker, 1984, S. 223).

Die deutschen und Schweizer Pflegerinnen forderten jedoch ein höheres Gehalt – eines, das deutlich über dem österreichischen Niveau lag. So musste das Lohnniveau angepasst werden, und davon profitierten auch die österreichischen Pflegerinnen – etwas, das zuvor lang gefordert, aber nie umgesetzt worden war.

Ausgelöst durch Patriotismus meldeten sich neben diplomierten Krankenpfleger*innen auch viele Hilfsschwestern und Helferinnen für die Kriegskrankenpflege. Für diese Pflegerinnen war die Situation schwieriger. Sie wurden nur dann in die Kriegskrankenpflege übernommen, wenn sie freiwillig auf die Bezahlung verzichteten. Der Krieg sorgte dafür, dass der Beruf zu einer öffentlichen Aufgabe wurde.

Die Kriegskrankenpflegerin war angesehen, aber auch negativ konnotiert. Der Psychologe Wilhelm Stekel z.B. beschrieb sie als „verliebt in die Pose der Liebesspenden" und damit als narzisstischen Typ. „Krankhafte Schaulust" wurde ihr vorgeworfen, und sie wurde auch als „Todesengel" bezeichnet (Stekel, zit. nach Salm-Reifferscheidt, 2010, S. 22–23).

Wegen des eklatanten Mangels an Pflegerinnen errichtete das Rote Kreuz die **„Zentralstelle für Krankenpflegerinnen" (Z.f.K.)**. Alle Krankenhäuser wurden angewiesen, Pflegerinnen abzustellen. War eine Schwester im Verzeichnis der Z.f.K. aufgenommen, konnte sie jederzeit für den Kriegseinsatz abgezogen werden. Eine Zustimmung der Anstaltsleitung war nicht mehr nötig. Dies hatte allerdings Auswirkungen auf die verbliebenen Pflegerinnen in den Krankenanstalten. Die vermehrten körperlichen Strapazen der Arbeit und schlechte Wohnverhältnisse führten beim Pflegepersonal zum Anstieg von Tuberkuloseerkrankungen. Dadurch konnte die Pflege in den Krankenanstalten kaum noch aufrechterhalten werden.

Mit der Einberufung wurde die Kriegskrankenpflegerin in den Dienst der Heeresverwaltung überstellt, an der vorherigen Arbeitsstelle erhielt sie Urlaub ohne Bezüge und die Zusage, nach dem Krieg ihre Arbeit im Krankenhaus wieder fortsetzen zu können. Für ihren Einsatz erhielten die Schwestern vier Kronen Taggeld, die Reisekosten wurden ebenso übernommen wie die Verköstigung im Ausmaß der Kriegsverpflegeration (Fürstler & Malina, 2004, S. 77; Salm-Reifferscheidt, 2010, S. 35). Laut Österreichischem Staatsarchiv konnte man im Jahr 1914 für eine Krone drei Kilogramm Brot erwerben.

Der Erste Weltkrieg und die leere Staatskasse wirkten sich nachteilig auf die heimischen Pflegeeinrichtungen aus. So wurde beispielsweise die **Verpflegung** im Versorgungsheim Lainz, einer Einrichtung für ältere Menschen in Wien, schon wenige Monate nach Kriegsbeginn reduziert. Zuerst wurden die bereits üblichen zwei fleischlosen Tage in der Woche auf drei, später auf vier erhöht; aufgrund von Milchmangel wurde nur noch schwarzer Kaffee angeboten, Semmeln wurden durch Brot ersetzt. Generell kam es mit Fortbestehen des Krieges zu immer weiteren Reduktionen, und die Qualität der verwendeten Lebensmittel verschlechterte sich zunehmend. Es fanden sich häufig Möglichkeiten, um ekelerregende Zutaten von schauderhafter Qualität zu verkochen. So wurde beispielsweise das sogenannte Lederfleisch – damit sind Fleischteile gemeint, die noch an den abgezogenen Häuten von Rindern festklebten und sehr häufig stark verschmutzt und bereits verdorben waren – zu Wurst verarbeitet. Die Einschränkungen bezogen sich auch auf die Verpflegung des Personals. In der Zivilbevölkerung wirkte sich die Nahrungsmittelknappheit insofern aus, als bestimmte Produkte nur mehr mit reglementierten Lebensmittelkarten erhältlich waren. Die karge Versorgung der Pfleglinge hatte eine Verschlechterung ihres Gesundheitszustandes zur Folge. Dies ließ sich gegen Ende des Krieges anhand einer um ca. **30% erhöhten Sterberate** beobachten (Gamper, 2005, S. 129–132).

Hinter der Kriegsfront versorgten Krankenschwestern in den Lazaretten Verwundete, assistierten bei Operationen und arbeiteten in Seuchenlazaretten. Aber auch Kochen, Putzen, Waschen und sogar der Anbau von Gemüse gehörten zu ihren Aufgaben. Phasen des Nichtstuns und des Wartens wechselten mit Zeiten höchster Arbeitsbelastung. Die Arbeit an sich wurde trotz der hohen Anforderungen als befriedigend, aber auch als erschreckend und brutal erlebt, oft an der Grenze zum Erträglichen. Mit der Dauer des Krieges wurden die Berichte der Schwestern zum Lazaretteinsatz immer kürzer, die Erzählungen über gemeinsame Feste, Ausflüge und Freundschaften immer länger. Die Sehnsucht nach Frieden trat in den Vordergrund (Panke-Kochinke & Schaidhammer-Placke, 2002, S. 149).

Ab **1918** kam es zur **Gründung neuer Krankenpflegeschulen** in Wien (1918), Innsbruck (1919) und Graz (1923). Im Jahr 1936 existierten in Österreich acht Krankenpflegeschulen, fünf davon in Wien. Dabei wurde berücksichtigt, dass die (weltlichen) Pflegerinnen in einem Internat leben konnten – ähnlich einer „Mutterhaus-Gemeinschaft" nach dem Vorbild katholischer Pflegeorden –, damit ihre Anerkennung erhöht werde. Ab 1920 wurde das Eintrittsalter von 18 auf 20 Jahre und die Ausbildungsdauer in Wien auf drei Jahre angehoben; in den Bundesländern blieb es bei zwei Jahren.

1932 umfasste die theoretische Ausbildung insgesamt 472 Stunden, davon waren 315 Stunden medizinische Fächer, 112 Stunden allgemeine Fächer und 45 Stunden Pflegefächer (Walter, 2003, S. 35). Die Eigenschaften einer „guten Schwester" aber blieben dieselben wie vor dem Krieg.

Lehrschwester Hanna Katz verfasste als erste Krankenschwester ein Lehrbuch für die Pflege mit dem Titel „Einführung in die praktische Krankenpflege". Sie schrieb:

> „Es gibt keinen zweiten Beruf, der ein solches Maß von Pflichtbewußtsein, ein solches Hintansetzen der eigenen Person verlangt, wie die Krankenpflege" (Katz, 1926, S. 10). „Der theoretische Unterricht [...] hat keinen anderen Zweck, als sie für ihre Tätigkeit im Krankensaal vorzubereiten [...] keinesfalls aber, ihr Bruchstücke medizinischen Wissens beizubringen, um sie zum Kurpfuschertum heranzu-

bilden" (S. 13). „Dem vorgesetzten Arzte gegenüber sei die Schwester stets zuvorkommend, höflich und bescheiden; jede Vertraulichkeit hat sie strengstens zu meiden" (S. 14).

„In den Pflegerinnenschulen erfolgt die Ausbildung zur Krankenpflege in einem Internate, in der richtigen Erkenntnis, daß die Unterweisung der Pflegeschülerin nicht nur in der praktischen und theoretischen Schulung bestehen könne, daß sie vielmehr zu diesem Beruf erzogen werden müsse, weil eben dieser Beruf an seine Vertreter besondere Anforderungen stellt."

(Katz, 1926, S. 16).

Nach dem Ende des Ersten Weltkrieges herrschten in Österreich unfassbare Armut und Not. **Kriegsheimkehrerinnen** fanden nach einer langen, strapaziösen Heimkehr nicht die erhoffte Verbesserung vor. Erschöpft und oft auch ausgeraubt kamen sie an, ohne Sicherheit auf die vor dem Krieg versprochene Wiederanstellung in einer Zivilkrankenanstalt. Auch die vielen unausgebildeten zurückkehrenden Kriegskrankenpflegerinnen hatten kaum Chancen auf eine Anstellung. Die anhaltenden wirtschaftlichen Probleme und verstärkten Sparmaßnahmen der Regierung in den Jahren 1922 und 1923 in den Wiener Spitälern führten zu Entlassungen von Pflegepersonal, Abteilungen wurden geschlossen. Durch die außerordentlichen Preiserhöhungen und die steigende Arbeitslosigkeit gerieten viele weltliche Pflegepersonen in Armut (Fürstler & Malina, 2004, S. 78). Dadurch flammten wieder verstärkt Existenzkämpfe zwischen den beiden unabhängig voneinander existierenden weltlichen und geistlichen Pflegerinnen auf. Die weltlichen Schwestern verlangten, dass in den Kindergärten, Waisenhäusern und Krankenanstalten der Gemeinde Wien die geistlichen Ordensschwestern durch sozialdemokratische Pflegerinnen ersetzt werden sollten. So forderte die Christliche Gewerkschaft, dass der Abbau in gleichem Verhältnis zwischen geistlichen und weltlichen Krankenschwestern aufgeteilt werden sollte. Während die Ordensschwestern weiter durch die Klöster versorgt wurden, waren weltliche Pflegende mit der Existenzfrage konfrontiert (Walter, 1991, S. 32).

Als positives Ereignis dieser Zeit muss jedoch der **Ausbau der öffentlichen Fürsorge** (z.B. Tuberkuloseprophylaxe) genannt werden. Der nichtärztliche Teil war zunächst (1916 bis ca. 1920) vollständig Aufgabe der Pflege, dann übernahmen zur Fürsorgeschwester weitergebildete Krankenschwestern dieses Aufgabengebiet. In weiterer Folge entwickelte sich daraus die Fürsorgerin (heute **Sozialarbeiterin**). Dieser neue Beruf war im Gegensatz zum Pflegeberuf angesehen und auch für gebildete Schichten und die österreichische Frauenbewegung attraktiv (Walter, pers. Mitteilung, 21.9.2022). In der Zwischenkriegszeit kam es durch bedeutende Persönlichkeiten zu einem vorübergehenden Aufschwung in der Pflege.

Hanna Katz (1884–1962), Lehrerin an der Krankenpflegeschule des Allgemeinen Krankenhauses Wien und später Oberin der Krankenpflegeschule am Wilhelminenspital, veröffentlichte 1918 das Buch „Grundriß der Anatomie für Krankenschwestern" und 1926 die „Einführung in die praktische Krankenpflege". Dies ist deswegen als Besonderheit anzuführen, weil es zu dieser Zeit absolut unüblich war, dass Lehrbücher für die Pflegeausbildung von Pflegepersonen geschrieben wurden – dies war bisher Aufgabe von Ärzten, in seltenen Fällen auch von Geistlichen gewesen. Katz war auch Schriftleiterin des österreichischen Fachmagazins „Krankenpflegerinnen und Führsorgeschwestern". Aufgrund ihrer jüdischen Abstammung verlor sie 1938 ihren Posten und emigrierte 1939 nach Großbritannien. Im Jahr 1946 kam sie wieder nach Österreich zurück (Walter, 2022, S. 621–622).

Hedwig Birkner (1878–1948) verschrieb einen großen Teil ihres beruflichen Lebens der Entwicklung der Kinderkrankenpflege. Die Österreicherin lebte ein paar Jahre in Berlin und absolvierte dort Krankenpflegekurse beim Roten Kreuz. Zurück in Wien, begann sie 1908 eine Ausbildung zur „Blauen Schwester" im Pflegeinstitut am AKH Wien. Von 1914 bis 1915 besuchte sie an der dort neueröffneten Krankenpflegeschule den ersten Fortbildungskurs zur diplomierten Krankenschwester. Nach diversen Leitungsfunktionen als Stations- und Oberschwester und nach Studienbesuchen in mehreren deutschen Städten und in London war sie 1917 maßgeblich an der Gründung der **„Fachorganisation der geschulten Krankenpflegerinnen, Fürsorgerinnen und verwandter Berufe Österreichs"** beteiligt und war einige Jahre im Leitungsgremium tätig. Im Jahr 1927 erfolgte im Zuge eines Austauschprogramms eine Reise in die USA. Neuerlich engagierte sie sich 1933 für die Gründung des **„Verbandes diplomierter Krankenpflegerinnen Österreichs"**; dort war sie bis zu dessen Auflösung durch die Nationalsozialist*innen 1938 als Präsidentin tätig. Dieser Vorläuferverband des heutigen **„Österreichischen Gesundheits- und Krankenpflegeverbandes (ÖGKV)"** wurde rasch in den **„Weltbund der Krankenschwestern und Krankenpfleger" (ICN)** aufgenommen. Damit gelang Birkner ein wichtiger berufspolitischer Schritt. Vorgängerorganisationen waren gescheitert, da sie laut den Statuten des ICN einem zu hohen politischen Einfluss ausgesetzt gewesen waren (Wolff, 2001, S. 26–27). Der ICN besteht seit 1899 und ist die internationale Stimme der Pflegenden mit dem Ziel der Sicherstellung hoher Pflegequalität in allen Ländern, einer vernünftigen Gesundheitspolitik sowie der Förderung einer hohen ethischen Berufsauffassung.

Anna Schwarzenberg (1897–1954) diplomierte 1925 an der Krankenpflegeschule am Rudolfinerhaus in Wien, anschließend belegte sie in London am Bedford College and Royal College of Nursing den Course for Nurse Administrators and Teachers in Schools of Nursing und danach einen Advanced Course in Nursing Administration am Teachers College an der Columbia University in New York. Nach einigen Jahren, in denen sie in Graz als Oberschwester und anschließend als Schuloberin der Krankenpflegeschule tätig gewesen war, wurde sie 1934 Generalsekretärin des ICN. Von 1939 bis 1943 unterbrach sie diese Tätigkeit, um ein Bachelor-Studium am Teachers College der Columbia University zu absolvieren und als Pflegedirektorin in einem kleinen Krankenhaus in Massachusetts (USA) zu arbeiten. Von 1943 bis 1947 übte sie weiter das Amt der Generalsekretärin des ICN aus (Wolff, 1997, S. 184–185).

Alice Pietzker (1887–1976), geborene Schweizerin, besuchte von 1911 bis 1914 ebenfalls die Krankenpflegeschule am Rudolfinerhaus in Wien. Nachdem sie einige Jahre als Oberschwester in einem Kinderkrankenhaus gearbeitet hatte, absolvierte sie 1917 an der Krankenpflegeschule einen Fortbildungskurs zum Erwerb des staatlichen Diploms. Von 1918 bis 1938 war sie Oberin des Krankenhauses Rudolfinerhaus und dessen Krankenpflegeschule. Gesundheit und Lebensbedingungen „ihrer" Krankenschwestern und Pflegeschülerinnen lagen ihr besonders am Herzen. Berufspolitisch engagierte sie sich in der Vereinigung der diplomierten Krankenpflegerinnen Österreichs und im ICN, wo sie 1933 Vorsitzende des Komitees für Gesundheitsstatistik wurde. Nach dem Anschluss Österreichs an Deutschland am 12. März 1938 legte sie alle Funktionen nieder und kehrte in ihre Schweizer Heimat zurück (Wolff, 1997, S. 149–150).

Die Politik des seit 1934 bestehenden **autoritären Ständestaates** unter der Regierung von Engelbert Dollfuß (1892–1934) beeinflusste unter anderem durch ein „äußerst konservatives Frauenbild" auch die Krankenpflege (Ilsemarie Walter, pers. Gespräch, 21.9.2022). Wer eine Krankenpflegeschule besuchte oder im Krankenhaus angestellt war, war darüber hinaus automatisch Mitglied im Verein **„Vaterländische Front (VF)"**, einer durch die Ausschaltung von Demokratie, Parlament und Opposition zur Macht gelangten Einheitspartei mit Monopolstatus nach faschistischem Vorbild (Fürstler & Malina, 2004, S. 79).

1935 wurde in Analogie zur regierenden christlich-sozialen Partei die „Katholische Schwesternschaft Österreichs" gegründet, die in der Zeitschrift „Veronika" autoritäre Artikel herausgab, z.B. „Geistiger Machteinfluss am Krankenhaus". Die engagierten, motivierten und durch internationale Erfahrungen bereicherten Pflegepersonen konnten gegen diese politische Situation nichts bewirken. Sämtliche Bemühungen, die Pflege auch in Österreich weiterzuentwickeln, scheiterten. Der „Verband der diplomierten Krankenpflegerinnen Österreichs" wurde massiv eingeschränkt, bis 1938 mit dem Einmarsch deutscher Truppen in Österreich beide Verbände eingestellt wurden (Walter, 2006, S. 37).

Mit dem Anschluss Österreichs an Deutschland im März 1938 erfolgte die Anpassung an das deutsche System. Der Aufschwung der Pflege vor dem Ersten Weltkrieg und in der Zwischenkriegszeit, der sich im Bemühen um eine Pflegeausbildung und in Ansätzen zu beruflicher Organisation zeigte, wurde durch den Zweiten Weltkrieg unterbrochen (Seymer, 1936).

Zudem wurden fast alle jüdischen Pflegerinnen entlassen und verfolgt. Einige jüdische Studentinnen emigrierten nach Großbritannien und absolvierten dort eine Ausbildung zur State Registered Nurse, darunter auch Lisbeth Hockey und Annie Altschul. Sie unterstützten später in den 1980er-Jahren die Etablierung der Pflegewissenschaft in Österreich (siehe dazu Kap. 7.10).

6.2 Krankenpflege im Nationalsozialismus

In der Zeit nach dem Ersten Weltkrieg gab es in Deutschland deutlich mehr weltliche Pflegende als geistliche; Gewerkschaften entstanden, und es wurde versucht, geregelte Arbeitszeiten einzuführen, Dienstverträge zu erstellen und die Ausbildung zu reformieren (Steppe, 2013, S. 50–54). Zu einheitlichen Regelungen sollte es jedoch nicht mehr kommen, da Hitler kurz darauf zum Kanzler gewählt wurde.

Mit Hitlers Wahl 1933 begann eine **Neuorganisierung der Krankenpflege** in Deutschland, die sich mit dem Anschluss Österreichs an Deutschland 1938 auch auf Österreich auswirkte. Der Krankenpflege wurde ein besonderer Stellenwert zuteil, um die nationalsozialistischen Ziele umzusetzen, insbesondere mit der sogenannten **Volksgesundheitspflege** und durch den **Einsatz an der Front**.

6.2.1 Organisation der Krankenpflege im Nationalsozialismus

Eine umfassende Neuordnung der zersplitterten Krankenpflegeverbände sollte im Wesentlichen zwei Ziele erreichen:

- die **Vereinheitlichung** und organisatorische Straffung der vielen verschiedenen Berufsverbände unter nationalsozialistischer Führung;
- die inhaltliche „**Gleichschaltung**", d. h. die möglichst weitgehende Durchdringung der pflegerischen Berufsauffassung mit der nationalsozialistischen Weltanschauung.

Mehrere Organisationen forderten die Zuständigkeit für die Durchsetzung der nationalsozialistischen Ziele ein; die Folge waren häufige Änderungen der Zuständigkeitsbereiche. Die **Nationalsozialistische Volkswohlfahrt (NSV)**, eine Teilorganisation der NSDAP (Nationalsozialistische Deutsche Arbeiterpartei), hatte vermutlich den größten Einfluss:

> „Das Primat, Schwestern im Sinne Adolf Hitlers auszubilden und zu einer nationalsozialistischen Gemeinschaft zusammenzuschweißen, liegt deshalb einzig und allein bei der Schwesternschaft der NSV. Alle Schwesternarbeit der Zukunft wird sich deshalb nach den Gedanken und Methoden dieser Schwesternschaft zu richten haben."
>
> (Mach, 1934, zit. nach Steppe, 2013, S. 68).

Die konfessionellen und die freien Schwestern sowie die Schwestern der NSV waren unter Ausschluss der Gewerkschaften zunächst der „Reichsarbeitsgemeinschaft der Berufe im ärztlichen und sozialen Dienst" (RAG) unterstellt. Zur Vereinheitlichung der Pflege wurde das Erscheinen der Fachzeitschriften für Krankenpflege zwangsweise eingestellt und die „Amtliche Zeitschrift der Reichsschaft Deutscher Schwestern" – später „Die deutsche Schwester" – eingeführt. Anhand dieser Zeitschrift erfolgte unter der Herausgeberin Gertrud Scholtz-Klink (1902–1999) durch sogenannte „Verhaltensregeln" die ideologische Einflussnahme auf die Disziplinierung der praktisch tätigen Schwestern und Pfleger. Laufende Unstimmigkeiten führten 1936 zur Auflösung der RAG und die Schwesternschaften wurden nun dem **„Fachausschuss für Schwesternwesen in der Arbeitsgemeinschaft freie Wohlfahrtspflege"** unterstellt. Dieser Fachausschuss umfasste zur Zeit des Anschlusses Österreichs an Deutschland fünf große Schwesternverbände:

- die Reichsgemeinschaft der freien Caritasschwestern (Caritasverband; davor bis 1937 Katholischer Schwesternverband, geistlicher Orden
- die Diakoniegemeinschaft (Evangelischer Schwesternverband)
- die Schwesternschaft vom Deutschen Roten Kreuz
- den Reichsbund freier Schwestern und Pflegerinnen (Blaue Schwestern)
- die NS-Schwesternschaft (Braune Schwestern – die NS-Schwestern wurden wegen ihrer braun gemusterten Berufskleidung so bezeichnet)

Fachausschuss für Schwesternwesen in der Arbeitsgemeinschaft freie Wohlfahrtspflege ab 1936				
Reichsgemeinschaft der freien Caritas-schwestern (davor bis 1937 Katholischer Schwesternverband geistlicher Orden)	Diakonie-gemeinschaft	DRK-Schwestern-schaft	Reichsbund freier Schwestern und Pflegerinnen (Blaue Schwestern)	NS-Schwestern-schaft (Braune Schwestern)
			NS-Reichsbund deutscher Schwestern, ab 1942	

Abbildung 11: **Organisation der Krankenpflege ab 1936** (nach Steppe, 2013, S. 69–71)

Im Sinne der Gleichschaltung gab es diese Schwesternverbände ab 1938 durch das „Gesetz der Ordnung der Krankenpflege“ auch im als „Ostmark“ bezeichneten Österreich. Die „freien (weltlichen) Schwestern (Blauen Schwestern)“ und die „NS-Schwesternschaft (Braune Schwestern)“ wurden 1942 vereint im **„NS-Reichsbund deutscher Schwestern“.**

Die Besetzung wichtiger Krankenanstalten mit diesen Schwesternschaften wurde rasch vorangetrieben und den Krankenhäusern die verschiedenen Verbände jeweils zugeordnet, wobei eine klare Trennung meist nicht gelang, sodass es vorkam, dass in manchen Krankenhäusern Schwestern mehrerer Verbände tätig waren (Fürstler & Malina, 2004, S. 124–126; Steppe, 2013, S. 68; Walter, 2001, S. 151).

Ab 1942 war durch den Zusammenschluss des „Reichsbundes freier Schwestern und Pflegerinnen“ mit der „NS-Schwesternschaft“ in den „NS-Reichsbund deutscher Schwestern“ zwischen „Braunen“ und „Blauen“ Schwestern keine Unterscheidung mehr möglich (s. Abb. 11). Dieser Umstand hatte nach dem Krieg für die „Blauen Schwestern“ schwerwiegende Folgen, da sie mit den „Braunen Schwestern“ gleichgesetzt wurden und es für sie dadurch schwierig war, nach dem Krieg wieder eine Anstellung zu finden (Walter, 2001, S. 145).

Der Einsatz von NS-Schwestern in der Gemeindekrankenpflege als deren Haupteinsatzgebiet sollte konfessionelle Pflegekräfte aus dieser Funktion zwar hinausdrängen, der Personalmangel machte den Verzicht auf konfessionelle Schwesternschaften jedoch unmöglich. Die Gleichschaltung der Strukturen war problematisch, denn es galt, Verbände mit weit auseinanderklaffender Weltanschauung zu koordinieren (Schweikardt, 2011, S. 556–557; Steppe, 2013, S. 71–72).

Die **NS-Schwesternschaft** war nach Gaida (2008, S. 19) eine pseudoreligiöse Gruppierung, die durch den „Glauben an den Führer", die „Volksgemeinschaft" und die „Rassenlehre" gekennzeichnet war. Mit dem „neuen" Schwesterntyp der NS-Schwesternschaft sollte für die Umsetzung der Ziele der NSDAP eine pflegerische „Elite" geschaffen werden. Als rein weibliche Elite – dem Pendant zum männlichen Soldaten – war sie nach nationalsozialistischem Gedankengut gut ausgebildet, politisch aktiv, nicht jüdisch und nicht konfessionell gebunden. Männliches Pflegepersonal war in der Minderheit und deutlich schlechter ausgebildet (Gaida, 2008, S. 22–23).

Die **Rotkreuzschwesternschaft** musste erst gegründet werden, da sie bis dahin in Österreich nicht existent gewesen war. Hierfür wurden 90 Schwestern und 40 Schülerinnen des Rudolfinerhauses (Wien) in das Deutsche Rote Kreuz überführt (Fürstler & Malina, 2004, S. 124–125). Im Vergleich dazu hatte das DRK 1,5 Millionen Mitglieder mit 3.588 Sanitätskolonnen, 591 Krankenwagen, 10 000 Schwestern und 17 000 ausgebildeten Laienhelferinnen. Eine neue Satzung ermöglichte die Zusammenarbeit zwischen dem DRK und der SA (Sturmabteilung), der SS (Schutzstaffel) sowie der Nationalsozialistischen Volkswohlfahrt.

Die Reichsfrauenführerin **Gertrud Scholtz-Klink** (1902–1999) war daran interessiert, Frauenvereine unter der Hakenkreuzfahne zu vereinen. In einer Rede, die in der Zeitschrift „Unsere Rotkreuz-Arbeit. Nachrichtendienst des DRK-Reichsfrauenbundes" im August 1934 veröffentlicht wurde, forderte die glühende Nationalsozialistin Scholtz-Klink,

> „… daß alle an die vorgesetzten Führerinnen ‚glauben' sollten. Diese sollten ‚als leuchtendes, klares, reines Vorbild des Nationalsozialismus in der Öffentlichkeit draußen stehen […]. Wir haben lediglich die bereiten, gehorsamen Menschen zu sein, die dem zu folgen bereit sind, was unseres Volkes Schicksal verlangt'. Nach dem stürmischen Umbau müsse nun Ruhe und Ordnung in die Organisation einziehen. Deshalb wären bei der Erfüllung der neuen Aufgaben auch unfähige

> Führerinnen zu entlassen: ‚Das Ziel ist es […], aus der guten Masse der deutschen Frauen dem Führer einen Apparat zu bilden, ein Instrument, das auf jeden Wink bereitsteht und die Dinge tut, die […] zu tun sind'."
>
> (Scholz-Klink, 1939).

Scholtz-Klink war bekannt für ihr Frauenbild: Statt Schein und Äußeres zu pflegen, sollte die deutsche Frau bescheiden und idealistisch sein. Die deutsche Frau sei Mutter, solle dem Mann als bester Kamerad zur Seite sein, einfach und schlicht und, wenn es sein müsse, auch hart gegen sich selbst. Sie müsse auf Luxus und Genuss verzichten können, hart arbeiten, Einsatz bis zum Letzten zeigen und um die Not und Gefahren ihres Volkes wissen. Idealisiert wird hier das Bild der dienenden und helfenden, aber unkritischen und gefühlskalten Frau.

6.2.2 Ideologisierung und Propagandamaßnahmen

Nach der Zielsetzung der NSV wurde die Wohlfahrtspflege nicht mehr bestimmt durch das Wohl des*der Einzelnen, sondern durch die Gemeinschaft. Das Unterstützungsangebot orientierte sich an der Würdigkeit der Unterstützten gemäß ihrer Leistung für die Gesellschaft (Klee, 2001, S. 49; Steppe, 2013, S. 67). Der Schwesterndienst an der Volksgemeinschaft bezog sich nicht mehr auf die mitfühlende Betreuung schwacher Menschen, sondern konzentrierte sich auf Träger des wertvollen „deutschen Erbgutes", auf die Erhaltung und Wiederherstellung von Arbeitskraft und auf für die Kriegsführung „brauchbare" Menschen – also jene, die für das deutsche Volk „Leistung" erbrachten. Einzige Ausnahme für den Anspruch auf Pflege sollten Kriegs- und Arbeitsinvalide bilden (Steppe, 2013, S. 101–102).

Die **ideologische Indoktrinierung** der nationalsozialistischen Schwester konnte nicht nur ungehindert stattfinden, sondern wurde auch bereitwillig angenommen, da die Vorbildung und Sozialisation der Schwestern bereits auf unterwürfiges Gehorchen ausgerichtet war. Diese fachlich gut ausgebildeten Krankenpflegerinnen waren der Medizin streng untergeordnet und besaßen keinen eigenständigen Tätigkeitsbereich. Der uneinlösbare Anspruch berufsethischer Ideale wie Aufopferung, Hingabe, Gehorsam und strikte Pflichterfüllung erforderte die Verleugnung eigener Bedürfnisse und bewirkte Entfremdung. Zudem fehlte es den Pflegerinnen an gesellschaftlicher Anerkennung. Diese Umstände kamen den Nationalsozialist*innen entgegen.

Um die Verinnerlichung nationalsozialistischer Werte zu sichern, wurden in den Unterrichtsfächern einschlägige Inhalte (Erb- und Rassenpflege, Mendel'sche Gesetze usw.) und ein „Selektionsmodell" vermittelt. Demnach galten Menschen, die keine „Leistung" für den nationalsozialistischen Staat erbringen konnten als asozial und konnten einer „Sonderbehandlung" (Synonym für „Tötung") zugeführt werden (Weisbrod-Frey, 2013, S. 106–107).

Für die bereits im Beruf tätigen Schwestern wurden neben den einschlägigen Publikationen in Pflegezeitschriften auch **ideologische Aufschulungskurse** mit rassistischen Inhalten abgehalten; dies erfolgte für NS-Schwestern ebenso wie für konfessionelle Schwestern, darüber hinaus wurde als Höhepunkt der Schulung eine Vereidigung mit lobenden Worten zur hohen Bedeutung der Schwestern für den Staat gesprochen (Gaida, 2008, S. 32–33).

60 000 RM
kostet dieser Erbkranke die Volksgemeinschaft auf Lebenszeit
Volksgenosse das ist auch Dein Geld
Lesen Sie
neues Volk
Die Monatshefte des Rassenpolitischen Amtes der NSDAP

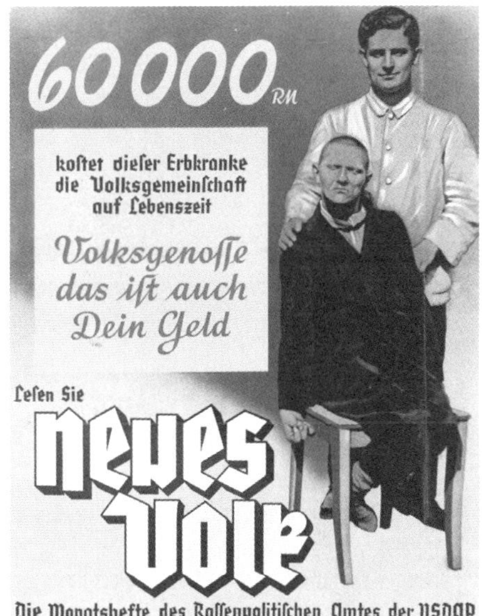

Abbildung 12: Propaganda-Plakat des Rassepolitischen Amts der NSDAP gegen Behinderte

In Deutschland wurde 1936 mit einem auf die Kriegsvorbereitung ausgerichteten Vierjahresplan begonnen, um die **Zahl der Krankenschwestern zu erhöhen**. Aufgrund eines geschätzten Mangels an über 70 000 Krankenschwestern und dem zu erwartenden Bedarf an der Front wurde das geringe gesellschaftliche Ansehen

Download 9: weitere Propaganda-Bilder der NS-Zeit

des Pflegeberufes bewusst enorm aufgewertet, es wurde „ideologisch überhöht und politisch instrumentalisiert" (Gaida, 2008, S. 12). Schwester zu sein, wurde regelrecht heroisiert. **Propagandamaßnahmen** sollten die Wertschätzung der Krankenschwestern durch das nationalsozialistische Regime sichtbar machen, indem sie sich am nationalsozialistischen Rollenbild der Frau orientierten. Nach diesem war die spezifische, die „weiblichste" Aufgabe der Frau die Mutterschaft, in ihren Händen lag die Verantwortung zur Reinhaltung der Rasse. Die deutsche Mutter stand im Mittelpunkt einer Bevölkerungspolitik, die auf Auslese und „Aufnordung" (Arisierung, Erhöhung des nordischen Anteils im Erbgut) ausgerichtet war.

In der Krankenpflege sollte die deutsche Frau ihrer „Mutterrolle" Ausdruck verleihen und zahlreiche junge Frauen ansprechen. So war beispielsweise auf einem Werbeplakat für die Krankenpflege zu lesen: „Neben der Aufgabe als Mutter hat die Frau keine schönere und weiblichere Betätigung als im Beruf der Schwester" (Steppe, 2013, S. 77).

Eine gängige Illustration der Krankenpflege und der Mütterlichkeit der Schwester bot hierfür das Familienmodell, das dem Arzt die Vaterrolle, der Pflegerin die Mutterrolle und den Patient*innen die Rolle der Kindes zuschrieb (Fürstler & Malina, 2004, S. 55). Demnach lassen sich die Schwestern als „Mütter" und die verwundeten und kranken Soldaten als ihre schwach gewordenen „Kinder" betrachten, die sie wieder gesund und einsatzbereit zu pflegen vermochten (Gaida, 2008, S. 15–16).

Die **ideologische Aufwertung der Krankenpflege** war **bewusst gesteuert**, weil sie unverzichtbar war für die nationalsozialistische Politik. Als Zeichen der Aufwertung wurden auch hohe Positionen in den Schwesterorganisationen mit Schwestern besetzt – etwas, das es zuvor nicht gegeben hatte. Diese Anerkennung vermittelte den Eindruck von Eigenständigkeit. Tatsächlich jedoch blieb die Krankenpflege dem Staat und der Medizin in allen fachlichen Belangen strikt unterstellt.

Trotzdem begrüßten viele Schwestern die Neuorganisation der Pflege. Sie sahen darin eine positive und zukunftsweisende Entwicklung, sodass allein in Wien und Umgebung über 5 000 junge Frauen als Bewerberinnen nach den schweren Zeiten der Arbeitslosigkeit darin eine vielversprechende Chance sahen (Fürstler & Malina, 2004, S. 87).

Das Bild der Krankenschwester wandelte sich von der in christlicher Nächstenliebe agierenden Krankenschwester hin zur pflichtgetreuen, opferbereiten und mütterlichen Heldin. Der neue Schwesterntyp war konfessionslos, und die dem nationalsozialistischen Zeitgeist folgende Krankenschwester verdrängte zunehmend die Schwestern kirchlicher Organisationen. Die Unparteilichkeit konfessionell gebundener Schwestern machte die **Ordensschwester** jedoch zum **negativen Gegenbild der NS-Schwester**, indem ihr Gleichgültigkeit gegenüber dem Staat unterstellt wurde (Gaida, 2008, S. 24).

6.2.3 Krankenpflegeausbildung im Nationalsozialismus

Der Anschluss Österreichs an Deutschland 1938 führte zu gravierenden Veränderungen in der Pflegeausbildung sowie in der Berufsausübung. Auf den ersten Blick schien die Umstrukturierung für den Pflegeberuf eine starke Verbesserung zu bringen. Die Umstellung verlief ohne Schwierigkeiten, denn die strenge hierarchische Struktur war den Pflegerinnen vertraut.

Mit dem **„Gesetz zur Ordnung der Krankenpflege"** und den drei ergänzenden Verordnungen erfolgte eine einheitliche Neuregelung der Krankenpflegeausbildung, allerdings nicht in die zukunftsweisende Richtung der Akademisierung. Mit dem am 28. September 1938 erlassenen und am 2. Dezember 1938 auch in Österreich übernommenen Gesetz wurde die Verantwortung des Staates für die **Erhaltung und Förderung der Volksgesundheit** als Deckmantel zur Durchsetzung nationalsozialistischer Ziele begründet. In Deutschland wurden damit die preußische Ausbildungsverordnung von 1921 und in Österreich die „Verordnung des Ministers des Inneren von 1914" außer Kraft gesetzt.

Die einheitlichen Krankenpflegeschulen standen nun unter staatlicher Überwachung und Kontrolle der Nationalsozialist*innen. Auch Krankenhäuser konfessioneller Schwesternschaften waren verpflichtet, NS-Schülerinnen auszubilden (Walter, 1991, S. 67). Die Leitung von Krankenpflegeschulen wurde weitwerhin ausschließlich Ärzten übertragen, die nach nationalsozialistischen Vorstellungen zuverlässig waren und deutsches oder „artverwandtes" Blut nachwiesen (Weisbrod-Frey, 2013, S. 96–98). Ärzte galten als Vorgesetzte der Pflegerinnen, wie dies im „Hand- und Lehrbuch der Krankenpflege" auch in den Auflagen dieser Zeit hervorgehoben wurde: „Die Krankenschwestern sind dem Arzt unterstellt." (Weisbrod-Frey, 2013, S. 102)

Durch strenge Aufnahmekriterien für die Krankenpflegeausbildung sollte der Beruf mehr Ansehen in der Gesellschaft erlangen und attraktiver werden. Nur die Besten sollten den Titel „deutsche Schwester" tragen dürfen. Es wurden ein **Ariernachweis** (Nachweis deutschen oder „artverwandten" Blutes), **politische Zuverlässigkeit** (Bescheinigung von der Parteidienststelle der NSDAP), **guter Leumund** sowie der Nachweis einjähriger hauswirtschaftlicher Tätigkeit in einer Familie, Anstalt oder Schule eingefordert. Zudem wurden abgeschlossene Volksschulbildung, die Vollendung des 18. Lebensjahres und gesundheitliche Eignung durch ein ärztliches Attest vorausgesetzt (Weißbrod-Frey, 2013, S. 95–96). Jüdischen Bewerberinnen und politisch Linken blieb der Zugang zur Ausbildung verwehrt. Das Hauswirtschaftspraktikum galt als erforderlich, damit Pflegerinnen die erkrankte oder durch Pflege überlastete Hausfrau beraten und unterstützen konnten. Zudem gehörte dies zur Vorbereitung auf die Mutterrolle nach nationalsozialistischem Vorbild (Weißbrod-Frey, 2013, S. 95–96; Wolff & Wolff, 2008, S. 230).

Unterrichtsfächer wie Berufsehre und Berufskunde, weltanschauliche Schulung und sittliche Grundlagen (dahinter verbarg sich die Erziehung im Sinne des „nationalsozialistischen Volkskörpers" durch Selbstüberwindung und großes „sittliches Pflichtbewusstsein"), Erb- und Rassenpflege waren in der Ausführungsverordnung an oberster Stelle angeführt. Im Fach „Erb- und Rassenpflege" wurde die Übertragbarkeit der Mendel'schen Gesetze auf den Menschen vermittelt und auf die Bedrohung der „deutschen Elite" durch die Vermischung mit Juden, Roma und Sinti sowie Erbkranken nachdrücklich hingewiesen.

Der zukünftigen Krankenschwester wurde als dringlicher Auftrag die **Mithilfe zur Reinhaltung der Rasse** suggeriert, um das deutsche Volk vor dem Aussterben zu schützen, das vermittelte Gedankengut war an der Bewahrung der deutschen Kultur und ihrer Leistungsfähigkeit ausgerichtet. Es ging dabei um die Verinnerlichung der nationalsozialistischen Grundsätze der Erb- und Rassenpflege, damit die Schwester ideologisch auf ihre künftig wichtige Rolle vorbereitet und in der Krankenbeobachtung die entsprechende Auslese von „wertem und unwertem Leben" gesichert war.

Für die „Erbpflege" wurde die Bevölkerung in vier Gruppen eingeteilt:

1. Die erblich minderwertige Bevölkerungsschicht (die negative Auslese).
2. Die tragbare Bevölkerungsschicht.
3. Die Durchschnittsbevölkerung.
4. Die erblich wertvolle Bevölkerungsschicht (die positive Auslese).

(Reichsausschuss, Krankenpflegelehrbuch, 1943, S. 15)

Die ideologische Einflussnahme erfolgte über die Lehrmittel. Laut §8 der Ausführungsverordnung ist dem theoretischen Unterricht das **„amtliche Krankenpflegelehrbuch"** zugrunde zu legen, um die Anforderungen der Krankenpflege als Dienst an der Volksgemeinschaft im nationalsozialistischen Geiste zu sichern (Weißbrod-Frey, 2013, S. 98–106). Das Krankenpflegelehrbuch (1943) lehrte:

> „Jede Rasse ist für sich etwas Vollkommenes. Die Vermischung mit artfremden Rassen dagegen ergibt uneinheitlichen und unvollkommenen Nachwuchs. Derartige Mischlinge nennt man Bastarde. In den gesetzlichen Bestimmungen unterscheidet man zwischen artfremden Rassen und Rassen, deren Angehörige deutschen oder artverwandten Blutes sind. Zu den Rassen deutschen oder artverwandten Blutes rechnen wir zunächst die nordische Rasse, die körperlich gekennzeichnet ist durch langen, schmalen Schädel, Hochwuchs, blondes Haar und blaue Augen."
>
> (Reichsausschuß, Krankenpflegelehrbuch, 1934, S. 5)

Der Leibeserziehung wurde im Nationalsozialismus ebenfalls hoher Stellenwert eingeräumt. Hitler plädierte in „Mein Kampf" dafür, dass „ein Ausgleich zwischen geistigem Unterricht und körperlicher Ertüchtigung" geschaffen werden müsse (Hitler, 1943, S. 277) und körperliche Ertüchtigung ebenso wichtig sei wie die Aneignung von Wissen. So wurde auch in der Krankenpflegeausbildung großer Wert auf Körperschulung gelegt, denn nicht nur der Geist, auch der Körper sollte in der Ausbildung von den nationalsozialistischen Idealen durchdrungen werden. Selbst die Freizeit der Pflegerinnen war geplant und diente dem Ziel, die Gemeinschaft zu stärken:

> „Wir wollen unsere Schülerinnen nicht nur fachlich aufs Beste schulen, sondern darüber hinaus wollen wir sie durch intensiven Weltanschauungsunterricht mit dem ideellen Gedankengut des Nationalsozialismus bekannt machen, sie sportlich stählen und sie durch unsere umfassende Gemeinschaftserziehung zu starken und reifen Menschen werden lassen"
>
> (Zanders, NS-Gauvertrauensschwester; zit. nach Weißbrod-Frey, 2013, S. 111).

Die **Ausbildungsdauer** wurde von zwei bzw. in Wien von drei auf eineinhalb Jahre verkürzt, um rasch eine ausreichende Zahl ausgebildeter Krankenschwestern zu sichern. Dies erforderte gravierende Kürzungen bei den Lehrinhalten, die Pflege bei Geistes- und Nervenkranken wurde gänzlich gestrichen (Fürstler & Malina, 2004, S. 107). In der Praxis schlug sich die Ausbildungsverkürzung zu einem großen Teil in sogenannten „Nachschulungslehrgängen" nieder. Diese so geschulten Frauen erbrachten die Berufsberechtigung unter minimalen Voraussetzungen mittels Abend- und Wochenendkursen über wenige Monate bzw. Wochen (Fürstler, 2008, S. 144–145).

Am Ende der Ausbildung stand der **Eid** mit der Verpflichtung, Adolf Hitler treu und gehorsam zur Verfügung zu stehen:

> „Ich schwöre Adolf Hitler, meinem Führer, unverbrüchliche Treue und Gehorsam. Ich verpflichte mich, an jedem Platz, an den ich gestellt werde, meine Berufsaufgaben als nationalsozialistische Schwester treu und gewissenhaft im Dienste der Volksgemeinschaft zu erfüllen, so wahr mir Gott helfe."
>
> (Bundesarchiv Koblenz, NS 37/1039)

Zum Abschluss der Ausbildung erhielten die Absolventinnen einen „Ausweis über die Erlaubnis zur berufsmäßigen Ausübung der Krankenpflege". Dafür mussten sich die Krankenschwestern in die „Zentralkartei des deutschen Schwesterndienstes für Österreich" eintragen lassen.

6.2.4 Aufgaben der Schwester im Nationalsozialismus

Die Krankenpflege hatte den Auftrag, an der Umsetzung gesundheitspolitischer Ziele mitzuarbeiten (siehe Tab. 2), nämlich Arbeitsfähigkeit, Wehrfähigkeit und Reproduktionsfähigkeit der Bevölkerung sowie die Einsparung von Gesundheitskosten sicherzustellen. Hierfür wurde ihr **Aufgabenbereich erweitert**. Die nationalsozialistischen Schwestern waren nicht nur in der Krankenhauspflege tätig, sondern arbeiteten auch in Heil- und Pflegeanstalten, Mutter-Kind-Heimen, Lazaretten, Konzentrationslagern und „Euthanasieanstalten" sowie Arbeitslagern (Einrichtungen für „Asoziale"), vorwiegend aber in der „Volksgesundheitspflege und nachgehenden Fürsorge", entsprechend der nationalsozialistischen Ideologie von „Volksgesundheit".

Tabelle 2: **Zeittafel bedeutender Ereignisse des Nationalsozialismus**

Juli 1933	Gesetz zur Verhütung von erbkrankem Nachwuchs
September 1935	Ehegesundheitsgesetz
Feb. bis Mai 1939–1945	Kindereuthanasie
August 1939	Meldepflicht für Hebammen und Ärzte über „missgestaltete Kinder"
Oktober 1939	Erwachsenen-Euthanasie
April 1940	Aktion T4 (Vergasung von über 70 000 Menschen)
August 1941	Offizieller „Euthanasie-Stopp"
1941–1945	Menschenversuche in Konzentrationslagern
1941–1945	„Wilde Euthanasie"

Volksgesundheitspflege

Die **„Volksgesundheitspflege und nachgehende Fürsorge"** (Gemeindepflege) wurde von der NS-Schwesternschaft aufgebaut und war ihr Haupteinsatzgebiet, weil die Nationalsozialist*innen darin die größte **Einflussmöglichkeit auf die Bevölkerung** verorteten. Die Gemeindeschwester sollte das nationalsozialistische Gedankengut verinnerlicht haben und aktiv an der Rassenpflege mitwirken. Sie hatte den Auftrag, über das soziale Verhalten der Bevölkerung zu wachen sowie „Erbkranke" und „Asoziale" zu denunzieren.

Im Rahmen der Volksgesundheitspflege übernahm die Fürsorge- und Gemeindeschwester eigenständig die Aufgaben der Aufsicht, Beratung und Erziehung zur „Gesunderhaltung" der Bevölkerung. Sie erteilte für die gesunde deutsche Familie, die im Nationalsozialismus einen großen Stellenwert besaß, Hinweise. Dazu gehörten Ratschläge zur Kindererziehung, zum Haltbarmachen von Lebensmitteln oder zum Sparen sowie Aushilfe mit Kochrezepten.

Die erweiterten Aufgabenbereiche wurden als Aufwertung des Schwesternberufes angesehen. Die NS-Schwestern wurden zu einem bedeutenden Faktor in der nationalsozialistischen Gesundheitspolitik, indem sie in fast allen Gliederungen der Partei vertreten waren (Steppe, 2013, S. 79).

Am 1. Jänner **1934** trat das **„Gesetz zur Verhütung erbkranken Nachwuchses"** in Kraft. Weitere „Gesetze zur Erhaltung der Volksgesundheit" und der „Reinhaltung der Rasse" folgten. Das Vorgehen wurde durch Propaganda in Presse, Film und Schulen beworben. Die Konsequenzen daraus waren neben Zwangssterilisationen das Verbot der Mischehe („Blutschutzgesetz") und die „Vernichtung unwerten Lebens". Die Nationalsozialist*innen argumentierten diese Vorgehensweise mit der Rassenhygiene und mit Einsparungen, die durch den Wegfall der „Ballastexistenzen" zu erzielen seien und die dem Volk – oder besser der Kriegswirtschaft – zugutekämen.

Die Nähe der Schwestern zur Bevölkerung garantierte der nationalsozialistischen Regierung direkten Zugriff auf alle relevanten Informationen zur „Volksgesundheit". Sie nahmen eine Art **Schlüsselstellung bei der Durchsetzung nationalistischer Ziele** ein, etwa bei der „Erb- und Rassenpflege" und der Entscheidungsfindung zwischen „wertem und unwertem Leben" in der allgemeinen Bevölkerung. Sie waren zu enger Zusammenarbeit mit allen Stellen des Gesundheits- und Wohlfahrtswesens sowie allen Dienststellen der Partei verpflichtet und hatten ihren Vorgesetzten Erbkrankheiten, Missbildungen und „Verhaltensabnormitäten", Arbeitsscheu, Prostitution, schweren Alkoholismus etc. zu melden (Fürstler & Malina, 2004, S. 128). Deshalb wurden für diese Tätigkeiten braune Schwestern eingesetzt, die verlässlich „nicht Kranke, sondern den Nationalsozialismus pflegten" (Klee, 2001, S. 50).

Krankenhauspflege

Die Krankenhauspflege wurde von Schwestern der verschiedensten Verbände ausgeübt und stellte auch das Einsatzgebiet der **Pfleger** dar, die immerhin etwa 15–17% der Pflegepersonen ausmachten. Pfleger waren vorwiegend in der Psychiatrie tätig. Als „Hilfsdienste der Ärzte" führten sie menschenunwürdige Anordnungen unreflektiert durch. Krankenschwestern und -pfleger wirkten mit bei grausamen Menschenversuchen wie der Applikation von Krankheitserregern (z.B. Tuberkelbazillen) oder dem Einflößen von Medikamenten für medizinische Versuche. Sie ließen Patient*innen verhungern und dokumentierten die permanente Gewichtsabnahme und die damit einhergehenden Symptome wie Hungerödeme, bis sie die Opfer schließlich in die Pathologie abtransportierten (Fürstler & Malina, 2004, S. 26).

Mit dem „Gesetz zur Verhütung erbkranken Nachwuchses", das am 14. Juli 1933 (RGBl. I S. 529) verabschiedet wurde und im Jänner 1934 in Kraft trat (in der seit März 1938 angegliederten „Ostmark" mit 1.1.1940), wurden in diversen Krankenanstalten **Zwangssterilisationen und Zwangsabtreibungen** durchgeführt. In Wien sind hierzu die I. Universitäts-Frauenklinik und die I. Chirurgische Universitätsklinik der Stadt Wien (Lainz), die Krankenanstalt „Rudolf-Stiftung" sowie die Heil- und Pflegeanstalt „Am Steinhof" zu nennen (Walter, 2001, S. 153). Die Anzahl der Zwangssterilisationen in Deutschland wird auf etwa 350 000 Menschen geschätzt, in Österreich ebenfalls auf einige Tausend. Als **erbkrank** galt nach §1: „angeborener Schwachsinn", Schizophrenie, zirkuläres (manisch-depressives) Irresein, erbliche Fallsucht, erblicher Veitstanz (Huntington'sche Chorea), erbliche Blindheit, erbliche Taubheit, schwere erbliche körperliche Missbildungen, aber auch schwerer Alkoholismus. Einen Antrag zur Sterilisation konnten die Betroffenen selbst, deren gesetzliche Vertreter, beamtete Ärzte und die Leiter einer Kranken-, Heil- oder Pflegeanstalt sowie die Leiter einer Strafanstalt (§2 und §3) stellen (Dahl, 1998, S. 18–19; RGBL. I, S. 529).

Schwestern wirkten bei den Zwangssterilisationen insofern mit, als sie die Mädchen und Frauen für die Operation vorbereiteten, dabei instrumentierten und auf den Stationen weiterversorgten. An dieser Stelle muss die Ordensfrau

Anna Bertha von Königsegg (Barmherzige Schwestern) erwähnt werden, die den Ordensschwestern im Landeskrankenhaus Salzburg jede direkte Mithilfe bei Zwangssterilisationen untersagte (Fürstler & Malina, 2004, S. 25, 27), wofür sie mehrmals verhaftet wurde.

Krankenpflegerische Versorgung des Parteiapparates

Für die pflegerische Versorgung des Parteiapparates wurden ausschließlich NS-Schwestern eingesetzt. Die ausnahmslose Einbindung in den Parteiapparat gewährte eine lückenlose Information über bedeutende Vorkommnisse. Zu ihrem Einsatzgebiet zählten u.a. die Lebensbornheime, die Jungendorganisationen wie Hitler-Jugend (HJ) oder Bund Deutscher Mädel (BDM), Waffen-SS (Schutzstaffel), Lazarette, Arbeitslager und Konzentrationslager. Der Arzt Hermann Jensen, zuständig für die weltanschauliche und berufliche Schulung der NS-Schwesternschaft, erklärte:

> „Ich hoffe, man wird mich nun verstehen können, wenn ich sage, dass der Nationalsozialismus nicht darauf verzichten kann, seine Einflussnahme auf eine so große und wichtige Berufsgruppe wie die Schwesternschaft auszudehnen. Ja, er muss unabweisbar besonders und gründlichst die Schwesternschaft erfassen, denn die Schwestern gehören zu dem Personenkreis, der einmal wichtige Aufgaben auf dem Gebiet der Volksgesundheitspflege mit zu erfüllen hat, und der zweitens mit seinen Volksgenossen so eng und unmittelbar und unter solchen besonderen Umständen in Berührung kommt, daß er außerordentlich großen, erzieherischen Einfluss auf diese seine Volksgenossen nehmen kann […]"
>
> (Jensen, 1934, zit. nach Steppe, 2013, S. 68)

Schwestern wurden auch im Erziehungs- und Pflegedienst eingesetzt, um das nationalsozialistische Gedankengut in den **eroberten Gebieten** weiterzuverbreiten.

Kriegskrankenpflege

Die Kriegskrankenpflege war **Monopol des Deutschen Roten Kreuzes (DRK)**. Während der Vorbereitungen für den Kriegseinsatz erklärte sich das DRK schnell bereit, fehlendes Personal zur Verfügung zu stellen. Ohne diese Unterstützung wäre die deutsche Wehrmacht nicht in der Lage gewesen, die medizinische Versorgung an der Front sicherzustellen. Das DRK war zwar an die Genfer Konvention gebunden und musste zumindest nach außen neutral sein, Tatsache war jedoch, dass es genauso wie alle anderen Vereinigungen gleichgeschaltet wurde. Das DRK mobilisierte alle Kräfte und schulte Schwestern und Hilfsschwestern, um für den Bedarfsfall gerüstet zu sein.

Die Kriegskrankenschwester stellte ein **ideologisches Modell** dar. Genährt durch Propaganda, war sie der Inbegriff der deutschen Frau in ideologischer Übereinstimmung mit dem Staat. Sie stand dem deutschen Soldaten als Kameradin und Helferin zur Seite, gemeinsam dienten sie der Volksgemeinschaft. Sie sollte selbstlos, diszipliniert und jederzeit bereit sein, freudig überall ihre Pflicht zu erfüllen. Mütterlich sollte sich die Krankenschwester um die Verwundeten kümmern, teilnehmen an Freude und Schmerz, geleitetet von der Bereitschaft, zu helfen und zu dienen. Die Schwester war es auch, welche die Soldaten zu neuer Kampfbereitschaft anspornen sollte. Sie galt als untadelig, und in ihrer Rolle als Schwester war sie sexuell tabu (Panke-Kochinke & Schaidhammer-Placke, 2004, S. 126). Diese Heroisierung der Schwestern führte dazu, dass viele es kaum erwarten konnten, einberufen zu werden. Die Realität sah dann oft völlig anders aus: In den Lazaretten herrschten vielfach unmenschliche Bedingungen, der Lazarettdienst forderte alles von den Schwestern, Urlaub oder Rückkehr in die Heimat waren aufgrund des Schwesternmangels kaum möglich. Viele ließen ihr Leben oder ihre Gesundheit.

6.2.5 Beteiligung an den Verbrechen gegen die Menschlichkeit

Die Beteiligung in allen Phasen der „Euthanasie" wird von vielen Autor*innen als dunkelstes Kapitel der Pflege beschrieben. In ihrer Mitarbeit beim Euthanasie-Programm wurden die Pfleger*innen durch den verinnerlichten Gehorsam gegenüber dem Staat und der Medizin zu Kompliz*innen der nationalsozialistischen Rassenpolitik. Manche jedoch versuchten, Patient*innen zu retten, indem sie die Angehörigen baten, die Pfleglinge aus der Klinik nach Hause zu holen, oder indem sie falsche Angaben zur Arbeitsfähigkeit machten (Langer-Ostravsky, 2001, S. 19–20).

Im Wesentlichen sind **zwei Mordphasen** zu unterscheiden: die zentral organisierte Tötung durch Gas in sechs ausgewählten und dafür umgebauten Mordanstalten und die sogenannte „wilde Euthanasie". Im Rahmen der wilden Euthanasie wurden die Tötungen dezentral durch Ärzt*innen in den entsprechenden Fachabteilungen veranlasst. Den Beginn dieser Tötungsmaschinerie stellte die Kinder-Euthanasie dar, die durchgehend bis zum Kriegsende umgesetzt wurde.

Die **Kinder-Euthanasie** begann zeitlich etwas früher als die Erwachsenen-Euthanasie und wird häufig mit dem Fall des Kindes „Knauer" Anfang 1939 in Verbindung gebracht. Die Eltern Knauer erhielten auf ihr Ansuchen um „Sterbehilfe" für ihr behindertes Kind die Tötungserlaubnis von Hitler. Anschließend soll dieser in einem inoffiziellen Schreiben die Vollmacht erteilt haben, auch in ähnlichen Fällen die Euthanasie anzuwenden. Hierfür wurde die Tarnorganisation „Reichsausschuss zur wissenschaftlichen Erfassung erb- und anlagebedingten schweren Leiden" eingerichtet. Durch einen streng geheimen Runderlass des Reichsministers des Inneren vom 18. August 1939 wurden die Hebammen und leitenden Ärzt*innen von Entbindungsstationen zur „Meldepflicht für mißgestaltete und idiotische Kinder" aufgerufen. Darunter fielen alle neugeborenen Kinder mit schweren Missbildungen („Idiotie", Mongolismus, Mikrozephalie, Hydrozephalus, jegliche körperliche Missbildungen, Lähmungen etc.).

Unter dem Vorwand der wissenschaftlichen Klärung der angeborenen Missbildungen und der geistigen Unterentwicklung sollten zunächst Kinder erfasst werden, die zu Hause von ihren Eltern betreut wurden. Die beauftragten Gutachter entschieden dann anhand der ausgefüllten Meldebögen über das weitere Vorgehen. Ein „positives" Gutachten bedeutete, dass das Kind in einer dafür eingerichteten „Kinderfachabteilung" zu „behandeln", d.h. zu „töten" war. Damit die Ermordung der Kinder möglichst unauffällig vor sich ging, erhielten diese sedierende Medikamente oder wurden durch Nahrungsentzug massiv geschwächt, sodass sie an Infektionen erkrankten (z.B. Lungenentzündung) und bald darauf verstarben. Dieser Aktion, die ohne Unterbrechung bis zum Ende des Krieges umgesetzt wurde, fielen mindestens 5 000 Kinder zum Opfer (Dahl, 1998, S. 26–32). Wie viele Kinder tatsächlich getötet wurden, lässt sich nur vermuten, da viele Beweise zu Kriegsende und auch noch danach vernichtet wurden. Aufbewahrt hingegen wurde – aufgrund wissenschaftlicher Forschungsinteressen – die Gehirnpräparatesammlung inklusive der dazugehörigen Krankengeschichten, an denen der Anstaltsarzt Dr. Heinrich Gross nach dem Krieg maßgeblich beteiligt war, wobei er in seinen Publikationen die Herkunft des verwendeten Materials verschwieg (Dahl, 1998, S. 10, 109).

Aus der Anstalt „Spiegelgrund" in Wien, der einst größten „Irrenanstalt" Europas, ist bekannt, dass die damals eingewiesenen Kinder auch für Versuchszwecke instrumentalisiert wurden, indem beispielsweise Impfstoffe wie die Tuberkulose-Schutzimpfung an den zuvor mit Tuberkelbazillen absichtlich infizierten

Kindern getestet wurden. Diese Versuche hatten schwere gesundheitliche Folgen und nahmen bei einigen einen letalen Ausgang (Dahl, 1998, S. 109).

Die Einweisung in eine Kinderfachabteilung betraf nicht nur behinderte Kinder, sondern war ebenso für „nicht angepasste" Kinder und Jugendliche vorgesehen. Kurz nach Beginn der Kinder-Euthanasie wurden auch Jugendliche erfasst, und bald darauf begann die **Erwachsenen-Euthanasie** an Menschen mit geistiger und körperlicher Behinderung. Diese lief in zwei Mordphasen ab:

Die erste Mordphase – „Aktion T4"

Mit 1. September 1939 beauftragte Hitler den Reichsleiter Philipp Bouler und den Arzt Karl Brandt mit der Durchführung der Tarnbezeichnung „Aktion T4", benannt nach dem Sitz der Organisation in der Tiergartenstraße 4 in Berlin. Die „Aktion T4" bezeichnet die erste Phase der Euthanasie und dauerte bis 1941. Sie machte Heil- und Pflegeanstalten zu Mordstätten.

NS-Ärzte erhielten 1939 von Hitler die Befugnis, nach menschlichem Ermessen „unheilbar Kranken" bei kritischer Beurteilung ihres Krankheitszustandes unter absoluter Geheimhaltung den „**Gnadentod**" zu gewähren. Ein eigener Propagandafilm sollte die Menschen von Bedeutung und Notwendigkeit der Euthanasie überzeugen. In Zusammenarbeit mit der T4-Zentrale wurde 1941 der Film „Ich klage an" (Regie: Wolfgang Liebeneiner) gedreht, der den „Gnadentod" schwerkranker Menschen als wünschenswert erscheinen lassen sollte. Zudem sollte der volkswirtschaftliche Nutzen in Orientierung an die Schrift des deutschen Psychiaters Alfred Hoche und des Juristen Binding „Freigabe der Vernichtung lebensunwerten Lebens" von 1920 dargestellt werden:

> „Wenn wir die Zahl der in Deutschland zurzeit gleichzeitig vorhandenen, in Anstaltspflege befindlichen Idioten zusammenrechnen, so kommen wir schätzungsweise etwa auf eine Gesamtzahl von 20–30 000. Nehmen wir für den Einzelfall eine durchschnittliche Lebensdauer von fünfzig Jahren, so ist leicht zu ermessen, welches ungeheure Kapital in Form von Nahrungsmitteln, Kleidung und Heizung dem Nationalvermögen für einen unproduktiven Zweck entzogen wird. [...] es ist eine peinliche Vorstellung, daß ganze Generationen von Pflegern neben diesen leeren Menschenhülsen dahinaltern [...]."
>
> (Binding & Hoche, 1920 Abs. 54–55)

Es ging also nicht um den kranken Menschen als Individuum, sondern um eine Kostenreduktion durch die vom NS-Regime gesetzte Definition von „lebensunwertem Leben" und dessen Vernichtung.

Die Insassen der psychiatrischen Heil- und Pflegeanstalten des Reiches sollten **systematisch ermordet** werden. Gutachter wählten diejenigen aus, die an Schizophrenie, Epilepsie, senilen Erkrankungen, Lues-Erkrankungen, „Schwachsinn" jeder Ursache, Enzephalitis und anderen neurologischen Endzuständen litten oder in den Anstaltsbetrieben nicht zu beschäftigen waren, die bereits seit mindestens fünf Jahren in der Anstalt gepflegt wurden, als kriminelle Geisteskranke geführt waren, nicht die deutsche Staatsbürgerschaft besaßen oder kein deutsches oder „artverwandtes" Blut nachweisen konnten (Dahl, 1998, S. 22).

Für diese geheime Aktion wurden vom Reichsausschuss **Meldebögen** an die Heil- und Pflegeanstalten geschickt. Die von den Anstaltsärzten ausgefüllten Meldebögen bildeten die Grundlage für ärztliche „T4"-Gutachter, die nur anhand der eingelangten Daten über Leben und Tod der Gemeldeten entschieden. Die ausgewählten Patient*innen wurden direkt, häufig aber auch über sogenannte Zwischenanstalten zur Tarnung in Tötungsanstalten deportiert und fanden in den Gaskammern (Zyklon B) der umgebauten Anstalten den Tod (Dahl, 1998, S. 23; Fürstler, 2008, S. 149–150). In den sechs T4-Anstalten (Bernburg an der Saale, Brandenburg an der Havel, Hadamar bei Limburg, Hartheim bei Linz, Grafeneck in Württemberg und Sonnenstein bei Pirna) wurden bis zum 1. September 1941 etwa 70 000 Menschen „desinfiziert", also getötet (Fürstler & Malina, 2004, S. 140).

In der „Landesanstalt" **Schloss Hartheim** (Alkoven bei Linz) wurden unter dem ärztlichen Leiter, Psychiater und NS-Euthanasie-Arzt Rudolf Lonauer aus Linz zwischen Mai 1940 und August 1941 im Rahmen der „Aktion T4" 18 269 Menschen getötet. Lonauer war zugleich ärztlicher Direktor der Zwischenanstalt Niedernhart in Linz und mit der Bestimmung der offiziellen Todesursache, der Führung der Krankenakten, der Anordnung zur Präparatentnahme sowie der Vertretung nach außen betraut (Eigelsberger, 2019, S. 117; Kepplinger, 2019, S. 19). Davor war Schloss Hartheim seit 1898 eine Einrichtung für Menschen mit Behinderung des Oberösterreichischen Landes-Wohlfahrtsvereins gewesen, und die Barmherzigen Schwestern vom heiligen Vinzenz von Paul waren mit der Betreuung der untergebrachten Menschen betraut. Nach der Enteignung 1938 durch das Deutsche Reich wurde das Schloss geräumt und 1940 in eine Tötungsanstalt mit Gaskammer und Krematoriumsofen umgebaut (Kepplinger, 2019, S. 17). Die Opfer kamen entweder mit der Bahn oder mit Bussen von anderen Anstalten (u.a. aus Wien vom „Spiegelgrund"), einige wurden zur Tarnung für kurze Zeit in der Zwischenstation Landesheil- und Pflegeanstalt Linz Niedernhart untergebracht (Kepplinger, 2019, S. 20).

Das ärztliche Personal kam zum Teil auf Anordnung der Zentraldienststelle aus Berlin und aus anderen Tötungsanstalten. Das Pflegepersonal und die übrigen Angestellten wie Bürokräfte, Handwerker, Busfahrer, Fotografen und Brenner wurden aus Österreich rekrutiert (Kepplinger, 2019, S. 19).

Die **Aufgaben des Pflegepersonals** bestanden in der Vorbereitung zum Abtransport, dem Richten und Auflisten der persönlichen Gegenstände, der Hilfe beim An- und Auskleiden der Patient*innen, der Begleitung bei Deportationen und bei Bedarf in der Ruhigstellung durch Medikamente oder Fixierung, in Unterstützung bei der Vorführung beim Arzt in den Tötungsanstalten, Kennzeichnung der Patient*innen mittels Pflaster oder direkt auf der Haut (z.B. für die Entnahme der Goldzähne oder des Gehirns für Forschungszwecke nach dem Tod), Begleitung bis zur Gaskammer und Entgegennahme der persönlichen bzw. anstaltseigenen Gegenstände der Patient*innen, bevor der Arzt den Gashahn aufdrehte und die Patient*innen ermordet wurden (Kepplinger, 2019, S. 21; Steppe, 2013, S. 158). Die angestellten Pfleger waren oftmals zugleich als „Brenner" tätig, wie dies in der Landesanstalt Hartheim der Fall war (Fürstler & Malina, 2004, S. 231).

Die Dienstanweisungen zum Massenmord trugen die meisten Angestellten ohne Aufbegehren mit; sie wurden in gewisser Weise zur „Routine", von der niemand unberührt blieb in dem Sinne, dass die engen Räumlichkeiten sowie die Anordnungen selbst das Ausweichen und Wegschauen geradezu unmöglich machten.

Eine Ausnahme bildete Pfleger **Franz Sitter**. Er verweigerte die Dienstverpflichtung, nachdem er Einblick in die Tötungsmaschinerie gewonnen hatte. Daraufhin wurde er zu seinem alten Dienstort nach Ybbs zurückgeschickt und drei Monate später zur Wehrmacht eingezogen (Kepplinger, 2019, S. 24).

Das Besondere und gleichzeitig Paradoxe an Schloss Hartheim war die **Verwobenheit des Massenmordes mit dem Alltagsleben des Personals** (Pfleger*innen, Brenner, Küchenangestellte, Büroangestellte u.a.), das großteils im selben Gebäude in den oberen Stockwerken wohnte. Ablenkung fand das Personal an den Wochenenden durch die gemeinsamen Ausflüge, wie beispielsweise ins Kino nach Linz mit einem der Transport-Omnibusse, die während der Woche die Tötungsopfer in die Anstalt brachten. Liebesbeziehungen entstanden und führten in mehreren Fällen zu Hochzeiten, die wiederum Anlass gaben, vor Ort berauschende Feste zu feiern. Damit die vorgetäuschte Normalität nicht brüchig wurde, erhielten vor allem die Brenner eine tägliche Sonderration Schnaps (Kepplinger, 2019, S. 26). Sie waren in ihren zwölfstündigen Schichtdiensten u.a. damit beauftragt, die getöteten, ineinander verkeilten Opfer aus den Gaskammern herauszuschaffen, deren Goldzähne herauszubrechen und die mit Exkrementen verunreinigten Gaskammern zu reinigen. Speziell gekennzeichnete Leichen mussten sie in die Prosektur zur Organ- bzw. Präparatentnahme transportieren. Nach der Verbrennung der Leichen befüllten sie für die Angehörigen die Urnen mit Asche aus der gesamten Aschenmenge und verteilten die überschüssige Asche im ehemaligen Schlossgarten oder warfen sie in die Donau. Die Urnen und Habseligkeiten der Opfer wurden den Angehörigen mit einer Nachricht über den plötzlichen Tod und einer fiktiven Sterbediagnose zugeschickt (Kepplinger, 2019, S. 20–23).

Zweite Mordphase – „wilde Euthanasie"

Die Ankunft zahlreicher Omnibusse mit Menschen an den „Mordanstalten" führte zu Misstrauen und löste Proteste in der Bevölkerung aus. Im August 1941 reagierte Hitler auf eine Predigt und eine Flugzettelaktion des Münsteraner Bischofs Clemens August Graf von Galen, in der dieser die Tötungen offen anprangerte, und beendete offiziell die „Aktion T4". Tatsächlich gingen die **Tötungen dezentral** direkt in den Anstalten weiter – die Auswahl trafen nun die ärztlichen Leiter der jeweiligen Anstalten selbst. Die benötigten Tötungsmedikamente wurden weiterhin über die T4-Zentrale in Berlin bereitgestellt. Diese Phase der Euthanasie diente zum einen der Räumung der Anstalten, um Platz für Verwundete zu schaffen, zum anderen aber der Beseitigung „lebensunwerten Lebens". (Langer-Ostrawsky, 2001, S. 20)

Während der Zeit der wilden Euthanasie (auch „dezentrale Euthanasie") wurden die Kranken nicht mehr weggebracht, sondern in den Anstalten durch Medikamente und Nahrungsentzug ohne Anweisung aus Berlin systematisch getötet. Zu diesen Anstalten zählten u.a. die psychiatrische Landesheilanstalt Messeritz-Obrawalde, die „Wiener städtische Nervenklinik für Kinder am Spiegelgrund" und die Heil- und Siechenanstalt Klagenfurt.

Pflegende waren an diesen Verbrechen in unterschiedlichem Ausmaß beteiligt. Sie kamen vorwiegend aus dem kleinbürgerlichen Milieu, wiesen wenig

Schulbildung auf und waren vor der Pflegeausbildung hauswirtschaftlich oder handwerklich tätig gewesen. Eine Mitgliedschaft bei der NSDAP lag nicht in allen Fällen vor. Für viele waren die Pflegeposten „krisensichere" Arbeitsstellen (Steppe, 2013, S. 155–157; Fürstler & Malina, 2004, S. 206).

Die Anordnung zur Tötung wurde meist während der Visite getroffen, zum Teil entschieden die Schwestern mit, indem sie beauftragt waren, „lästige" Patient*innen zu melden. Entsprechend den ärztlichen Anweisungen wurden die zur Tötung vorgesehenen Patient*innen vom Pflegepersonal in eigens dafür vorgesehene Zimmer gebracht. Dort erhielten sie dann die vorbereiteten Medikamente, und immer häufiger wurden auch Nahrungsentzug und die Verabreichung von Luftinjektionen zur Ermordung herangezogen. Diese Tätigkeiten wurden vom Pflegepersonal selbständig durchgeführt. Es gehörte auch zu ihren Aufgaben, die Sterbenden weiter zu betreuen und nach deren Ableben den Abtransport der Leichen zu organisieren (Steppe, 2013, S. 161–166).

Das Pflegepersonal war also direkt an den Tötungen beteiligt und somit willfähriges Werkzeug der NS-Vernichtungsmaschinerie. In den späteren Prozessen zeigte sich, dass die Pflegenden überzeugt waren, aus „humanitären" Gründen gehandelt zu haben und pflichtbewusst „ihren Aufgaben" nachgekommen zu sein, indem sie die Ermordeten bis zum Schluss versorgten und den Anordnungen der Ärzte ohne Widerspruch absolut gehorsam Folge leisteten. Einige Schwestern sahen es als ihre „schwesterliche Pflicht" an, die Kranken auf ihrem letzten Weg gut zu versorgen, andere taten gefühllos ihren Dienst.

Vor dem Hintergrund von Platz- und Kosteneinsparungen wurden Ärzt*innen und Pflegepersonal frei u.a. für die Tätigkeit in Militärlazaretten, die in den „freigemachten" Anstalten eingerichtet wurden (z.B. Mauer-Öhling, Gugging) (Langer-Ostravsky, 2001, S. 19–20).

Die NS-(Euthanasie-)Prozesse der Verbrechen

Die Ermittlungsarbeit von Polizei und Staatsanwaltschaften im Zuge der Gerichtsverfahren nach 1945 bezeugt die Beteiligung der Pflege an Medizinverbrechen. Die folgenden Ausschnitte aus dem Obrawalde-Prozess und den Prozessen der Verbrechen am Spiegelgrund sollen verdeutlichen, wozu pflichtbewusste und aufopferungsbereite Pflegepersonen fähig waren, ohne sich dabei bis zuletzt schuldig zu fühlen. Weitere Prozesse rund um Verbrechen gegen die Menschlichkeit, an denen Pflegepersonen beteiligt waren, können in diesem Rahmen nicht einbezogen werden. Zu den Stätten, an denen diese Verbrechen stattfanden, zählten neben der Wiener Städtischen Nervenklinik für Kinder am Spiegelgrund, der Arbeitsanstalt für asoziale Frauen am Steinhof und der Landesanstalt Schloss Hartheim bei Linz/Alkoven auch die Heil- und Pflegeanstalten Gugging und Mauer-Öhling, die Landes-Irren- und Landes-Siechenanstalt am Landeskrankenhaus Klagenfurt, die Landes-Heil- und Pflegeanstalt Linz Niedernhart, das St.-Anna-Kinderspital in Graz und im Grazer Feldhof und die Gauanstalt Valduna in Vorarlberg.

Meseritz-Obrawalde (Deutschland)

Die Heil- und Pflegeanstalt Obrawalde, auch als Landeskrankenanstalt Meseritz-Obrawalde bezeichnet, war eine psychiatrische Landesheilanstalt in Pommern (heute Polen) und unter den Nationalsozialist*innen als Tötungsanstalt benutzt worden. Im Prozess beschrieb Pflegerin Anna G. das Vorgehen bei den Tötungen ausführlich, ohne sich schuldig zu fühlen. Sie beteuerte, stets ihren Dienstpflichten und Anordnungen nachgekommen zu sein:

> „Ich habe es nicht ein einziges Mal erlebt, dass ein Patient eine solche große Menge aufgelösten Medikaments freiwillig zu sich genommen hat. Es ist eine Erfahrungstatsache, dass Medizin nicht gut schmeckt und sich Menschen allgemein nicht dazu bereitfinden, gern Medizin zu sich zu nehmen. [...] Um den nun zu tötenden Patienten das aufgelöste Mittel einzugeben bzw. die Spritze zu verabfolgen, war das Zusammenwirken von mindestens zwei Pflegerinnen nötig. Patienten, die kräftig genug waren, richteten sich selbst im Bett auf; den schwächeren Patienten legten wir ein zweites Kopfteil unter, um sie somit etwas aufzurichten. Bei dem Eingeben des aufgelösten Mittels ging ich mit großem Mitgefühl vor. Ich hatte den Patientinnen vorher erzählt, daß sie nur eine kleine Kur mitzumachen hätten. Selbstverständlich habe ich dieses Märchen nur solchen Patientinnen sagen können, die noch genügend klaren Verstand besaßen, um es begreifen zu können. Beim Eingeben nahm ich sie liebevoll in den Arm und streichelte sie dabei. [...] In diesem Zusammenhang möchte ich sagen, dass ebenso wie ich auch E., M.R. und E. der Meinung waren, daß diese Patientinnen nicht unnötig mehr gequält werden sollten."
>
> (zit. nach Steppe, 2013, S. 166)

Ähnlich drückt Pflegeperson M. T. ihre pflichtbewusste Tätigkeit aus:

> „Durch die langjährige Tätigkeit als Pflegerin, praktisch von meiner Jugend auf, war ich zu unbedingtem Gehorsam erzogen, und Disziplin und Gehorsam waren oberstes Gebot in Pflegerinnenkreisen. Wir alle und so auch ich fassten die

> Anordnungen der Ärzte, der Oberpflegerinnen und der Stationspflegerinnen als unbedingt zu befolgende Befehle auf und machten uns oder konnten uns auch keine eigene Ansicht über die Rechtmäßigkeit dieser Anordnungen machen."
>
> (zit. nach Steppe, 2013, S. 170–171)

In diesen Aussagen wird die anerzogene Haltung zu bedingungslosem Gehorsam gegenüber Autoritäten und die unreflektierte Ausübung von Anordnungen deutlich.

Am Spiegelgrund (Wien)
Ein bekannter Ort österreichischer Euthanasieverbrechen war „Am Spiegelgrund" in Wien. Diese Einrichtung wurde 1907 als **„Heil- und Pflegeanstalt der Stadt Wien Am Steinhof"** für Geistes- und Nervenkranke eröffnet. Während des Nationalsozialismus kam es zu mehrmaligen Umbenennungen, um nationalsozialistische Sterilisations- und Vernichtungsdelikte zu verschleiern. Die zahlreichen Abtransporte von Patient*innen in die Tötungsanstalt Schloss Hartheim bei Linz im Rahmen der Erwachsenen-Euthanasie im Juli/August 1940 lösten heftige Proteste in der Bevölkerung aus und brachten der Anstalt einen zweifelhaften Ruf ein. 1940 wurde die Kinderfachabteilung auf diesem Gelände als **„Wiener Städtische Jugendfürsorgeanstalt Am Spiegelgrund"** bezeichnet. 1941 erhielt sie den Namen **„Wagner v. Jauregg Heil- und Pflegeanstalt der Stadt Wien"** und wurde zu einem Ort für dezentrale Tötungsaktionen, der sogenannten „wilden Euthanasie". 1941/42 erhielten sieben der neun Pavillons den Namen **„Wiener städtisches Erziehungsheim Am Spiegelgrund"** für schwer erziehbare Kinder und auffällig gewordene Jugendliche. Die übrigen beiden Pavillons 15 und 17 bestanden als eigene Kinderanstalt unter dem Namen **„Heilpädagogische Klinik der Stadt Wien Am Spiegelgrund"**. Von 1943 bis zur Auflösung 1945 lief die Abteilung unter der Bezeichnung **„Wiener Städtische Nervenklinik für Kinder Am Spiegelgrund"**. Mit 1. November 1941 wurde auf diesem Gelände im „leergeräumten" Pavillon 23 eine **„Arbeitsanstalt für asoziale Frauen Am Steinhof"**, zur Disziplinierung von Frauen, die nicht der sozialen Norm entsprachen (z.B. wegen „Geheimprostitution", „Arbeitsscheu", „Vagabundage", „Vernachlässigung von Familie und Wohnung"), durch Arbeit eröffnet (Dahl, 1998, S. 33–35).

Nach der Deportation von mehreren Tausend Opfern der großen Mordaktion T4 1940/41 wurde die neue Abteilung „Wiener Städtische Jugendfürsorgeanstalt Am Spiegelgrund" unter der Leitung von **Dr. Erwin Jekelius** eingerichtet, der zuvor in der auf dem Gelände befindlichen „Trinkerheilstätte" tätig war. Er war in die Kindermordaktion des „Reichsausschusses zur Erfassung erb- und anlagebedingter schwerer Leiden" eingebunden, wobei nach Beobachtung und Selektion behinderte Kinder zu Tode „behandelt" wurden. Jekelius konnte für seine Verbrechen am Spiegelgrund nicht mehr zur Verantwortung gezogen werden, er wurde 1942 zur Wehrmacht eingezogen und starb 1952 in russischer Kriegsgefangenenhaft. Sein Nachfolger, der deutsche Arzt **Dr. Ernst Illing**, wurde vom Wiener Volksgericht wegen der Anordnung von Tötungsaufträgen 1946 zum Tode durch den Strang verurteilt und hingerichtet. Dr. Marianne Türk, Stellvertreterin von Dr. Illing, wurde zu zehn Jahren Zuchthaus verurteilt, weil sie Tötungsaufträge an diensthabende Krankenschwestern erteilt und auch tödliche Injektionen bei Kindern appliziert hatte, die auf Schlafmittel mangelhaft reagierten. Sie kam nach zwei Jahren auf Bewährung frei. Dr. Margarete Hübsch, Stellvertreterin von Dr. Jekelius, wurde aus Mangel an Beweisen freigesprochen.

Dr. Heinrich Gross, der nach der Zeugin Anna Katschenka ebenfalls Tötungsaufträge gegeben hatte, wurde vom Volksgericht Wien zu zwei Jahren schweren Zuchthauses verurteilt. Ein Jahr später wurde das Urteil wegen Widersprüchlichkeiten aufgehoben und er wurde aus der Haft entlassen. Im Anschluss begann er an der Wiener Nervenheilanstalt Rosenhügel und 1955 an der Heil- und Pflegeanstalt der Stadt Wien Am Steinhof eine Karriere als Facharzt für Psychiatrie und Neurologie. 1998 wurde er im Alter von 88 Jahren beim Landesgericht Wien wegen Beteiligung an der Tötung von behinderten Kindern erneut angeklagt. Zu einer Verurteilung ist es wegen angeblicher Verhandlungsunfähigkeit nicht mehr gekommen.

Unter dem Deckmantel der medizinischen Wissenschaft wurden am Spiegelgrund 789 Kinder und Jugendliche ermordet und anschließend Teile ihrer inneren Organe, darunter 421 Gehirne, für wissenschaftliche Zwecke entnommen. Diese Präparate dienten der medizinischen Forschung auch nach dem Krieg unter dem Arzt Dr. Heinrich Gross. Die Gehirne wurden fast 60 Jahre lang in einem Keller der Anstalt gelagert, bis sie 2002 am Wiener Zentralfriedhof beigesetzt wurden.

In Österreich wurden 1948 zwei Ärzt*innen und drei Pfleger*innen gerichtlich verurteilt. Viele Schuldige konnten nicht mehr vor Gericht gestellt werden, weil sie untergetaucht waren oder Selbstmord begangen hatten. Die wissenschaftliche Auseinandersetzung mit der Rolle des Pflegepersonals bei den Verbrechen der NS-Euthanasie begann erst etwa 50 Jahre nach diesen Verbrechen.

Am 9. April 1946 wurde die diplomierte Krankenschwester Anna Katschenka aus der „Wiener Städtischen Nervenklinik für Kinder Am Spiegelgrund" zu einer Zuchthausstrafe verurteilt (Fürstler & Malina, 2004, S. 153, 316–319). Exemplarisch soll dieser Prozess nachstehend näher beleuchtet werden.

Der Fall Anna Katschenka

Anna Katschenka war die einzige in die Morde verstrickte Krankenschwester am Spiegelgrund, die ermittelt und verurteilt werden konnte. Weitere verdächtige Krankenschwestern waren untergetaucht. In den Volksgerichtsprozessen nahmen die beschuldigten Ärzt*innen und die Krankenschwester Anna Katschenka im Wesentlichen selbst Stellung.

Die Pflegerin Anna Katschenka wurde am 16. Juli 1946 zunächst als Zeugin einvernommen und wegen widersprüchlicher Zeugenaussagen noch im Gerichtssaal verhaftet. Die falschen Aussagen, von den „Todesbeschleunigungen" nichts gewusst sowie derartige Kranke während ihrer Praxis nie gesehen zu haben u.a., gestand sie in späteren Vernehmungen ein.

Die Gerichtsverhandlungen

Die Angeklagte Anna Katschenka war seinerzeit wegen Depressionen bei Dr. Jeklius in Behandlung gewesen. Durch die erfolgreiche Behandlung hatte sie Vertrauen zu ihm gewonnen und sich deshalb 1941 als Schwester an der Kinderanstalt anstellen lassen, wo sie bis 1945 als Stationsschwester und stellvertretende Oberschwester in einer stark hierarchischen Struktur tätig war.

> „Einige Tage nach meiner Anstellung am Steinhof ließ mich Dr. Jekelius in seine Ordination rufen, erinnerte mich an meinen Diensteid und an meine Pflicht, das Dienstgeheimnis stets zu wahren und erklärte mir, daß ich niemals über die Vorfälle in der Anstalt sprechen und auch keine unnötigen Fragen stellen dürfte. Er meinte, ich habe nun gesehen, welche armseligen Kinder in der Anstalt seien, denen man absolut nicht mehr helfen könne, und ich habe beobachtet, wie er diese Fälle bearbeitet [...]. Dr. Jekelius erklärte mir damals weiter, dass Kinder, denen absolut nicht mehr zu helfen sei, ein Schlafmittel bekommen, damit sie schmerzlos ‚einschlafen'. Später solle ein diesbezügliches Gesetz geschaffen werden, für das man aber vorher Unterlagen sammeln müsse, um das Gesetz der Allgemeinheit mundgerecht zu machen."
>
> (Vernehmung der Beschuldigten Katschenka am 24.7.1946, zit. nach Dahl, 1998, S. 39)

Unter Anordnung der Institutsärzte wirkte Anna Katschenka bei den schweren Verbrechen gegen die Menschlichkeit mit. Dabei war absolute Verschwiegenheit gefordert, um einer Verbreitung der Vorgänge in der Öffentlichkeit vorzubeugen und Protestreaktionen keinen Anlass zu bieten.

Zu den Aufgaben der Pflege äußerte Katschenka:

> „Wir hatten den Auftrag, die bei uns befindlichen kranken Kinder mit eigenen Meldeformularen an den Reichsausschuss zur wissenschaftlichen Erfassung von erb- und anlagebedingten schweren Leiden nach Berlin zu melden, und es kamen dann von dort die Weisungen, welche Kinder ‚zu behandeln' und welche weiter zu beobachten seien. Vor einer derartigen Meldung hatten wir über jedes einzelne Kind lange Besprechungen. Die Meldung erstattete schließlich der Anstaltsleiter. Kam die Weisung, daß das Kind zu behandeln ist, so hieß das, daß wir es töten sollten."
>
> (Vernehmung der Beschuldigten Katschenka am 24.7.1946, zit. nach Dahl, 1998, S. 40)

Die Tötungen fanden vorwiegend in der Anstalt statt, nur wenige Kinder wurden außerhalb von Ärzt*innen oder Hebammen gemeldet und getötet. Kinder mit bestimmten Erkrankungen und Missbildungen (wie „Idiotie", Mongolismus, Little'sche Lähmung, schwere körperliche und Gehirnmissbildungen, besonders in Verbindung von Blindheit und Taubheit) wurden nach Berlin an den Reichsausschuss zur wissenschaftlichen Erfassung von erb- und anlagebedingten schweren Leiden gemeldet. Nach Einlangen einer schriftlichen Ermächtigung der Fälle, die ‚behandelt' werden sollten, gaben die Ärzt*innen die Anweisung zum Töten an das Pflegepersonal weiter. Häufig erteilte Dr. Illing die Anweisungen an Dr. Türk, die dann das Pflegepersonal informierte:

> „Die Schwestern, welche dann die eigentliche Durchführung übernahmen, indem sie die Schlafmittel ins Essen beimengten, hatten zu dem Medikamentenschrank Zutritt. Sie wurden von Dr. Illing oder mir verständigt, daß der Bescheid über das Kind X, Y eingelangt sei, und die Schwester wußte dann, was sie zu tun hat."
>
> (Vernehmung der Beschuldigten Dr. Türk am 12.3.1946, zit. nach Dahl, 1998, S. 42)

Vermutlich waren keine detaillierten Anweisungen nötig, da die zuständigen Pfleger*innen ohnehin wussten, was zu tun war. Dr. Jekelius erklärte vor Gericht die genaue Vorgehensweise bei den zu tötenden Kindern wie folgt:

> „Die Art der Todesbeschleunigung erfolgte zunächst durch Luminal, das eingenommen wurde. Das waren an sich keine tödlichen Dosen, da man den Eltern dieser Kinder Gelegenheit bieten wollte, ihre Kinder noch lebend zu sehen und andererseits auch nach außen hin die Sache getarnt wurde, es sollte von die-

> sen Todesbeschleunigungen niemand wissen. Es sollte ein allmählich schlechter werdender Krankheitsverlauf, der zum Tode führte, eintreten. Dann wurden auch noch Injektionen gegeben. Der größte Teil der Kinder wäre auch ohne Todesbeschleunigung zumindest in den nächsten Monaten gestorben. Bei anderen hätte es noch Jahre gedauert. Ein kleiner Teil hätte noch Jahrzehnte leben können. Keines der Kinder wäre nach meiner besten Überzeugung auch nur im beschränktesten Maße bildungs- oder arbeitsfähig geworden."
>
> (Vernehmung des Beschuldigten Dr. Illing am 22.10.1945, zit. nach Dahl, 1998, S. 41)

Dr. Jekelius betonte dabei, dass er seine Arbeit verantwortungsbewusst ausgeübt und die Todesbeschleunigungen als gerechtfertigt empfunden habe.

> „Ich selbst stehe auf dem Standpunkt, da ich diese neuen Lehren als sehr ernst und verantwortungsvoll betrachtet habe, daß bei sorgfältiger Prüfung der einzelnen Umstände dort, wo man für dieses Sterben eingetreten ist, in ihr ein absoluter Segen gelegen ist. Es sind auch Eltern an mich herangetreten, um diese Sterbehilfe in Anspruch zu nehmen, und ich lehnte ab, weil die Voraussetzungen hierfür nicht vorlagen. Die Gefahren, die in dieser neuen Art zweifellos gelegen sind, sind meiner Meinung nach beseitigt worden, daß nur verantwortungsvolle Leute mit diesen Dingen betraut wurden. Nach dem Krieg soll ein derartiges Gesetz für Erwachsene und Kinder geschaffen werden, man dachte sogar daran, bei normalen Menschen die Tötung auf eigenes Verlangen durchzuführen, bei gewissen unheilbaren Krankheiten."
>
> (Vernehmung des Beschuldigten Dr. Illing am 22.10.1945, zit. nach Dahl, 1998, S. 43)

Katschenka gab zu Protokoll, Dr. Jekelius habe ihr erklärt, dass armseligen Kindern, denen absolut nicht mehr zu helfen sei, ein Schlafmittel verabreicht werde, damit sie schmerzlos einschlafen könnten.

> „Ich war daher bereit mitzuarbeiten, und habe über Anordnung in der Folgezeit ungefähr zwei Dutzend solcher kranker Kinder durch Luminal, Veronal oder Luminal- oder Morphiumspritzen getötet."
>
> (Vernehmung der Beschuldigten Anna Katschenka am 24.7.1946, zit. nach Fürstler & Malina, 2004, S. 309)

Der Anwalt Anna Katschenkas verteidigte seine Mandantin mit der Erklärung, dass sie die Taten nicht begangen habe, um Menschen in einen qualvollen Zustand zu versetzen, „sondern im Gegenteil, um ihn von einem qualvollen und unheilbaren Zustand zu erlösen" (Enthaftungsgesuch von Katschenkas Anwalt Ernst Jahoda für die Beschuldigte Anna Katschenka vom 19.10.1946 an das Landesgericht für Strafsachen, zit. nach Fürstler & Malina, 2004, S. 310).

Es ist anzunehmen, dass die Tötung mittels kleiner Barbituratdosen für die Kinder ein qualvolleres Sterben, tagelanges Dahinsiechen bedeutete. Tatsächlich starben die Kinder dann meist an Infektionskrankheiten wie Lungen- oder Darmentzündung. Dadurch konnten die Verbrechen verschleiert werden. Es stellt sich jedoch die Frage, welche Persönlichkeit jene Menschen hatten, die hinter derart qualvollen Tötungsmethoden standen.

Zur Person Anna Katschenkas

Anna Katschenka wurde am 3. April 1905 als Tochter eines Buchdruckers und Schriftsetzers und seiner Frau geboren. 1929 heiratete sie und wurde ein Jahr später wegen großer Charakterunterschiede wieder geschieden. Politisch war Katschenka zunächst sozialdemokratisch organisiert. Nach dem Anschluss 1938 war sie politisch inaktiv, der NSDAP ist sie niemals beigetreten. Nach dem Krieg 1945 war sie Mitglied der SPÖ. Ihre berufliche Tätigkeit begann im Jahre 1923 als Kinderpflegerin bei der Gemeinde Wien. 1924 trat sie die dreijährige Krankenpflegeausbildung in Lainz an und arbeitete anschließend in Wiener Gemeindespitälern, bis sie 1941 in der „Wiener Städtischen Jugendfürsorgeanstalt Am Steinhof" und ab 1942 als Stationsschwester in der „Städtischen Nervenklinik für Kinder Am Spiegelgrund" ihren Dienst antrat. Sie war dort bis zur Auflösung der Klinik 1945 – zuletzt als stellvertretende Oberschwester – angestellt.

Wie einem Gutachten von der ehemaligen Lehrerin und Oberin der Krankenpflegeschule Wien-Lainz, Theodora Kurer-Weiss, zu entnehmen ist, zählte Anna Katschenka zu den besten Schülerinnen. Besonders ihre starken Charaktereigenschaften überragten die Mehrzahl ihrer Kolleginnen (Fürstler & Malina, 2004, S. 310). Weiter bekräftigte Frau Kurer-Weiss: „Als Pflegerin erwies sie sich als gewissenhaft, mitfühlend und verlässlich. Ihre hervorragendste Eigenschaft aber war ihr Sinn für Disciplin [sic!] und ein absoluter Gehorsam." (Gutachten von Theodora Kurer-Weiss vom 23.9.1946, zit. nach Fürstler & Malina, 2004, S. 310)

Im psychologischen Gutachten führte die Angeklagte an, dass sie bei Dr. Jekelius auf der Kinderabteilung hatte arbeiten wollen, jedoch nicht darüber informiert war, welche Kinder hier behandelt wurden. Erst nach der Einstellung sei sie von ihrem Vorgesetzten über den Sachverhalt unterrichtet worden. Auf die Nachfrage des Sachverständigen erklärte die Schwester: „Es hat mich schon bedrückt, es war aber doch so, dass die Kinder so armselig waren und dass ich das wirklich bei diesen so schwer kranken Kindern als Erlösung empfunden habe." (Befund und Gutachten von Professor E. Sträußler über Katschenka vom 12.10.1946, zit. nach Fürstler & Malina, 2004, S. 311) Wie aus den Berichten hervorgeht, waren die Kinder durch die Verabreichung von Beruhigungs- und Schlafmitteln völlig lethargisch und kaum zu kontaktieren. Pflegerin Katschenka versuchte sich zu rechtfertigen, indem sie auf Dr. Jekelius' Aussage hinwies, dass für dieses Vorgehen ein Gesetz in Vorbereitung sei. Schlussendlich fiel das Gutachten zugunsten Katschenkas aus. Es wurde betont, dass ihre Weichheit und Empfindsamkeit sowie die Beeinflussbarkeit aufgrund ihrer Verbundenheit mit Dr. Jekelius ihre Kritik hinsichtlich der kriminellen Handlungen beeinträchtigt hätte (Fürstler & Malina, 2004, S. 312).

Die Anklage und das Urteil

Pflegerin Anna Katschenka wurde angeklagt, in der Zeit der nationalsozialistischen Gewaltherrschaft 1942–1945 des Verbrechens des Meuchelmordes nach §§134, 135 Zl. 1 Strafgesetz und der Verbrechen der Quälerei und Misshandlungen nach §3 Kriegsverbrechen 1947 schuldig zu sein. Es wurde ihr unter anderem vorgeworfen, die Mitarbeit nicht verweigert zu haben und sich der Rechtswidrigkeit ihrer Handlungsweise bewusst gewesen zu sein:

> „Hätte die Beschuldigte nicht selbst den bösen Vorsatz gehabt, Menschen vorsätzlich zu töten, dann wäre es ihr ein Leichtes gewesen, diese ‚Behandlungsmethode' abzulehnen, wenn sie auch daraus dienstliche Nachteile zu gewähren gehabt hätte. Sie wollte aber töten und aktive Rassenpolitik im Sinne der Anordnungen ihres Chefs betreiben und hat damit aus nationalsozialistischer Willfährigkeit gehandelt."
>
> (Anklageschrift der Staatsanwaltschaft Wien gegen Anna Katschenka vom 17.2.1948, zit. nach Fürstler & Malina, 2004, S. 312)

Weiter wurde Anna Katschenka in der Anklageschrift in aller Klarheit beschuldigt:

> „Hat also die Beschuldigte sich nach ihrem eigenen Geständnis bereitgefunden, aus Willfährigkeit gegenüber Anordnungen zu handeln, die im Interesse der nationalsozialistischen Gewaltherrschaft ergangen sind, hat sie bewusst Menschenleben vernichtet, von denen die nationalsozialistische Mentalität behauptet, daß sie keinen Wert für die Allgemeinheit, für den nationalsozialistischen Staat hätten, dann hat sie gegen alle Gesetze der Menschenwürde und der Menschlichkeit gehandelt, dann hat sie vorsätzlich getötet und diese Morde zu verantworten."
>
> (Anklageschrift der Staatsanwaltschaft Wien gegen Anna Katschenka vom 17.2.1948, zit. nach Fürstler & Malina, 2004, S. 312–313)

Am 9. April 1948 wurde Krankenschwester Anna Katschenka vom Volksgericht Wien verurteilt, an der Wiener Städtischen Nervenklinik für Kinder am Spiegelgrund „mindestens 24 Pflegebefohlene durch Verabreichung von Giften wie Luminal, Veronal und Opium vorsätzlich getötet zu haben, ohne Mörderin zu sein" (Anklageschrift der Staatsanwaltschaft Wien gegen Anna Katschenka vom 17.2.1948, zit. nach Fürstler & Malina, 2004, S. 316). Die Schwester mengte ausgewählten Patient*innen sukzessive Gift unter die Speisen oder verabreichte es in Form von Tabletten. Wenn der Tod nicht eintrat, griff sie zu tödlichen Injektionen. Damit hatte sie einem rechtswidrigen Befehl gehorcht. Am Ende zeigte Katschenka Reue gegenüber ihren verbrecherischen Taten:

> „Die ganze Arbeit an der Anstalt bedeutete für mich eine schwere psychische Belastung. Heute sehe ich ein, daß ich mich dadurch sehr strafbar machte und bedauere meine Verfehlung auf das Tiefste."
>
> (Vernehmung der Beschuldigten Anna Katschenka am 24.7.1946, zit. nach Dahl, 1998, S. 42)

Die Rechtfertigung der Angeklagten, dass sie nur Leiden hatte lindern wollen, hielt das Gericht aufgrund des psychiatrischen Gutachtens für nachvollziehbar:

> „Es fehlt auch bei der politischen Einstellung der Angeklagten das Moment der politischen Gehäßigkeit, wenngleich nicht verschwiegen werden soll, daß die Angeklagte durch ihr aus Menschlichkeit diktiertes Verhalten den nationalsozialistischen Machthabern in die Hände gearbeitet hat, denn sie half damit, ‚unwertes Leben' aus der Welt zu schaffen."
>
> (Urteil des Landesgerichtes für Strafsachen Wien als Volksgericht gegen Anna Katschenka vom 9.4.1948, zit. nach Fürstler & Malina, 2004, S. 317)

Diese Umstände führten zu einem milderen Urteil. Anna Katschenka wurde letztendlich am 9. April 1948 wegen Totschlags nach §212 Reichsstrafgesetz zu acht Jahren schwerem Zuchthaus verurteilt, verschärft durch ein hartes Lager vierteljährlich. Das Kriegsverbrechergesetz §3 1947 wurde nicht angewendet (Fürstler & Malina, 2004, S. 316). Tatsächlich aber wurde Katschenka 1951 wieder als diplomierte Krankenschwester im St.-Anna-Kinderspital angestellt (Fürstler & Malina, 2004, S. 32).

Versuch einer ethischen Betrachtung

Welche möglichen Motive Katschenkas lassen sich für die Befolgung der Tötungsaufträge ausfindig machen? Was befähigte eine (mitfühlende) Pflegerin, unschuldige Kinder umzubringen, immer wieder zu töten, immer wieder mitanzuschauen, wie ihre wehrlosen kleinen Patient*innen qualvoll starben? Warum waren die Pfleger*innen nicht in der Lage, diese ihnen abverlangten Aufträge zum Töten und Misshandeln als Verbrechen zu erkennen?

Im Folgenden soll exemplarisch am Fall der Stationsschwester Anna Katschenka die ethische Dimension ihrer Straftaten betrachtet werden. Dabei sollen unter Berücksichtigung der nationalsozialistischen Werte die unterschiedlichen Motive am Mitwirken der Pfleger*innen bei den Euthanasieprogrammen diskutiert werden.

Die nationalistische Ideologie und die Werthaltungen der Pflege

Bereits im 19. Jh. verkörperte die Frau Dienen, Gehorsam, Emotionalität, Opfertum und Selbstlosigkeit, während dem Mann Rationalität, Selbstbewusstsein, Stärke und absolute Entscheidungsgewalt zugeschrieben wurde. Erstrebenswerte Tugenden der idealen Gesellschaft bestanden in Pflicht, Dienstbeflissenheit, Ordnung, Disziplin und Gehorsam, ausgerichtet auf Autoritätsgläubigkeit. Die um die Jahrhundertwende neu geschaffene Berufspflege entsprach dem Zeitgeist der Pflege und damit der Ansicht, die Pflegeperson sei eine ärztliche Hilfskraft. Dementsprechend beschreibt das „Handbuch der Krankenpflege" (Berlin, Wien, 1917) die besonderen Fähigkeiten der Krankenpflegerin:

> „Wünschenswerte, zum großen Teil unabweisbare Eigenschaften einer guten Krankenpflegerin sind Selbstlosigkeit, Pflichttreue, Folgsamkeit, Ordnungs- und Wahrheitsliebe, Beobachtungsgabe, Taktgefühl, Reinlichkeit, Verschwiegenheit und eigene volle Gesundheit und Rüstigkeit [...] Sie ist die unentbehrliche geschätzte Hilfskraft des behandelnden Arztes und seiner Stellvertreter [...] Er muß von der Pflegerin verlangen, daß sie seine Verfügungen kritiklos und unbedenklich nach den Regeln der Wissenschaft der Schule präzise durchführt und sich durch nichts beirren lässt [...] Nicht nur für den Kranken, auch und in erster Reihe für die Pflegerin ist der Besuch des Arztes, die ärztliche Visite, das Hauptereignis des Tages".
>
> (Blum, zit. nach Steppe, 2000, S. 78)

Diese berufsethischen Werte blieben in der Pflege auch im Nationalsozialismus tonangebend. Allerdings wurden die bislang geltenden Prinzipien der Fürsorge verkehrt (Steppe, 2000, S. 77): „Die Wohlfahrtspflege wird nicht bestimmt durch das Wohl des Einzelnen, sondern durch das der Gemeinschaft." (Steppe, 2013, S. 67) Im Vordergrund stand der Dienst am Volk, das Opfer für den Staat, der Gehorsam gegenüber dem Führer. „Art und Maß der Unterstützung bestimmt sich nach der Würdigkeit des Unterstützten und gemäß seiner Leistung für die Gesellschaft." (Steppe, 2013, S. 67) Dies bedeutete, dass nur noch derjenige von der Gesellschaft Solidarität zu erwarten hatte, der für die Gesellschaft etwas zu leisten imstande war (Steppe, 2000, S. 77). In die Kategorie der Schwachen und „Missratenen", die pflegebedürftig waren, keine Arbeitsleistung und somit keinen Nutzen für die Gesellschaft erbringen konnten, fielen die Patient*innen, mit denen Anna Katschenka es zu tun hatte. Sie hätten ihre Unterstützung und Fürsorge wohl am meisten gebraucht. Erbarmungslos ließ sie sich für das größte Verbrechen der Menschheit instrumentalisieren und fühlte sich dabei selbst als Opfer – sie bekannte sich vor dem Gesetz nicht schuldig. Die Anordnungen betrachtete sie wohl als staatlich gedeckt. Zwar bereute sie am Ende, dass sie ihren wehrlosen Patient*innen schlimmes Leid angetan hatte, sie bereute jedoch nicht ihre Pflichttreue. Unter ihrem indoktrinierten Gehorsam hatte sie die Fähigkeit verloren, die tödlichen Anordnungen infrage zu stellen. Vielmehr hat sie sich dafür entschieden, bei diesen ideologischen Programmen mitzuarbeiten.

Diese Schwester galt nicht als böse, sie hatte keinerlei persönliche Rachegefühle gegenüber ihren Patient*innen, sondern sie verhielt sich mitfühlend und gewissenhaft. Anna Katschenka als „unentbehrliche geschätzte Hilfskraft des behandelnden Arztes und seiner Stellvertreter" (Blum, zit. n. Steppe, 2000, S. 78) hat die tödlichen Anordnungen kritiklos ausgeführt. Denn „(e)r muss von der Pflegerin verlangen, dass sie seine Verfügungen kritiklos und unbedenklich nach den Regeln der Wissenschaft der Schule präzis durchführt und sich durch nichts beirren lässt" (Blum, zit. n. Steppe, 2000, S. 78).

Anna Katschenka schreckte nicht davor zurück, wehrlose Menschen zu töten. Sie sah dies als ihre Pflicht an gemäß ihrer Schulung, die auf die nationalsozialistische Ideologie ausgerichtet war, begünstigt durch strukturelle Vorgaben. An dieser Stelle wird deutlich, dass in bestimmten Systemen der klare Blick für Gut und Böse, Recht und Unrecht verstellt sein kann.

> „Denn so wie das Recht in zivilisierten Ländern von der stillschweigenden Annahme ausgeht, dass die Stimme des Gewissens jedermann sagt: ‚Du sollst nicht töten', gerade weil vorausgesetzt ist, daß des Menschen natürliche Begierden unter Umständen mörderisch sind, so verlangte das ‚neue' Recht Hitlers, dass die Stimme des Gewissens jedermann sage: ‚Du sollst töten', und zwar unter der ausdrücklichen Voraussetzung, daß des Menschen normale Neigungen ihn keineswegs unbedingt zum Mord treiben. Im Dritten Reich hatte das Böse die Eigenschaft verloren, an der die meisten Menschen es erkennen […]."
>
> (Arendt, 2011, S. 248–249)

Als die jüdische Philosophin Hanna Arendt (1906–1975) zum Gerichtsprozess von Adolf Eichmann, einem deutschen SS-Obersturmbannführer, nach Jerusalem kam, begegnete ihr wider Erwarten ein schrecklich normaler Mensch. Er war weder pervers noch sadistisch, und er hatte persönlich nichts gegen Juden. Beruflich war er mit der Logistik im Zuge der Deportation von Juden in die Konzentrationslager beschäftigt gewesen. Ähnlich wie Anna Katschenka hatte er überhaupt keine Motive, die Deportation zahlreicher Juden in Konzentrationslagern zu veranlassen, außer einer ganz gewöhnlichen Beflissenheit, alles zu tun, was seinem Fortkommen dienlich war,

> „und auch diese Beflissenheit an sich war keineswegs kriminell, er hätte bestimmt niemals seinen Vorgesetzten umgebracht, um an dessen Stelle zu rücken. […]. Er hat sich nur, um in der Alltagsprache zu bleiben, niemals vorgestellt, was er eigentlich anstellte. […] Es war gewissermaßen schiere Gedankenlosigkeit – etwas, was mit Dummheit keineswegs identisch ist […]."
>
> (Arendt, 2011, S. 56–57)

Nach Hannah Arendt ist jener Mensch böse, der nicht urteilt und durch Gedankenlosigkeit, ohne Empathie und Mitgefühl, zu allem fähig ist. Damit hat Arendt die Bedeutsamkeit der Urteilskraft ins Bewusstsein gerückt. Sie bezeichnet das Böse als Oberflächenphänomen ohne Tiefe. Auch Anna Katschenka hat verweigert, sich vorzustellen, was sie anstellte. Sie hat auf ihr Recht, sich selbst ein Urteil zu bilden, verzichtet. Ihr fehlte jegliches Einsichtsvermögen, das zu (Un-)Rechtsbewusstsein und „schlechtem" Gewissen führen hätte können.

Download 10: Weiterführende Betrachtung zu Gehorsam

Als *die* zentrale Problematik totaler Herrschaftsstrukturen demaskiert Arendt die „Zerstörung der Individualität nach Ermordung der moralischen und Vernichtung der juristischen Person" (Arendt, 2008, S. 934). Anna Katschenkas

Schuld war ihr Gehorsam gegenüber äußerem Anordnungsdruck, sodass die „Tötungsmaschinerie" reibungslos ablaufen konnte.

Ihre Pflicht, das eigene Urteilsvermögen einzusetzen und moralischen Mut aufzubringen, nahmen nur wenige mit allen zu erwartenden Konsequenzen wahr. Vielmehr wurde die Ausführung menschenunwürdiger Anordnungen von den ausführenden Pfleger*innen durch zusätzliche Gewaltanwendung und Erniedrigungen verstärkt, insbesondere bei ungehorsamen Patient*innen. Das gesprochene Wort des Arztes (Tötungsanweisungen erfolgten wegen der Geheimhaltung immer mündlich) oder persönliche Vorteile, wie etwa die eigene Position als Stationsschwester bzw. Oberschwester nicht zu verlieren, stellte bei der Angeklagten die höchste Priorität dar. Die Verweigerung der ärztlichen Anordnung hätte möglicherweise, wie auch von anderen Fällen bekannt ist, den Verlust des Ansehens durch die vorgesetzten Ärzt*innen, eine Versetzung (z.B. auf eine andere Abteilung) oder die Dienstentlassung zur Folge haben können – und darin bestand Katschenkas größte Sorge (Fürstler & Malina, 2004, S. 206).

Ähnlich wie Anna Katschenka argumentierten vielfach auch andere Pfleger*innen und wurden freigesprochen oder kamen mit einem milderen Urteil davon. Daher scheint es an dieser Stelle angebracht, weitere Stimmen einzubeziehen. Aussagen von Zeitzeugen „Am Spiegelgrund" (z.B. Friedrich Zawrel, 1929–2015, oder Alois Kaufmann, 1934–2018) und weitere Prozessaussagen belegen auch sadistische, gewalttätige und zutiefst entwürdigende Misshandlungen durch Krankenschwestern und -pfleger. Beispielsweise wurden Patient*innen gezwungen, die verordneten „Medikamente" einzunehmen, häufig unter grober Gewaltanwendung. Die Gewaltakte erforderten bei den tobenden und sich wehrenden Patient*innen enormen Kraftaufwand von mindestens zwei Pfleger*innen. Dabei hielt eine Pflegerin dem Patienten die Nase zu und spreizte den Mund mit einem Löffel auf, damit eine weitere Pflegerin ihm das Tötungsmittel einflößen konnte (Fürstler & Malina, 2004, S. 206).

Ähnlich brutal wurden Frauen in der „Arbeitsanstalt für asoziale Frauen Am Steinhof" durch schwere körperliche Übergriffe erniedrigt und gedemütigt. Viele zwangsweise internierte Frauen unternahmen Fluchtversuche, die wiederum vom Pflegepersonal körperlich schwer bestraft wurden, z.B. anhand der ärztlich angeordneten Apomorphin-Injektionen („Speiberte"), die massive Übelkeit und Erbrechen bis zur Erschöpfung auslösten. Häufig wurden diese Spritzen als Abschreckungsbeispiel vor anderen Frauen injiziert und den

Frauen gedroht: „[…] dass du jetzt nicht herspeibst, sonst mußt du das alles aufschlecken" (Urteil in der Strafsache Dr. Hackel und Genossen, zit. nach Fürstler & Malina, 2004, S. 334). Der sogenannte „Steinhofer Griff" bestand im Hinaufziehen der Hände am Rücken bis zum Kopf durch die Pflegerin mit einem anschließenden Fußtritt. Ähnlich brutal war der „Steinhofer Trick" (im Fachjargon „Schledernlassen"). Dabei wurde unter höchstem Kraftaufwand „das Opfer von der Pflegerin entweder in der Badewanne oder in der Klomuschel immer wieder unter kaltes Wasser getaucht und an die ‚Luft gesetzt', solange bis dessen Widerstand gebrochen war" (Fürstler & Malina, 2004, S. 354). „Strafweise wippen" als weitere Disziplinierungsmaßnahme zwang die Frauen zu harter Zwangsarbeit. Unter streng militärischem Drill mussten die Frauen vor den Pflegerinnen „Hab acht" stehen und bitten, vorbeigehen zu dürfen. Grober Umgangston, Beschimpfungen, Ohrfeigen, Reißen an den Haaren und andere Grobheiten standen auf der Tagesordnung (Fürstler & Malina, 2004, S. 333–334).

Diese Einblicke in die erschütternden Ereignisse stehen der vor Gericht zum Ausdruck gebrachten selbstlosen und dienenden Haltung pflegerischer „Fürsorge" entgegen. Es ist daher anzunehmen, dass die Motive vielschichtig waren und das Handeln keinesfalls nur von Fürsorge geleitet war. Widersprüchliche Gerichtssausagen unterstützten diese Vermutung. Deutlich zeigen sich hier auch die Pole Macht und Ohnmacht – zum einen die ohnmächtige Haltung gegenüber ärztlichen Anordnungen, zum anderen die kompensatorische Ausübung von Macht gegenüber noch Schwächeren auf niederträchtigste und grausamste Weise. Zudem gestanden einige Pflegepersonen ihr brutales Vorgehen in der Ausführung der Anordnungen und Tötungsaufträge (Fürstler & Malina, 2004, S. 206).

Diese Einblicke und Überlegungen sollen aufzeigen, wie sich Menschen für politische Zwecke benutzen ließen und wie bedeutsam es ist, als Berufsgruppe Interessen zu vertreten und aktiv am Berufsbild mitzuwirken. Alte Werte wie Selbstaufgabe bzw. bedingungsloser Gehorsam bis zur Selbstaufgabe müssen ersetzt werden durch reflektiertes und verantwortliches Handeln im Dienst am Menschen. Individuelle Werte müssen in Einklang mit beruflichen und gesellschaftlichen Werten gebracht werden. „Dies hätte nicht geschehen dürfen", schreibt Hanna Arendt (2008, S. 947) über diese menschenverachtenden Ereignisse im Nationalsozialismus. Die Frage, inwieweit die Aussagen der Pfleger*innen tatsächlich die persönlichen Motive wiedergeben, die sie in den Prozessen zu Protokoll gaben, lässt einen breiten Interpretationsspielraum offen. Die Berufsgruppe der Pflege muss stets der eigenen moralischen Ausrichtung gewahr sein, um künftig das zu verhindern, was niemals hätte geschehen dürfen. Richtungsweisend ist hier der „Internationale Ethikkodex für Pflegende" (ICN, 2021) mit seiner laufenden Aktualisierung. Darüber hinaus braucht es für ethische Fragen eine lebendige Auseinandersetzung und einen symmetrischen Diskurs gemeinsam mit anderen Professionen des Gesundheitswesens.

6.2.6 Widerstand gegen das NS-Programm

Es bleibt noch zu bemerken, dass es auch Widerstand gegeben hat; manche wurden inhaftiert oder, wie im Falle der Ordens- und Krankenschwester Maria Restituta, getötet.

Maria Restituta wurde unter dem Namen **Helene Kafka** am 1. Mai 1894 in der Nähe von Brünn in eine kinderreiche Familie hineingeboren. Ihre Familie, die ursprünglich aus Wien nach Brünn gezogen war, kehrte bald wieder nach Wien zurück. Helene absolvierte die Volksschule, die dreijährige Bürgerschule und später die einjährige Haushaltungsschule, verdingte sich dann einige Jahre als Dienstmädchen und verkaufte Tabakwaren in einem Geschäft. 1913 wurde sie Aushilfsschwester in einem Wiener Krankenhaus, lernte dabei die „Franziskanerinnen von der christlichen Liebe Wien" kennen und trat gegen den Willen ihrer Eltern der Kongregation bei. Dort erhielt sie den Namen Schwester Maria Restituta.

Nach dem Ersten Weltkrieg arbeitete sie im Operations- und Anästhesiebereich. Wegen ihres resoluten Auftretens wurde sie auch „Schwester Resoluta" gerufen. Ihrem Namen gerecht werdend, machte sie aus ihrer Ablehnung des Nationalsozialismus kein Geheimnis. Sie widersetzte sich Anweisungen, verfasste ein Spottlied über Hitler und wurde, nachdem ein SS-Arzt sie denunziert hatte, von der Gestapo abgeholt und inhaftiert. Sie blieb standhaft und weigerte sich, eine andere Meinung anzunehmen. Sie besaß einen eigenen, starken Willen und übte nicht den „Beruf einer Befehlsempfängerin" aus. Wegen Hochverrats wurde sie zum Tode verurteilt und fünf Monate später auf dem Schafott hingerichtet. Ihren Mithäftlingen blieb sie wegen ihrer Ausstrahlung und ihrem festen Glauben in Erinnerung. 1978 erhielt sie posthum das „Ehrenzeichen für Verdienste um die Befreiung Österreichs". Zwanzig Jahre später wurde sie von Papst Johannes Paul II. seliggesprochen.

An dieser Stelle sind noch weitere Pflegepersonen zu erwähnen, die ebenso Widerstand gegen das NS-Mordprogramm geleistet haben: Die Salzburger Ordensfrau Schwester **Anna Berta von Königsegg** (1883–1948) wurde 1940 von der Gestapo inhaftiert und schließlich des Landes verwiesen. Die Klagenfurter Krankenschwester **Josefine Messner** wurde wegen der Weigerung, an den Morden mitzuwirken, auf eine andere Station versetzt, und der Ybbser Krankenpfleger **Franz Sitter** (1902–1980) wurde zur Wehrmacht eingezogen. Auch in der Heil- und Pflegeanstalt Gugging leisteten einige Pflegepersonen Widerstand, indem sie beispielsweise tödliche Medikamente in den Ausguss schütteten.

Eine weitere Widerstandskämpferin war **Maria Stromberger** (1898–1957) aus Klagenfurt. Die gläubige Katholikin und Krankenschwester hatte keine Berührungsängste gegenüber kommunistischen Häftlingen. Sie war Oberschwester im SS-Krankenrevier des KZ Auschwitz und setzte sich für polnische Nationalist*innen und jüdische Gefangene ein. Von den Häftlingen wurde sie als „Engel von Auschwitz" bezeichnet. Stromberger organisierte Nahrungsmittel und Medikamente für kranke Häftlinge, schmuggelte Waffen und lieferte Beweismaterial zur polnischen Widerstandsbewegung.

Maria Stromberger war stets bewusst, dass sie durch die Kooperation mit der Widerstandsbewegung ihre eigene Sicherheit riskierte und welche Strafe ihr bei Bekanntwerden ihrer Aktivitäten drohte. 1945 wurde sie verdächtigt, an den Verbrechen von Ausschwitz beteiligt gewesen zu sein. Aufgrund des Aufbegehrens ehemaliger polnischer Häftlinge und durch die Unterstützung des polnischen Ministerpräsidenten wurde sie schließlich freigelassen.

Die in Polen hochgeachtete Krankenschwester starb im Mai 1957 in Bregenz an einem Herzinfarkt. In Österreich blieb sie noch lange unbekannt. Erst im Jahr 1995 wurde am Sanatorium Mehrerau (Bregenz), einer ehemaligen Arbeitsstelle, eine Gedenktafel enthüllt. 2016 wurde sie in ihrer Kärntner Heimat mit einer weiteren Gedenktafel am Kloster Wernberg geehrt (Walser, 2022).

Schlussbemerkung zu den NS-Verbrechen

Alle Täter*innen gehorchten einem „Befehl" und führten schließlich Tötungen und Misshandlungen an Menschen mit der Diagnose „lebensunwert" kritiklos aus. Wenn wir nicht Mitläufer*innen werden wollen, dürfen wir nicht aufhören, selbst zu denken und danach zu handeln, auch wenn dies nicht der bequemste Weg ist. Pflegende müssen sich ihrer Verantwortung stets bewusst sein und ihr Handeln entsprechend der Achtung der Menschenwürde ausrichten. Bezeichnend für den Nationalsozialismus war auch eine Distanzierung durch sprachliche Verrohung im Umgang mit vulnerablen Menschen, etwa durch Bezeichnungen wie „Missratene", „Kreaturen", „Untermenschen", „Ballastexistenzen", „nutzlose Esser", „Menschenmaterial", „Lebensunwerte".

Ein Pflegeverständnis, das nicht den individuellen pflegebedürftigen Menschen mit seinen Bedürfnissen in den Mittelpunkt stellt, verliert den Blick für das Wesentliche, nämlich für seine Menschlichkeit. Die Verbrechen im Nationalsozialismus haben uns dies bewiesen. Daher besteht die größte Gefahr darin, unsere Geschichte zu vergessen. Die Geschichte zeigt uns, wie die Autoritätshörigkeit individuelle Bedenken ausblenden kann. Die Verbrechen des Nationalsozialismus sowie die wissenschaftlichen Experimente von Milgram (1961) und die Folgeexperimente haben uns gelehrt, dass sich unter bestimmten Bedingungen Grausamkeiten wiederholen und dass das Böse in der Eigenverantwortung des Menschen zu suchen ist.

Nach dem Krieg war man bestrebt, die Verbrechen einer raschen Aufklärung vor Gericht zuzuführen, und ein Großteil der Ermittlungen konnte vor 1948 mit harten Urteilen bis hin zur Todesstrafe eingeleitet werden. Bald darauf wurde jedoch wieder der Mantel des Vergessens und des Schweigens darübergebreitet. Im Vordergrund standen Amnestie und weniger die Bestrafung der Verbrecher*innen, wodurch eine weitere Auseinandersetzung vorerst als nicht mehr bedeutend angesehen wurde (Fürstler & Malina, 2004, S. 205–206). Erst in den 1980er-Jahren begann eine neuerliche Aufarbeitung, u.a. wurden die sterblichen Überreste der Opfer am Zentralfriedhof beigesetzt. Zudem wurde 2003 ein Mahnmal für die Opfer vom Spiegelgrund auf diesem Gelände errichtet. Die 772 Lichtstelen des Mahnmals sollen an die 772 ermordeten Kinder und Jugendlichen erinnern.

7 Entwicklung der Krankenpflege bis heute

Dieses Kapitel behandelt den Zeitraum nach dem Ende des Zweiten Weltkriegs bis in die Gegenwart. Die Gleichschaltung der gesetzlichen Grundlagen des Nationalsozialismus wurde nach dem Krieg aufgehoben, und sowohl Deutschland (BRD) als auch Österreich existierten wieder als freie, demokratische und selbständige Staaten. Grundsätzlich gab es in beiden Ländern ähnliche Entwicklungen in der Krankenpflege, die Unterschiede lagen oft nur in Details. Strukturiert anhand der entsprechenden Gesetzgebung – den österreichischen Pflegegesetzen von 1949, 1961 und 1997 mit den dazugehörigen Novellen – werden zusätzliche Themen wie Pflegenotstand, Pflegeskandale und Professionalisierung der Pflege behandelt.

Die jüngste Geschichte ist geprägt von großen Umbrüchen. Die beiden vorangegangenen Weltkriege veränderten Grenzen, Kulturen, Staatsformen und vieles mehr. Auf dem Gebiet der Technik kam es zu einer enormen Entwicklung, die in der gesamten Menschheitsgeschichte davor nicht stattgefunden hatte. Die Medizin brachte ebenso eine Vielzahl neuer Errungenschaften hervor, wodurch der Umgang mit Krankheiten sowie deren Behandlungsmöglichkeiten revolutioniert und die durchschnittliche Krankenhausverweildauer der Patient*innen verkürzt wurde. Durch den medizintechnischen Fortschritt entstanden neue Diagnoseverfahren sowie operative und konservative Therapien. Durch forschungsbasierte Medizin entwickelte sich einerseits eine große Spezialisierung, andererseits mussten sich einzelne Fachgebiete gut vernetzen, um gezielter und erfolgreicher zu behandeln. Mit dem medizinischen Fortschritt stiegen die Anforderungen an die Pflege, beispielsweise in Bereichen wie Intensivstationen, Operationssälen, Endoskopie, Nierenersatztherapie, Chemotherapie sowie Diagnose- und Therapiemöglichkeiten von diversen Krankheiten usw., erneut rasant an. Das zunehmend komplexe Arbeitsfeld der Pflege wirkte sich auch auf die Entwicklung der Pflegewissenschaft und -forschung aus (Seidl & Walter, 2022, S. 380).

Im Gegensatz zur Zeit des Aufschwungs der Wiener Medizinischen Schulen ergriff diesmal eine höhere Anzahl Pflegender Angebote der Fort- und Weiterbildung. Anders als zur damaligen Zeit mit ihren schwierigen Arbeitsbedingungen, als die Pflegenden ungeregelte, lange und anstrengende Dienste verrichteten, bestehen heute vielfältige, auch von den Dienstgeber*innen unterstützte Bildungsangebote sowie geregelte Dienstzeiten. Zudem wird einer fundierten Aus- und Fortbildung heute großer Stellenwert beigemessen.

Einige Stichworte zu Ereignissen der jüngsten Geschichte in alphabetischer Reihenfolge:

AIDS • Antibabypille • Apparatemedizin • Bau und Fall der Berliner Mauer • Beatles • BRD/DDR • Corona • Digitalisierung • Drohnen • Euro • Europäische Union • Farbfernsehen • Fitnesswelle • Gesundheitsförderung • Hippie-Welle • Internet • Jahr-2000-Problem • Kabelfernsehen • Kalter Krieg • Körperkult • Millennium • Mondlandung • Palliative Care • Pandemie • Patientenanwaltschaft • Personalcomputer • Pflegenotstand • Poliomyelitis • Professionalisierung und Akademisierung der Pflege • Rockmusik • Schulterpolster • Smartphone • Trümmerfrauen • Wiederaufbau

7.1 Die Entwicklung der Pflege nach dem Zweiten Weltkrieg bis in die Gegenwart in Deutschland

Nach Auflösung des Dritten Reichs wurde Deutschland unter den vier Siegermächten in vier Besatzungszonen aufgeteilt und durch die jeweiligen Militärregierungen verwaltet. Die einzelnen **Besatzungsmächte** passten nach dem Krieg unter anderem das Gesetz zur Verordnung der Krankenpflege von 1938 an, hatten dazu aber unterschiedliche Vorstellungen und Prioritäten. Einigkeit herrschte lediglich über die Entfernung der nationalsozialistischen Inhalte. Beispielsweise wurde in der britischen Zone die Ausbildungszeit von eineinhalb auf drei Jahre angehoben. Andernorts wurden der theoretische Teil von 200 auf 300 Stunden und die Ausbildungsdauer auf zwei Jahre erhöht. Nach Abschluss der zwei Jahre wurde ein praktisches Jahr unter Aufsicht der Schule angeordnet, in dem 50 spezielle Pflegetätigkeiten durchzuführen und nachzuweisen waren.

Die Tendenz zur **Verlängerung der Ausbildung** war in allen Besatzungszonen erkennbar. Aufgrund der unterschiedlichen Regelungen blieb das Gesetz von 1938 jedoch vorerst mit entsprechenden Adaptierungen bestehen. Lediglich in der russischen Besatzungszone (spätere DDR) wurde die Krankenpflege neu geregelt. Schon 1947 trat die „Verordnung über die berufsmäßige Ausübung der Krankenpflege" in Kraft. Die Ausbildungsdauer wurde auf zwei Jahre angehoben.

Diese Vorgehensweise bewirkte, dass keine deutschlandweit einheitliche Ausbildung bestand. Aus den drei westlichen Besatzungszonen wurde 1949 die Bundesrepublik Deutschland gegründet. Einer gesetzlichen Grundlage folgend, durfte ein neues Krankenpflegegesetz künftig nur durch ein bundesweites Gesetz zur Anwendung kommen. Bei den Diskussionen darüber brachten sich die in Aufschwung befindlichen Schwesternvereine ein; deren Uneinigkeit verzögerte eine Ausbildungsreform. Erst **1957** wurde ein **neues, bundesweites Krankenpflegegesetz** beschlossen, das „Gesetz über die Ausübung des Berufs der Krankenschwester, des Krankenpflegers und der Kinderkrankenschwester". Die Pflege der „Geisteskranken" war in die Krankenpflege inkludiert. Die Leitung der Schule hatte von einem geeigneten Arzt und einer Oberin oder leitenden Krankenschwester gemeinsam zu erfolgen, und die Schule musste einer Krankenanstalt angegliedert sein. Die Ausbildungsdauer wurde einheitlich auf drei Jahre festgelegt. Der theoretische und der praktische Unterricht fanden in den beiden ersten Jahren statt, wobei der theoretische Unterricht mindestens 400 Stunden umfassen musste. Im Anschluss daran war ein einjähriges Praktikum an der dazugehörenden Krankenanstalt zu leisten. Während dieser Zeit mussten in mindestens 50 Unterrichtstunden die theoretisch erworbenen Kenntnisse vertieft werden. Die Ausbildung endete mit der Ablegung einer mündlichen Prüfung vor einem staatlichen Prüfungsausschuss (Steppe, 2013, S. 217–218; BGBL. 1957/31 D). Da das Gesetz noch immer nicht den Vorstellungen aller Beteiligten entsprach, wurde es 1965 erneuert. Der theoretische Anteil betrug nun 1200 Stunden. Für die Leitung der Krankenpflegeschule waren ein Arzt oder ein Arzt und eine Krankenschwester bzw. ein Krankenpfleger mit besonderer Vorbildung vorgesehen. Als Novum beinhaltete das Gesetz die neue Berufsgruppe der **Krankenpflegehilfe**, die Details dieser einjährigen Ausbildung waren ebenfalls geregelt (BGBl. 1965/73 D). Das Tätigkeitsprofil des neuen Berufsbildes beinhaltete „Grundpflege, Vitalzeichenerhebung und die Anwendung von Prophylaxen". Da diese Tätigkeiten weiterhin auch in der Krankenpflegeausbildung belassen wurden, war eine geringe Differenzierung der beiden Berufe die Folge (Ammende, 2016, S. 5).

Ziel war es, dem aufkommenden **Pflegepersonalmangel** entgegenzuwirken. Die Ursachen für diesen Mangel waren das allgemeine Wirtschaftswachstum, das generell zu einer Knappheit von Arbeitskräften am Arbeitsmarkt führte, und die vielen alternativen Möglichkeiten zum Pflegeberuf, der ohnehin für schlechte Bezahlung und unattraktive Arbeitsbedingungen bekannt war. Die Situation verschlechterte sich weiter, als im Jahr 1985 die tarifliche Wochenarbeitszeit von 60 auf 40 Stunden reduziert wurde. Dies führte zu einer weiteren Verringerung der Ressourcen am Arbeitsmarkt und wirkte sich auch im Pflegebereich aus. Neben der Einführung des neuen Berufs der Pflegehilfe wurde das Mindestalter für die Berufsausbildung 1972 von bisher 18 auf 17 Jahre herabgesetzt, um den Mangel auszugleichen. Zusätzlich wurde zur Unterstützung Pflegepersonal vom Balkan und aus Asien angeworben (Ammende, 2016, S. 2–3).

1985 trat in Deutschland das „Gesetz über die Berufe der Krankenpflege" in Kraft. Die Ausbildungsdauer blieb bei drei Jahren mit 1600 Stunden theoretischer und 3000 Stunden praktischer Ausbildung (Kruse, 1987, S. 113–139). Eine Reform erfolgte 2003. Unter anderem wurde hier die Berufsbezeichnung „Krankenschwester" durch die Bezeichnung „Gesundheits- und Krankenpflegerin" abgelöst und aus „Krankenpfleger" wurde der „Gesundheits- und Krankenpfleger". Diese Änderung sollte die Ausrichtung der Pflege nicht nur auf Krankheit, sondern auch auf Gesundheitsvorsorge und Beratung markieren. Die neue Bezeichnung sollte auch auf ein verbessertes berufliches Bewusstsein hinweisen und die zunehmende Eigenständigkeit und Professionalisierung der Pflege hervorheben.

Seit 1. Jänner **2020** ist das **Pflegeberufegesetz** in Kraft. Die bisher eigenständigen Ausbildungen zur Gesundheits- und Krankenpflege, zur Altenpflege und zur Gesundheits- und Kinderkrankenpflege werden nun als generalistische Ausbildung geführt. Der nun zweijährigen gemeinsamen generalistischen Basis in Theorie und Praxis folgt im dritten Jahr eine Spezialisierung. Die Entscheidung zwischen den Bereichen „Generalistik Vertiefung", „Kinderkrankenpflege" oder „Altenpflege" ist bereits vor Beginn der Ausbildung zu treffen. Die entsprechenden Berufsbezeichnungen lauten nach Abschluss der Ausbildung **„Pflegefachfrau/Pflegefachmann"** (neutral Pflegefachkraft) bzw. **„Gesundheits- und Kinderkrankenpfleger*in"** oder **„Altenpfleger*in"**. Neu ist auch, dass die Auszubildenden Anspruch auf eine monatliche finanzielle Vergütung haben und kein Schulgeld mehr bezahlen müssen.

Die Schulleitung muss einen pädagogischen Hochschulabschluss (Master) vorweisen, eine pflegerische Qualifikation ist nicht erforderlich. Ebenso brauchen die Lehrenden einen Hochschulabschluss auf Masterebene. Bei der Ausbildung an Hochschulen ist nur der generalisierte Abschluss möglich (DBfK, 2018; Lapier, 2020).

7.2 Die Entwicklung der Pflege nach dem Zweiten Weltkrieg bis in die Gegenwart in Österreich

In Wien war die Situation nach 1945 – dem Ende des Zweiten Weltkriegs – ähnlich wie in den deutschen Städten. Wien war durch eine vergleichsweise späte Bombardierung im Vergleich zu den deutschen Städten mit verhältnismäßig wenigen, aber trotzdem erheblichen Zerstörungen davongekommen. Neben ca. 70 000 Wohnungen, zahlreichen Verkehrsflächen sowie Gas- und Stromleitungen waren auch Krankenhäuser betroffen. Der **Wiederaufbau** war in den ersten Jahren nach dem Krieg einerseits durch einen Mangel an Bau- und Rohstoffen, Werkzeugen, Arbeitskräften und Transportmöglichkeiten erschwert, andererseits wurde durch die Aufteilung Wiens in **vier Besatzungszonen** und eine interalliierte Zone (1. Bezirk) der Wiederaufbau nicht gerade gefördert. Besonders zu Beginn wurden die einzelnen Sektoren streng voneinander getrennt, und selbst das Übertreten der Sektorengrenze stellte eine Herausforderung dar.

Was die Situation der Pflegeausbildung betraf, gab es von staatlicher Seite Bemühungen, eine geregelte, österreichweite Ausbildung zu initiieren. Es dauerte bis 1949, bis das neue Bundesgesetz Nr. 1949/93 betreffend der Regelung des Krankenpflegewesens geltend wurde. In der Zeit von 1945 bis 1949 wurden die aus dem Nationalsozialismus stammenden Vorschriften von 1938 weitergeführt, wobei die nationalsozialistischen Inhalte selbstverständlich aus dem Gesetz entfernt wurden. Für den Abschluss war eine staatliche Krankenpflegeprüfung abzulegen, nicht – wie in Österreich bis 1938 üblich – eine Diplomprüfung. Als Beleg für die positiv abgeschlossene Ausbildung wurde, wie schon in der NS-Zeit üblich, ein Ausweis als Berufsberechtigung ausgestellt (Fürstler & Malina, 2004, S. 81).

7.2.1 Pflegenotstand

Der eher modern wirkende Begriff „Pflegenotstand" hat bereits eine lange Geschichte, und ein Kapitel darüber würde chronologisch beinahe in jeden anderen Abschnitt dieses Buches passen, da der Zustand des Personalmangels in der Pflege annähernd immer vorhanden war. Seidl (1991, S. 107) hat in Bezug auf den **Schwesternmangel** seit Bestehen der berufsmäßigen Krankenpflege fünf Abschnitte identifiziert, nämlich die Jahrzehnte

- vor dem Ersten Weltkrieg,
- während des Ersten Weltkriegs,
- zwischen dem Ersten und Zweiten Weltkrieg,
- während des Zweiten Weltkriegs und
- nach dem Zweiten Weltkrieg bis heute.

Zugespitzt meinte Seidl, dass der Begriff „Schwesternmangel" zumindest in Österreich beinahe wie ein Fachwort zur Pflege gehöre. Vor diesem Hintergrund lässt sich der heutige Pflegenotstand ergänzen durch die Punkte „vor Corona", „während Corona" und „nach Corona".

Else Reichel, eine der ersten Absolventinnen der Krankenpflegeschule am Rudolfinerhaus und spätere Oberin (1902–1910) dieser Institution, verwies 1905 im Rahmen eines Vortrags zur aktuellen Situation der Krankenpflege in einem Wiener Frauenklub auf den Pflegenotstand: „Von Jahr zu Jahr steigt die Not an Krankenpflegerinnen in unserem Vaterlande. Österreich steht in der Fürsorge für die Krankenpflege hinter anderen Kulturstaaten weit zurück." (Reichel, zit. nach Seidl, 1991, S. 107) Diese Aussage konnte sie auch mit Zahlen belegen: Bezogen auf 10 000 Einwohner*innen gab es 1906 in England 23 Pflegepersonen, in Deutschland 14 und in Österreich 8 (Reichel, zit. nach Seidl, 1991, S. 109). Spätere Zahlen zeigen, dass in Österreich in den 1980er-Jahren im Vergleich zu anderen europäischen Ländern noch immer ein unbefriedigendes Zahlenverhältnis zwischen Pflegepersonen und Bevölkerung bestand.

Der Mangel an Pflegepersonen vor, während und nach dem Ersten Weltkrieg sowie während des Zweiten Weltkriegs wurde in den jeweiligen Kapiteln dargestellt. Nach dem Zweiten Weltkrieg setzten sich die Überlegungen fort, wie dem Personalmangel in der Pflege beizukommen sei.

Unmittelbar **nach dem Zweiten Weltkrieg** wurden in den beiden österreichischen Krankenpflegezeitschriften „Soziale Berufe" und „Die Krankenschwester" zahlreiche Beiträge zum Thema Personalmangel in der Pflege publiziert. Nach diesen Berichten fehlten allein in Wien 1000 Krankenschwestern und -pfleger, und ähnlich war das Bild in den Bundesländern (Seidl, 1991, S. 107–109). Ursachen für die schlechte Personalsituation waren u.a. die allgemeinen Wirren der Nachkriegszeit und die sinkende Zahl geistlicher Schwestern. Weiters führte das Wirtschaftswachstum generell zu einem größeren Angebot an Arbeitsmöglichkeiten. Das Berufsangebot für Frauen wurde vielfältiger, was sich wiederum nachteilig auf die Pflegeberufe auswirkte (Ammende, 2016, S. 3).

Der Schwesternberuf wurde nun wieder als **„idealer Beruf für die Frau"** dargestellt. In der Zeitschrift „Freundin" (Ausgabe 10/1963) wurden als Arbeitsfelder, die auf die Frauenfachschule aufbauten, neben hauswirtschaftlichen Berufen die „allgemeine Krankenpflege" und „Kinderkranken- und Säuglingspflege" als besonders geeignet für junge Frauen betont. In Mädchenbüchern der 1960er-Jahre wie „Schwesternschülerin Ortrun" von Hildegard Diessel spiegelt sich dieses Bild ebenso wider. Männliche Pflegepersonen waren weiterhin in der Minderheit und eher in der psychiatrischen Versorgung anzutreffen.

Der anhaltende und fortschreitende Personalmangel führte dazu, dass wieder unausgebildete Personen als „ungeprüfte Stationsgehilf*innen" angestellt wurden. Häufig waren dies Bediener*innen, Aufräumer*innen oder Raumpfleger*innen, die bereits im Krankenhaus beschäftigt waren und befördert wurden (Stenografisches Protokoll der 66. Sitzung des Nationalrates der Republik Österreich, 1973, S. 6 241). Aus Mangel an ausgebildetem Pflegepersonal wurde das Hilfspersonal schon nach kurzer Zeit mit denselben Aufgaben betraut. Dadurch verlor nicht nur die Pflege an Qualität, auch die Motivation zur Absolvierung der Pflegeausbildung sank. In Bezug auf Bezahlung und Aufgabenbereich war der Unterschied zwischen ausgebildetem Pflegepersonal und Hilfspersonal so gering, dass sich die Mühen einer dreijährigen Ausbildung für viele nicht lohnten (Seidl, 1991, S. 68–69).

In den 60er-Jahren wurden vonseiten der Politik Überlegungen angestellt, den massiven Personalmangel in der Pflege durch das **Anwerben von Pfleger*innen aus dem Ausland** zu entschärfen. Darauffolgend wurde im Jahr 1964 ein bilaterales Anwerbeabkommen zwischen Österreich und dem damaligen Jugoslawien vereinbart, das bis 1973 jährlich erneuert wurde. Die Pfleger*innen wurden als ungeprüfte Stationsgehilf*innen angestellt, obwohl viele in ihrer Heimat eine Diplomausbildung absolviert hatten. Nur wenige Diplomzeugnisse wurden nostrifiziert (Binder-Fritz, 2005, S. 352; Lenhart, 2010, S. 195).

Der Weg der „**Pflegekräftemigration**" wurde weitergeführt. In der ersten Hälfte der 1970er-Jahre wurden viele Pflegepersonen aus den Philippinen angeworben. Diese hatten ihre Ausbildung zum Teil bereits in ihrer Heimat abgeschlossen, aber auch Unausgebildete wurden angeheuert. Sie wurden vorerst als Hilfspersonal, als ungeprüfte Stationsgehilf*innen eingesetzt und absolvierten später ihre Ausbildung in Österreich. Die größte Welle an Zuwanderung ausländischer Pflegepersonen dürfte es 1990 bis 1995 gegeben haben. Hier gab es Abkommen mit den Regierungen von China, Tunesien und Indien. Mit Pflegepersonen aus China wurden vorwiegend Zweijahresverträge abgeschlossen, die Pfleger*innen mussten nach Ablauf des Vertrages wieder nach China zurückkehren (Binder-Fritz, 2005, S. 355).

Selbst im 21. Jh. ist der Pflegenotstand ein aktuelles Thema. In einer 2010 veröffentlichten Studie zum Thema „Pflegekräftemigration nach Österreich" sind typische Herkunftsländer von in Österreich arbeitenden Pfleger*innen, die ihre Ausbildung nicht in Österreich absolvierten, ersichtlich: Deutschland, die Philippinen, die Slowakei, Polen, die Tschechische Republik, Bosnien und Herzegowina, Indien und Kroatien. Seit der ersten Osterweiterung der Europäischen Union im Jahr 2004 dominierten die neu hinzugekommenen Staaten als Herkunftsländer von Pflegekräften (Lenhart, 2010, S. 11, 158).

Heute zeigen uns unter anderem die **Fachkräftemangellisten** für Österreich, Deutschland und die Schweiz, dass der Pflegenotstand im Jahr 2022 noch immer ein ungelöstes Problem darstellt (APAWiS, 2022). In allen drei Ländern sind diverse Berufe aus dem Pflegebereich gelistet. Sinn der „Whitelists", wie die Mangellisten auch bezeichnet werden, ist es, ausländischen ausgebildeten Fachkräften einen einfacheren Arbeitsmarktzugang im jeweiligen Land zu ermöglichen. Innerhalb der EU bzw. des EWR ist ein freier Zugang zum Arbeitsmarkt ohnehin möglich. Für Drittstaatsangehörige und damit Bürger*innen aus Staaten außerhalb der EU bzw. des EWR ist dies grundsätzlich nicht möglich, aber bei Ergreifen eines Berufes aus der Mangelliste wird der Zugang zum entsprechenden Land erleichtert und gefördert (WKO, 2022).

Die Situation der Pflegekräfte erfährt heute (Stand: Mai 2022) in Bezug auf den „Pflegenotstand" kaum eine Verbesserung. Die Corona-Krise hat die Situation keinesfalls positiv beeinflusst, sondern noch mehr zugespitzt. In Deutschland haben laut Deutschem Ärzteblatt in dieser Zeit über 9 000 Pflegekräfte ihren Beruf verlassen. Pflegenotstand ist jedoch nicht nur ein Problem der deutschsprachigen Länder, vielmehr ist es ein globales Thema. Der International Council of Nurses (ICN – Weltbund der Pflegefachpersonen) befürchtet zukünftige Massenkündigungen von Pflegekräften in allen 130 Mitgliedsstaaten (De Lachapelle, 2022).

Im Jahr 2019 wurde eine Studie mit dem Titel „Pflegepersonal-Bedarfsprognose für Österreich" veröffentlicht. Darin wurde versucht, eine **Prognose des**

Bedarfs an Pflegepersonen bis 2030 zu errechnen, und zwar aufbauend auf dem Beobachtungszeitraum 2017 mit Berücksichtigung verschiedener Einflüsse wie beispielsweise der demografischen Entwicklung der Bevölkerung, der Zunahme chronisch kranker Menschen oder dem Rückgang der freiwilligen familiären Pflege und des damit einhergehenden Ausbaus mobiler Pflege. Die demografische Entwicklung in Österreich zeigt, dass die geburtenstarken Jahrgänge der 1960er-Jahre, auch als Baby-Boomer oder Generation X bezeichnet, aktuell eine „gewaltige" Pensionswelle auslösen. Die Wirtschaft ist schon heute von fehlenden Fachkräften stark betroffen, und auch in den Gesundheitsberufen ist die Situation ähnlich. Die Babyboomer-Problematik ist bereits deutlich zu spüren und wird bis etwa 2035 anhalten. Dann klingt die stärkste Pensionswelle des 21. Jh. wieder ab.

Ging es in den politischen Debatten der Vergangenheit häufig um die Finanzierbarkeit des Pensionssystems, rücken heute die fehlenden Fachkräfte immer mehr ins Zentrum (Kittner, 2019). In der Folge ist bis zum Jahr 2030 mit einem zusätzlichen Bedarf von etwa **75 000 Pflegepersonen in Österreich** zu rechnen (Rappold & Juraszovich, 2019, S. 43–45). Andere Schätzungen nennen einen Bedarf von **bis zu 100 000** fehlenden Arbeitskräften im Pflegebereich **bis 2030** (Rendi-Wagner, 2021). Prognosen in Deutschland gehen von rund 307 000 Pflegekräften aus, die bis zum Jahr 2035 in der stationären Versorgung fehlen könnten (Radtke, 2022). Diese Schätzungen zeigen, dass dringender Handlungsbedarf vonseiten der Politik, der Berufsverbände, der Gewerkschaften, der Betreiber*innen von Gesundheits- und Pflegeeinrichtungen usw. besteht, um diesen katastrophalen Prognosen gegenzusteuern.

Hinzu kommt, dass der gehobene Dienst der Gesundheits- und Krankenpflege in den letzten Jahren vermehrt **ärztliche Tätigkeiten** übernommen hat (z.B. Blutabnahme, Infusionen anhängen, Magensonden setzen) – ohne Personalaufstockung des gehobenen Dienstes. Niedrigqualifiziertes Assistenzpersonal sollte einen Ausgleich schaffen, dies widerspricht allerdings einem bedarfsorientierten Berufsgruppenmix. Die **Dequalifizierung einer Berufsgruppe** kann nur als schlechte Lösung bezeichnet werden, um dem Personalmangel entgegenzuwirken. Letztendlich schadet dies dem Berufsstand, dem Gesundheitswesen und generell der Gesellschaft. Ein Bericht der Europäischen Kommission aus dem Jahr 2019 verweist darauf, dass durch eine Reduktion von qualifiziertem Pflegepersonal und durch die Übernahme von Aufgaben durch kostengünstigere Assistenzberufe eine **Qualitätsminderung** erfolgt. Diese Aussage bezieht sich auf eine in sechs europäischen Ländern durchgeführte Studie, in der Pflegepersonen des gehobenen Dienstes durch Pflegeassistent*innen ersetzt wurden. Dabei wurde pro 25 Patient*innen eine um 21% höhere Sterbewahrscheinlichkeit festgestellt. In der Novelle 2016 des österreichischen Gesundheits- und Krankenpflegegesetzes von 1997 ist genau das passiert: Die Rollen der Assistenzberufe wurden wesentlich erweitert, die des gehobenen Dienstes jedoch kaum. Das Bestreben der Personalrekrutierung muss daher den Fokus stets auf einen sinnvollen Berufsgruppenmix richten (Rappold, 2021, S. 178; Sailer, 2021, S. 126; Schrems, 2021, S. 146).

Erwähnenswert ist auch die Tatsache, dass in Österreich im internationalen Vergleich laut den Daten der „Organisation für wirtschaftliche Zusammenarbeit und Entwicklung" (OECD) **viele Ärzt*innen, aber wenige Pflegepersonen** eingesetzt sind. Demnach kommen in Österreich auf 1000 Einwohner*innen 5,2 Ärzt*innen, international (OECD-Schnitt) sind es 3,5. Anders sieht das Verhältnis bei den Pflegekräften aus. Hier gibt es in Österreich 6,9 Pflegepersonen pro 1000 Einwohner*innen, international sind es 8,8. Ein deutlicher Unterschied ist auch bei den jährlichen Ausbildungszahlen von Pflegekräften zu beobachten. Auf 100 000 Einwohner*innen werden in Österreich durchschnittlich 34,5, international jedoch 43,6 Pflegepersonen ausgebildet. Trotz des überdurchschnittlich guten Abschneidens von Deutschland (54,5) und der Schweiz (100,9) im Hinblick auf diesen Wert ist auch in diesen Ländern der Pflegemangel derzeit ein allgegenwärtiges Problem (Sailer, 2021, S. 129).

Skandinavische Länder, die Niederlande, Großbritannien, die USA und auch asiatische Länder haben durch eine sehr frühe Akademisierung der Pflege bereits langjährige Erfahrungen mit **erweiterten Rollen und Aufgabengebieten der Pflege**. Flache Hierarchien zwischen Pflegepersonen und Ärzt*innen bewirken eine reibungslosere Aufgabenverteilung. Die Zusammenarbeit von Ärzt*innen und Pflegepersonen profitiert von einem ausgewogenen Kräfteverhältnis der jeweiligen Standesvertretungen (z. B. Ärztekammer und Pflegeverbände). Bei den Rollenverschiebungen geht es nicht nur um die Übernahme von ärztlichen Tätigkeiten. Vielmehr können die erweiterten Aufgaben im eigenverantwortlichen Bereich der Pflege zu einem verbesserten Zugang zu Gesundheitsdienstleistungen oder zu kürzeren Wartezeiten für die Bevölkerung führen. Besonders positiv wirkt sich dies bei Menschen mit leichten oder chronischen Erkrankungen aus sowie in Situationen, in denen Nachuntersuchungen notwendig sind. Neben einer erhöhten Patientenzufriedenheit ist ein derartiges System im Vergleich zu einem medizindominierten Gesundheitssystem zum Teil kosteneffizienter, zumindest aber kostenneutral (Schrems, 2021, S. 146).

7.2.2 Erstes Krankenpflegegesetz in der Nachkriegszeit (1949)

Das **österreichische Bundesgesetz vom 30. März 1949 betreffend die Regelung des Krankenpflegewesens** (**Krankenpflegegesetz**) in Österreich sollte auf dem Gebiet der Krankenpflege Ordnung schaffen und die Ausbildung im Krankenpflegewesen wieder auf die Höhe bringen, auf der sie vor dem Jahre 1934 gewesen war. Nach 1919 hatte die Ausbildung in der Krankenpflege einen Aufschwung genommen. Besonders in Wien war ihr eine große Bedeutung zugeschrieben und – neben der Gründung einiger Krankenpflegeschulen – eine dreijährige Grundausbildung eingeführt worden.

In der Entstehungsphase zum neuen Gesetz wurde eine Standesvertretung für das Krankenpflegepersonal vorgeschlagen, letztendlich jedoch im Nationalrat abgelehnt. Es bestand darüber Einigkeit, dass eine „derart kleine Berufsgruppe" nicht mit Abgaben belastet werden könne. Auch bestand die Meinung, dass gewerkschaftliche Vertretungen und die Arbeiterkammer die Interessen des Krankenpflegepersonals ausreichend wahrnehmen würden (Stenografisches Protokoll der 107. Sitzung des Nationalrates der Republik Österreich zum BGBl. 107/1949, 1949, S. 11–13). Man muss davon ausgehen, dass eine Standesvertretung für das Krankenpflegepersonal – eine Pflegekammer – zukünftige Professionalisierungsschritte hätte beschleunigen können.

Mit diesem Gesetz wurde versucht, weitere Berufe zusammenzufassen und zu regeln, die sich in der Zwischenzeit aus dem Berufsfeld der Krankenpflege heraus entwickelt hatten. So wurden die Ausbildungen zu folgenden Sparten festgelegt: **Krankenpflege**, **Säuglings- und Kinderpflege**, **gymnastisch-physikalische Heilpflege**, **Heildiätpflege** und **medizinisch-technische Hilfsdienste** (§1, Abs. 1). Die Ausbildung unterteilte sich in eine **gemeinsame zweijährige Grundausbildung** und eine **einjährige weiterführende Spezialisierung**, die an staatlich anerkannten Krankenpflegeschulen (§7, Abs. 4) zu absolvieren war. Diese Schulen mussten mit den erforderlichen Unterbringungsmöglichkeiten für die Auszubildenden einer öffentlichen oder mit Öffentlichkeitsrecht ausgestatteten Heil- und Pflegeanstalt angeschlossen sein (§5, Abs. 1). Das Aufnahmealter für Schüler*innen war mit mindestens 18 und maximal 30

Jahren begrenzt (§6, Abs. 2). Ihnen gebührte bei Bedarf eine freie Unterbringung in einem Internat. Weiters hatten sie Anspruch auf kostenlose Verpflegung, Dienstkleidung und eine monatliche Entschädigung, das sogenannte „Taschengeld" (§9, Abs. 1). Die Berufsaufgaben der diversen Sparten waren in groben Zügen angeführt, auch Hilfeleistung bei ärztlichen Tätigkeiten und die Ausführung ärztlicher Anordnungen waren als Berufsaufgaben deklariert (§2, Abs. 1). Als Beispiel seien hier die Berufspflichten der Krankenpflege angeführt: „Die Krankenpflege umfaßt die Pflege bei Krankheiten aller Art einschließlich der Wochenpflege, der Pflege geistiger und seelischer Krankheiten sowie der Hilfeleistung bei ärztlichen Anordnungen bei der Heilbehandlung" (§2, Abs. 1).

Eine Spezialisierungsmöglichkeit im direkten Pflegebereich gab es nur für die Säuglings- und Kinderpflege. Die psychiatrische Pflege, die zu dieser Zeit als Pflege von geistigen und seelischen Krankheiten bezeichnet wurde, ging in der allgemeinen Krankenpflege auf.

Die 1950er- und 1960er-Jahre waren noch immer von geringer Eigenständigkeit der Berufsgruppe geprägt. So war in dieser Zeit die Pflege in Österreich und Deutschland nach wie vor ein ärztlicher Hilfsdienst und bestand bei Weitem nicht nur aus pflegerischen Aufgaben. Der Pflegeberuf war noch weit von Professionalisierungsbestrebungen entfernt.

An den in §7 vorgeschriebenen Unterrichtsgegenständen ist zu erkennen, dass **Haushaltsaufgaben** im Pflegeberuf nach wie vor von Bedeutung waren. Neben Gegenständen wie „Lehre vom Bau des menschlichen Körpers", „Grundzüge der allgemeinen Lehre von den Krankheiten sowie der Psychologie" und „Allgemeine Hygiene, Spitalshygiene und Bekämpfung der Infektionskrankheiten" gab es auch das Unterrichtsfach „Praktische Unterweisung im Haushalts- und Küchenbetrieb und in der Zubereitung von Kranken-, Diät- und Säuglingskost" (§7).

Im Vergleich dazu war in den USA die Pflegeausbildung zu diesem Zeitpunkt schon seit beinahe 40 Jahren an der Universität angesiedelt. Die **akademische Krankenpflege-Grundausbildung** begann im Jahre **1910 an der Universität von Minnesota**. Weitere Universitäten folgten diesem Beispiel. Leitende und lehrende Krankenschwestern hatten schon ab 1899 die Gelegenheit, am Teachers College an der Columbia University in New York City zu studieren. Ein Lehrstuhl für Krankenhauswirtschaft wurde 1907 an dieser Universität gegründet. Drei Jahre später folgte eine Namensänderung in **„Lehrstuhl für Kranken- und Gesundheitspflege"**. Die erste Professorin dort war **Adelaide Nutting**, und bereits ab 1920 konnten Krankenschwestern ein Promotionsstudium beginnen. Neben der Grundausbildung auf Universitätsniveau blieb die traditionelle Ausbildung in Krankenpflegeschulen, die an Krankenhäuser angebunden waren, ähnlich wie in Deutschland oder Österreich weiter bestehen. Seit den 1930er-Jahren ging die Verbreitung dieser Ausbildungsform jedoch stark zurück (Seidl & Walter, 2000, S. 40–41).

Im Gegensatz dazu sahen heimische Mediziner*innen den „[...] Unterricht der Schwestern und ihre Fortbildung [als] ein Vorrecht des Arztes, und jeder Arzt sollte lernen, solchen Unterricht zu erteilen" (Grois, 1952, S. 89–90) – also keine großen Änderungen im Vergleich zu Billroths Ansichten aus dem 19. Jh.

Lange Zeit war es in der Krankenpflegeausbildung in Österreich üblich, dass Lehrschwestern und -pfleger den Unterricht der Ärzt*innen begleiteten, um im Anschluss daran in einer eigenen Unterrichtseinheit den Schüler*innen die Inhalte nochmals zu erklären. Diese Vorgehensweise war sogar in der „Ersten Krankenpflegeverordnung" von 1961 gesetzlich verankert:

> „Neben den Unterrichtsstunden sind von den Lehrschwestern (Lehrpflegern) Wiederholungsstunden abzuhalten. Diese Stunden sind der vollständigen Aneignung der den Schülern (Schülerinnen) in den Unterrichtsstunden vermittelten Kenntnisse zu widmen."
>
> (BGBl. 1961/212, §7, Abs. 1)

Ein Grund dafür war zum Teil die geringe Vorbildung der Schülerinnen, aber auch die mangelnde pädagogische Ausbildung der Ärzt*innen trug ihren Teil dazu bei (Walter, 1991, S. 92–93).

In der **Nationalratsdebatte** über den Gesetzesentwurf des Krankenpflegegesetzes von 1949 waren sich die Parlamentsparteien einig, dass es eine neue gesetzliche Regelung geben müsse mit dem Ziel, gut ausgebildetes Pflegepersonal zu haben und dadurch zur **Entlastung der Ärzt*innen** beizutragen. Dennoch gab es Uneinigkeit in Bezug auf die zu erwartenden Kosten für Kost, Unterkunft, Dienstkleidung und monatliche finanzielle Entschädigung. Zusätzlich würden Kosten für die Neuerrichtung von Schulen und Internaten anfallen. Daher wurde von der Volkspartei ein Verpflichtungsvertrag gefordert, der regelte, dass die Absolvent*innen den öffentlichen Krankenhäusern mit ihrer Arbeitskraft für eine gewisse Zeit zur Verfügung stehen müssten.

Die finanziellen Bedenken wurden rasch entkräftet. Nach Meinung der SPÖ würde es zu einer erheblichen Reduktion der Kosten kommen, sobald die Schüler*innen in ihrem Praktikum Dienste übernehmen müssten, für die sie nur Taschengeld bekämen. Damit würden sie zum Teil teureres Pflegepersonal ersetzen. Zusätzlich sei durch die bessere Ausbildung der Pflegenden eine raschere Genesung der Patient*innen und folglich eine kürzere Aufenthaltsdauer im Krankenhaus zu erwarten, dies würde ebenfalls zur Kostenreduktion beitragen.

Die KPÖ plädierte für eine Verbesserung der allgemeinen Arbeitsbedingungen. Pflegepersonen waren **von der bestehenden Arbeitszeitregelung ausgenommen**, aus diesem Grund unterlagen sie nicht der sonst gültigen 48-Stunden-Woche: Sie waren gesetzlich verpflichtet, unbezahlte Überstunden zu leisten. Die durchschnittliche Wochenarbeitszeit der Pflegepersonen lag daher bei 60 Stunden. Es war aber in den vorangegangenen Jahren jedoch vielfach dazu gekommen, dass sie **bis zu 90 Stunden pro Woche** zu leisten hatten (Stenografisches Protokoll der 107. Sitzung des Nationalrates der Republik Österreich zum BGBl. 1949/107, S. 14). Erst durch den Einsatz der Gewerkschaft öffentlicher Dienst (GÖD) gelangen Verbesserungen und schließlich auch eine **Arbeitszeitreduktion** auf 45 Wochenstunden.

Die Einwände im Nationalrat führten vorerst nicht zu Verbesserungen der Arbeitsbedingungen. Die **„Gewerkschaft öffentlicher Dienst" (GÖD)** setzte sich jedoch für das Pflegepersonal ein und konnte erwirken, dass der Lohn der Pflegepersonen an jenen der Fachbeamten angeglichen wurde; beide Gruppen befanden sich nun in einer Gehaltsstufe. Zusätzlich bekamen die Pfleger*innen erstmalig eine monatliche Erschwerniszulage. Auch die bestehende Situation der ungeregelten Wochenarbeitszeit und der damit verbundenen Praxis, alle Mehrstunden mittels Überstundenpauschale abzugelten, was wiederum zu einer sehr hohen Anzahl an Überstunden führte, konnte verbessert werden. Die wöchentliche Arbeitszeit wurde auf 45 Stunden reduziert, jede Mehrleistung wurde nun als zusätzliche einzelne Überstunde vermerkt und entsprechend entlohnt. Nach dieser Errungenschaft fielen kaum noch Überstunden an, da es plötzlich gelang, den Betrieb so zu organisieren, dass die vorgegebenen Arbeitszeiten eingehalten werden konnten (Ettl, 2017, S. 31–32).

Relativ schnell stellte sich heraus, dass die **gemeinsame zweijährige Grundausbildung** für mehrere Berufszweige mit anschließender einjähriger Spezialisierung, die in diverse Gesundheitsberufe münden sollte und im Krankenpflegegesetz von 1949 vorgesehen war, **nicht durchführbar** war. Die unterschiedlichen Ausbildungsanforderungen konnten für die jeweiligen Sparten nicht erfüllt werden. Das Gesetz kam dadurch nie vollständig zur Anwendung, auch zum Erlass der entsprechenden geplanten Verordnungen kam es nicht (Ettl, 2017, S. 30–31).

7.2.3 Krankenpflegegesetz 1961

Mit dem Wissen, den erwarteten Ansprüchen hinsichtlich der Ausbildung der weiteren im Krankenpflegegesetz von 1949 angeführten Berufssparten nicht gerecht geworden zu sein, trat mit 1. September 1961 ein neu konzipiertes Gesetz in Kraft: das „**102. Bundesgesetz [...], betreffend die Regelung des Krankenpflegefachdienstes, der medizinisch-technischen Dienste und der Sanitätshilfsdienste**" (BGBl. 1961/102).

Im Vergleich zum vorigen Gesetz war das Gesetz von 1961 mit 67 Paragrafen, aufgeteilt in fünf Teilabschnitte, wesentlich umfangreicher. Ausschlaggebend dafür war, dass hier zusätzlich zu den pflegerischen Berufen die gesetzliche Regelung anderer eigenständiger Gesundheitsberufe, die sich aus dem Pflegeberuf herausgebildet hatten, in einem Gesetz vereint wurde. Insgesamt wurden mit dem Krankenpflegegesetz von 1961 24 eigenständige Berufe reglementiert. „Allgemeine" und „gemeinsame Bestimmungen" wurden im 1. und 5. Teil des Gesetzes angeführt. Der 2. Teil beinhaltete die Sparte „**Krankenpflegefachdienst**", Teil 3 die „**medizinisch-technischen Dienste**" (unterteilt in gehobenen medizinisch-technischen Dienst und medizinisch-technischen Fachdienst) und Teil 4 die „**Sanitätshilfsdienste**".

Dieses Gesetz sowie die neun Novellen der folgenden 31 Jahre hatten neben der gesetzlichen Regelung der angeführten Berufe auch das Ziel, den **Pflegepersonalmangel** in den Griff zu bekommen.

Der hier erstmals verwendete Begriff „**Krankenpflegefachdienst**" in den gesetzlichen Grundlagen sollte auf einen professionellen, qualifizierten Beruf hindeuten. Der Krankenpflegefachdienst beinhaltete die Bereiche **allgemeine Krankenpflege, Kinderkranken- und Säuglingspflege** und – erstmals als eigenständiger Bereich angeführt – die **psychiatrische Krankenpflege** (§4). Die Berufsbezeichnungen lauteten nach dem positiven Abschluss der dreijährigen Ausbildung entsprechend „diplomierte Krankenschwester"/„diplomierter Krankenpfleger", „diplomierte Kinderkranken- und Säuglingsschwester" (dieser Beruf war vorerst nur Frauen möglich) und „diplomierte psychiatrische Krankenschwester"/„diplomierter psychiatrischer Krankenpfleger" (§23).

Der Tätigkeitsbereich der drei Pflegeberufe wurde, wie schon im Gesetz von 1949, nur knapp formuliert.

> „§5. (1) Die allgemeine Krankenpflege umfaßt die Pflege bei Erkrankungen aller Art, die Wochenbettpflege sowie die Pflege und Ernährung von Neugeborenen.
>
> (2) Die Kinderkranken- und Säuglingspflege umfaßt die Pflege bei Erkrankungen im Säuglingsalter sowie im Kindesalter bis zum vollendeten 14. Lebensjahr, die Pflege und Ernährung von gesunden Neugeborenen und Säuglingen und die Wochenbettpflege.
>
> (3) Die psychiatrische Krankenpflege umfaßt die Betreuung, Beobachtung und Beschäftigung Nervenkranker und Geisteskranker sowie Rauschgiftsüchtiger und Trunksüchtiger.
>
> (4) Die in den Abs. 1 bis 3 angeführten Tätigkeiten schließen auch die Hilfeleistung bei ärztlichen Verrichtungen sowie die Ausführung ärztlicher Anordnungen bei der Heilbehandlung in den betreffenden Fachgebieten ein."
>
> (BGBl. 1961/102, §5, Abs. 1–4)

Natürlich wurde auch wieder auf die Pflicht hingewiesen, den **Anordnungen der Ärzteschaft genau Folge zu leisten** und eigenmächtige Heilbehandlungen und Eingriffe zu unterlassen. Dies war von allen in diesem Gesetz angeführten Berufsgruppen zu beachten (§54).

Die Ausbildung in einer der drei Sparten der Pflege durfte nur an einer entsprechenden Schule (allgemeine, Kinder- oder psychiatrische Krankenpflegeschule) stattfinden. Die Schulen mussten Krankenanstalten angeschlossen sein, welche die zur praktischen Unterweisung notwendigen Fachabteilungen besaßen (§6, Abs. 1; §17, Abs. 1). Die **Leitung der einzelnen Schulen** oblag einem **Arzt oder einer Ärztin** mit entsprechender fachlicher Eignung. Zur Unterstützung und Betreuung der Krankenpflegeschüler*innen war eine erfahrene diplomierte Krankenpflegeperson als Schuloberin (Internatsleiterin) vorgesehen. Sie nahm gegenüber dem Arzt eine untergeordnete Stellung ein (§6, Abs.3; Walter, 1991, S 88).

Grundsätzlich waren die Krankenpflegeschüler*innen der allgemeinen und der Kinderkrankenpflegeschulen in Internaten unterzubringen, die den Schulen angeschlossen waren; dies entsprach einer **Wohnpflicht im Internat**. In Ausnahmefällen konnte eine Kommission, welche auch für die Aufnahme der Bewerber*innen in die Krankenpflegeschule verantwortlich war, das Wohnen außerhalb des Internats bewilligen. Neben dem kostenlosen Internat waren den Schüler*innen auch Verpflegung und Dienstkleidung sowie eine monatliche Entschädigung (Taschengeld) zu gewähren (§11, Abs. 1–3).

Als problematisch wurde die fehlende Möglichkeit zum Überbrücken der Zeitspanne zwischen dem Abschluss der Pflichtschule mit 15 Jahren und dem Eintritt in die Krankenpflegeschule mit mindestens 18 Jahren (laut dem Krankenpflegegesetz von 1949) angesehen. Zum Teil galt diese lange Zeitspanne, in der die Jugendlichen häufig einen anderen Beruf wählten, geradezu als Hauptursache für den Personalmangel in der Pflege. Um diesem Zustand im neuen Gesetz entgegenzuwirken, wurde in §9 neben der Ausbildungsdauer von drei Jahren auch das **Aufnahmealter** geregelt. Dieses wurde in den Sparten allgemeine Krankenpflege und Kinderkranken- und Säuglingspflege von 18 auf 17 Jahre reduziert (§9, Abs. 1b). In der Sparte psychiatrische Krankenpflege blieb das Mindestalter für die Aufnahme in die Ausbildung unverändert bei 18 Jahren.

Praktische Unterweisungen am Krankenbett durften bei Schüler*innen erst ab einem Alter von 18 Jahren erfolgen. Die Arbeits- und Unterrichtszeit war wöchentlich auf maximal 45 Stunden begrenzt (§13). Die Anzahl der Theoriestunden erhöhte sich auf 630, 100 davon entfielen auf Pflegefächer. Von den 14 praktischen und theoretischen Fächern beinhaltete das Unterrichtsfach „Haushalts- und Küchenbetrieb inklusive Zubereitung von Kranken-, Diät- und Säuglingskost" die Vermittlung von **hauswirtschaftlichen Kenntnissen**. In der Praxis wurden den Pflegenden nach wie vor viele hauswirtschaftliche Tätigkeiten abverlangt. Es war auch üblich, dass Pflegekräfte die Böden mit Karbol (einem alkoholischen Desinfektionsmittel) aufwischten.

Für die ebenfalls dreijährige Ausbildung im **psychiatrischen Bereich** gab es einige abweichende gesetzliche Regelungen. Die Ausbildung erfolgte im Rahmen eines Dienstverhältnisses (kein Schülerstatuts!), die Auszubildenden wurden als Lernpfleger*innen bezeichnet und für die Aufnahme war ein Mindestalter von 18 und ein Höchstalter von 35 Jahren festgelegt (§18, Abs. 1–2).

Ein weiterer Versuch, Jugendliche nach Absolvierung der Schulpflicht in Richtung Krankenpflegeausbildung zu lenken und ihr Interesse zu wecken, war die Implementierung eines Vorpraktikums, welches schon mit 15 Jahren angetreten werden konnte. Den Vorpraktikant*innen konnte vom Rechtsträger der Krankenpflegeschule ein monatliches Taschengeld gewährt werden. Etwas widersprüchlich wirkt die Aussage: „[i]n diesem Vorpraktikum sind die Jugendlichen in Fertigkeiten, die für ihre spätere Berufsausübung von Bedeutung sind, praktisch zu unterweisen. Eine Unterweisung in Krankenabteilungen darf nicht stattfinden" (§24, Abs. 2), denn die Schüler*innen durften erst ab 18 Jahren am Krankenbett tätig sein. Daher blieben für die praktische Unterweisung nur patientenferne Bereiche übrig, wo sie auf die diversen Wirtschaftsbereiche einer Krankenanstalt vorbereitet wurden; so waren beispielsweise Praktika in Küche, Wäscherei und verschiedenen Verwaltungsbereichen des Krankenhauses vorgesehen. Ob dadurch das Erreichen von Fertigkeiten, welche für die spätere Berufsausübung wichtig waren, gefördert wurde, sei dahingestellt. Das Vorpraktikum hatte „unter der Leitung einer erfahrenen diplomierten Krankenpflegeperson (Schuloberin) zu erfolgen, der die erforderlichen Hilfskräfte beizugeben" waren. Jugendliche, die ein Vorpraktikum absolviert hatten, waren nach Erreichen des Mindestaufnahmealters bevorzugt in Krankenpflegeschulen aufzunehmen (§24, Abs. 1–6; Walter, 1991, S. 72–73).

Der **gehobene medizinisch-technische Dienst** beinhaltete die Disziplinen physikotherapeutischer Dienst, medizinisch-technischer Laboratoriumsdienst, radiologisch-technischer Dienst, Diätdienst, beschäftigungs- und arbeitstherapeutischer Dienst und logopädisch-phoniatrischer Dienst (§25). Die Ausbildungsdauer betrug je nach Fachrichtung zwischen 21 und 36 Monaten (§§30–35, Abs. 1). Als Aufnahmevoraussetzung war im Vergleich zu den Ausbildungen in den Krankenpflegefachdiensten die Matura erforderlich; diplomierte Pflegepersonen konnten ohne Reifezeugnis aufgenommen werden. Zusätzlich reduzierte sich dadurch die Ausbildungsdauer je nach Fachrichtung um drei bis sieben Monate (§29, Abs. 1–2; §§30–33, Abs. 2).

Der **medizinisch-technische Fachdienst** umfasste die Berufe „diplomierte*r Assistent*in für physikalische Medizin", „diplomierte*r medizinisch-technische*r Assistent*in", „diplomierte*r Röntgenassistent*in", „diplomierte*r Diätassistent*in" und „diplomierte*r Beschäftigungs- und Arbeitstherapeut*in". All diese Berufe wurden unter dem Begriff „diplomierte medizinisch-technische Fachkräfte" subsummiert (§43). Diese Ausbildungen dauerten zweieinhalb Jahre (§41).

Zu den **Berufen der Sanitätshilfsdienste** mit einer Mindestausbildungszeit von 130 Stunden und einer Maximalausbildungszeit von 200 Stunden (§47) zählten: Sanitätsgehilfe/-gehilfin, **Stationsgehilfe/-gehilfin**, Operationsgehilfe/-gehilfin, Laborgehilfe/-gehilfin, Prosekturgehilfe/-gehilfin, Ordinationsgehilfe/-gehilfin, Heilbademeister*in und Heilmasseur*in, Beschäftigungs- und Arbeitstherapiegehilfe/-gehilfin, Desinfektionsgehilfe/-gehilfin (§51).

Die Aufgaben der Stationsgehilf*innen, welche unmittelbar in der Pflege tätig waren, beschränkten sich gesetzlich auf „einfache Hilfsdienste in Krankenabteilungen der Krankenanstalten, in Ambulatorien sowie in Pflegeanstalten und auf einfache Hilfsdienste und Handreichungen bei der Durchführung ärztlicher Eingriffe" (§ 44). In der Praxis waren zwei Arten von Stationsgehilf*innen im Einsatz: Einerseits waren es Personen, die laut Krankenpflegegesetz von 1961 die Ausbildung im Rahmen des Sanitätshilfsdienstes mit 160 Stunden und abschließenden Prüfungen absolvierten. Andererseits ist in der Literatur immer wieder von „ungeprüften Stationsgehilfinnen", welche nur angelernt wurden, die Rede (z.B. Binder-Fritz, 2005, S. 352).

Trotz der Neugestaltung und der Ideen, welche in das neue Gesetz eingearbeitet wurden, um dem Personalmangel gegenzusteuern, war das Problem nicht in den Griff zu bekommen. Ganz im Gegenteil, die **Situation des Krankenhauspersonals verschärfte sich** in den darauffolgenden Jahren zunehmend. Die Anmeldungen für die Krankenpflegeschulen waren rückläufig. Besonders der Anteil an Schüler*innen mit guter schulischer Vorbildung wie etwa Matura ging stark zurück (Stenographisches Protokoll der 62. Sitzung des Nationalrates der Republik Österreich, 1967, S. 4 922).

Download 11:
Details zu den einzelnen Novellen aus den Jahren 1967, 1969, 1970, 1973, 1987 und 1988

Das Krankenpflegegesetz von 1961 war (mit einigen Gesetzesnovellen) bis in das Jahr 1997 gültig. Die Anpassungen und Veränderungen im Gesetzestext verfolgten vorwiegend das Ziel, dem Personalmangel entgegenzuwirken. Die wesentlichen Änderungen für die Pflege finden Sie in Download 11.

7.3 Pflegeskandale

In diesem Abschnitt werden wenig ehrenhafte Ereignisse aus der jüngeren Pflegegeschichte betrachtet. Es könnte fälschlicherweise der Eindruck entstehen, das sei Pflege! Dieser Eindruck wäre jedoch falsch! Tag für Tag erfüllen Tausende Pflegepersonen im intra- und extramuralen Bereich mit viel Motivation, Engagement, Freude und Fachwissen pflichtbewusst ihren Berufsalltag. Gerade deswegen müssen Pflegeskandale thematisiert, analysiert und diskutiert werden. Mitarbeiter*innen im Gesundheitswesen werden dadurch informiert und sensibilisiert. Sie können ein Problembewusstsein entwickeln, um eventuelle Warnzeichen für den unsensiblen Umgang mit vulnerablen Menschen bis hin zu Misshandlungen frühzeitig wahrzunehmen und adäquat zu reagieren. Die sachliche Aufklärung über Gewalt im Gesundheitswesen ist ein wichtiger Beitrag zur Prävention. Um Gewalt und Tötungen von Kranken vorzubeugen, ist es unumgänglich, sich mit diesem Phänomen in Krankenhäusern und Pflegeeinrichtungen auseinanderzusetzen (Beine, 2011, S. 11–13; Schreiner, 2001, S. 51).

Exemplarisch für Pflegeskandale mit Tötungsdelikten wird im Anschluss der erste Pflegeskandal in Lainz näher betrachtet.

7.3.1 Tötungsdelikte – Pflegeskandal Lainz I (1989)

Im **April 1989** gelangten Informationen über schockierende Vorkommnisse aus dem **Krankenhaus Lainz** (Wien) an die Öffentlichkeit. Auf der Station D der 1. Medizinischen Abteilung sollten **vier Stationsgehilfinnen zahlreiche ältere Patient*innen ermordet** haben.

Bereits ein Jahr davor, im April 1988, hatte eine nicht beteiligte Mitarbeiterin dieser Station ihrem damaligen Freund, einem Arzt, der ebenfalls an der 1. Medizinischen Abteilung tätig war, erzählt, dass widerspenstige Patient*innen der Station D mittels nichtverordneter Medikamente wie Rohypnol®, Valium® und Dominal® (angstlösend, krampflösend, beruhigend und schlaffördernd) ruhiggestellt wurden, dabei wären auch schon viele Patient*innen ums Leben gekommen. Diese Information ging an den medizinischen Leiter der Abteilung weiter, der Anzeige bei der Polizei erstattete. Nachdem bei einem verdächtigen Todesfall einige Tage später die Befunde der gerichtsmedizinischen Obduktion unauffällig geblieben waren und die Polizei bei ihren Untersuchungen auf Schweigen gestoßen war, wurden die Ermittlungen wieder eingestellt.

Etwa ein Jahr später fiel einer Ärztin auf Station D ein Patient auf, der komatös in seinem Bett lag. Eine Blutuntersuchung brachte rasch Klarheit über die Ursache. Es wurde eine starke Unterzuckerung festgestellt; die entsprechende Therapie verlief erfolgreich und der Patient war bald wieder bei Bewusstsein. Es bestand der Verdacht, dass der niedrige Blutzuckerspiegel die Folge einer nicht verordneten Insulininjektion, verabreicht durch eine Pflegeperson, gewesen war, da der Patient nicht zuckerkrank war und ein derart niedriger Wert anders nicht erklärbar gewesen wäre. Wiederum erstattete der medizinische Abteilungsvorstand Anzeige bei der Polizei. In den getrennt voneinander durchgeführten Befragungen beschuldigten die vier Stationsgehilfinnen Waltraud Wagner, Irene Leidolf, Stefanija Meyer und Maria Gruber einander gegenseitig und wurden daraufhin festgenommen.

Es folgten **Geständnisse** der Frauen, dass sie zahlreichen älteren Menschen tödliche Mengen an Schlafmitteln oder Insulin verabreicht oder ihnen Wasser in die Atemwege eingeflößt hatten. In ihrer Aussage erklärte Leidolf hartnäckig, dass allein Wagner seit Ende 1987 mehr als 200 Patient*innen ermordet hätte. Wagner gab bei den Verhören detailliert 49 Morde zu, widerrief jedoch vor Prozessbeginn ihr unterschriebenes Geständnis ebenso wie die anderen drei Stationsgehilfinnen.

Die tatsächliche Zahl der Opfer, die direkt auf die vier Lainzer Hilfskrankenschwestern zurückzuführen waren, blieb unklar. Während der Untersuchungen war von bis zu 300 Morden die Rede. Zahlreiche verstorbene Patient*innen wurden zur erneuten Untersuchung der Todesursache exhumiert und obduziert, dabei wurde eine ungewöhnliche Häufung von Wasser in der Lunge festgestellt. Da dies bei Patient*innen mit schwachem Allgemeinzustand nicht selten vorkommt, konnte kein zwingender Tatverdacht daraus abgeleitet werden. Erst eine tödliche Überdosis Insulin bei einem Verstorbenen führte zu den Haftbefehlen. In der Anklageschrift wurden schließlich **49 Opfer angeführt**; 42 Morde und fahrlässige Tötungen konnten vor Gericht im Verlauf des bis heute größten Pflegeskandals Österreichs nachgewiesen werden. Ohne Geständnisse wären die Verbrechen kaum aufzuklären gewesen (Backovic, 2014; Höller, 2018; Kronbichler, 2019; Pándi et al., 1989, S. 12–13).

Als Tatmotiv wurde von den Stationsgehilfinnen Mitleid angeführt – sie hätten Schmerzen lindern bzw. Sterbehilfe leisten wollen. Die Tatsache, dass viele Opfer gar nicht im Sterben lagen, und die brutale Vorgehensweise beim **Einflößen von Wasser in die Lunge** – von den Stationsgehilfinnen zynisch als „Mundpflege" bezeichnet – sprachen jedoch gegen dieses Motiv. Bei der „Mundpflege" agierten sie meist zu zweit: Den Opfern wurde die Nase zugehalten, mit einem Holzspatel die Zunge nach unten gedrückt und Flüssigkeit in den Mund geschüttet. Auf diese Weise konnten die Opfer nicht mehr schlucken, die Flüssigkeit gelang in die Lunge und führte zu einem qualvollen Erstickungstod.

Die Mordserie begann 1983, als Wagner nach eigenen Angaben den angeblichen Wunsch einer Patientin nach einer tödlichen Morphiumspritze erfüllte. Ab diesem Zeitpunkt nahm das Töten seinen Anfang, zuerst allein und mit einem Abstand von einigen Monaten. Nach und nach gab Wagner ihr Wissen um die Mordtechniken an ihre Komplizinnen weiter, und die Intervalle verkürzten sich. Wagner war der Kopf der Gruppe, von den Pflegepersonen und Ärzt*innen wurde sie „Hexe" genannt. Es fiel auf, dass in ihren Diensten verhältnismäßig viele Patient*innen starben. Die Entscheidung, wer getötet werden sollte, orientierte sich daran, ob es sich um **„gute" oder „schlechte" Patient*innen** handelte. Zu den „schlechten" gehörten freche, unbequeme, unruhige oder arbeitsintensive Patient*innen oder solche, die Schwester Waltraud „ärgerten". Bei einer Befragung bezeichnete sie ihre Tat als Vergabe eines „Gratisbett[s] beim lieben Gott" (Backovic, 2014; Kronbichler, 2019).

Der Fall ging 1989 um die ganze Welt, die **Presse** leistete vor allem reißerische, oberflächliche Berichterstattung. Die Angeklagten wurden als „Todesengel von Lainz" bezeichnet.

Das Verbrechen war über Monate Dauerbrenner in der Berichterstattung. Vom ersten Bekanntwerden im April 1989 bis zur rechtskräftigen Verurteilung der vier Täterinnen im März 1991 gab es wenig andere Themen im Boulevard. Schlagzeile um Schlagzeile füllten täglich die Titelblätter, die Neue Kronen Zeitung, Österreichs auflagenstärkste Tageszeitung, war hier besonders aktiv. Aus heutiger Sicht erfolgten undenkbare Grenzüberschreitungen im Journalismus wie die Veröffentlichung der privaten Wohnadressen der in U-Haft sitzenden Frauen. Die kurz nach dem Bekanntwerden des Falls veröffentlichte Nachricht, dass Wagner als Nebenerwerbsprostituierte in einem Animierlokal arbeiten würde, stellte den Gipfel der geschmacklosen Berichterstattung dar. Nach einer Klage und einem Schuldspruch durch das Gericht musste sich die Kronenzeitung in einer über mehrere Seiten gehenden Entgegnung von der falschen Berichterstattung distanzieren (Höller, 2018).

Aufgrund der Schwere des Verbrechens, aber auch aufgrund der reißerischen Berichterstattung erzählten viele Krankenschwestern in Lainz und anderswo von Beschimpfungen über Drohanrufe bis hin zu Bespucktwerden durch Passant*innen beim Verlassen des Krankenhaus- bzw. Pflegeheimareals.

Aufarbeitung und Konsequenzen des Skandals

Nach Bekanntwerden der Vorfälle im Krankenhaus Lainz wurde eine Kommission aus internationalen Expert*innen aus Deutschland und Österreich zur Analyse möglicher Ursachen und der Situation der Pflegeberufe gegründet. Folgende multifaktorielle Ursachen sind erwähnenswert:

- Das hohe Alter der Patient*innen: 1989 waren 44,9% älter als 75 Jahre, zusätzliche schwere Krankheitsbilder sorgten generell für eine hohe Sterblichkeitsrate auf dieser Station. Dies führte zu einer großen psychischen und physischen Belastung der Mitarbeiter*innen.
- Die durchschnittliche Bettenauslastung im Jahr 1988 an der Station D war mit 103% sehr hoch, sodass immer wieder Patient*innen in „Gangbetten" liegen mussten.
- Stationsgehilf*innen mussten aufgrund der wenigen diplomierten Pflegepersonen Arbeiten übernehmen, für die sie weder ausgebildet noch rechtlich gedeckt waren.
- Grundsätzlich gab es hinsichtlich der Aufgabenbereiche keine Unterscheidung zwischen diplomierten Pflegepersonen und Stationsgehilf*innen. Es wurde auch bei der Diensteinteilung kein Unterschied zwischen diesen Berufsgruppen gemacht. So kam es häufig vor, dass nur Stationsgehilfinnen im Dienst waren. Sie arbeiteten ohne Aufsicht und Anleitung, versahen alleine Nachtdienste, verabreichten Injektionen und bereiteten Infusionen vor.
- Es herrschten gravierende Missstände in der Pflege, z.B. unzureichende Körperpflege, insbesondere Körperreinigung; Liegenlassen der Patient*innen in den eigenen Exkrementen über einen längeren Zeitraum; grobe Nachlässigkeiten bei der Speisenverabreichung; Ausschalten des Patientenrufs; rauer Umgangston; übergriffige Wortwahl; distanzloses Verhalten; falsches Anlegen von Verbänden; nachlässige Dokumentation.
- Die Zusammenarbeit zwischen Ärzt*innen und Pflegepersonen war mangelhaft, Teamgeist kaum vorhanden.

Die Tatsache, dass Stationsgehilf*innen Aufgaben übernahmen, die für diplomiertes Krankenpflegepersonal vorgesehen waren, hatte sich – aus Mangel an diplomierten Pflegepersonen – nicht nur im Krankenhaus Lainz, sondern in vielen Krankenanstalten und Pflegeheimen Österreichs eingebürgert, es war die gängige Praxis (Stenografisches Protokoll der 533. Sitzung des Bundesrates der Republik Österreich, 1990, S. 24 417).

Die Expertenkommission hatte nicht nur die Ursachen, sondern auch **Vorschläge für eine Pflegereform** erarbeitet. Eine **Anhebung des Aus- und Weiterbildungsniveaus** in der Pflege wurde als unumgänglich betrachtet, empfohlen wurde außerdem die **Einrichtung einer Universitätsprofessur** für

Pflegewissenschaft und ein achtsemestriges Hochschulstudium für leitendes und lehrendes Pflegepersonal. Weiters wurde die **Anhebung des Personalstandes** und die Umwandlung der Krankenpflegeschulen von bisher berufsbildenden mittleren Schulen in **berufsbildende höhere Schulen mit Maturaabschluss** empfohlen. Um den steigenden Versorgungsbedarf von alten Menschen generell zu verbessern, wurde empfohlen, neben den stationären Einrichtungen auch ambulante und extramurale Dienste auszubauen und die Situation für pflegende Angehörige im häuslichen Umfeld zu verbessern (Ettl, 2017, S. 47; Seidl & Walter, 2022, S. 365–366).

Im Nachhall der Ereignisse wurden im Gesundheitswesen umfassende Veränderungen auf unterschiedlichen Ebenen angestrebt: ein neues Gesundheits- und Krankenpflegegesetz, eine Veränderung in den Ausbildungen, eine neue Berufsgruppe innerhalb der Pflege. Stationsgehilf*innen wurden durch Pflegehelfer*innen mit einer umfassenderen Ausbildung ersetzt. Die Akademisierung der Pflege und extramurale Pflegedienste wurden forciert, pflegende Angehörige wurden sozialversicherungs- und pensionsrechtlich abgesichert. Für pflegebedürftige Personen, deren Betreuung und Pflege zu Hause erfolgte, wurde Pflegegeld eingeführt. Damit war ein Beitrag zu den pflegebedingten Mehraufwendungen geleistet, um „soweit wie möglich die notwendige Betreuung und Hilfe zu sichern sowie die Möglichkeit zu verbessern, ein selbstbestimmtes, bedürfnisorientiertes Leben zu führen" (BGBl. 1993/110, §1). Auf diese Weise wurde eine Alternative zu Spitals- oder Pflegeheimaufenthalten für ältere Menschen unterstützt. Die Umsetzung dieser Reformen dauerte allerdings einige Jahre und war nicht ausschließlich auf die Vorfälle im Krankenhaus Lainz zurückzuführen, sondern Teil der Professionalisierungsmaßnahmen dieser Zeit.

Einige Bezeichnungen, die im Zusammenhang mit diesem Skandal standen, wurden im Laufe der nachfolgenden Jahre geändert. Die alte Bezeichnung „Krankenhaus Lainz" war schlecht beleumdet und wurde diesen Ruf über Jahre hinweg nicht mehr los. Im Jahr 2000 wurde es daher in „Krankenhaus Hietzing" umbenannt. Im Volksmund wurde das Spital jedoch weiterhin als „Krankenhaus Lainz" bezeichnet (Backovic, 2014).

Eine Umbenennung des benachbarten „Pflegeheims Lainz" erfolgte schon 1994. Fälschlicherweise wurden die Vorfälle im Pavillon V des Krankenhauses von der Wiener Bevölkerung jedoch dem Pflegeheim Lainz zugeschrieben. Um dem dadurch entstandenen Imageschaden zu entgehen, wurde es in „Geriatriezentrum am Wienerwald" umbenannt. Dies galt als erste Maßnahme für die Umsetzung der „Geriatriezentrum-Kampagne" der Stadt Wien, in der in den darauffolgenden Jahren sämtliche Wiener Pflegeheime in Geriatriezentren umgewandelt wurden. In den neuen Geriatriezentren sollte die Würde des Menschen im Mittelpunkt stehen, und sie sollten den veränderten medizinischen Erfordernissen Rechnung tragen (Nigl, 2002). Im Jahr 2015 wurde das Geriatriezentrum am Wienerwald geschlossen, da das 2007 beschlossene Geriatriekonzept der Stadt Wien vorsah, dass geriatrische Großeinrichtungen, wie es die Pflegeheime zu dieser Zeit häufig waren, durch kleinere und modernere Pflegewohnhäuser ersetzt werden sollten (Wimmer, 2015). Nach der Schließung 2015 wurden bis März 2019 einige Gebäude des Pavillonbaus zur Versorgung von Asylwerber*innen genutzt (ORF, 2019). Im März 2020 wurde in einem Bereich der Anlage von der Stadt Wien ein Betreuungszentrum mit 58 Betreuungsplätzen für Tourist*innen eröffnet, die sich mit dem Coronavirus infiziert hatten. Dabei handelte es sich nicht um Krankenhausversorgung, sondern lediglich um eine Betreuungsunterkunft, in der nur positiv getestete Fälle ohne oder mit nur schwachen Symptomen ihre Quarantänezeit verbringen mussten (ORF, 2020). Eine weitere Nutzung des inzwischen denkmalgeschützen Ensembles ist für die Entstehung von neuem Wohnraum vorgesehen.

Auch die Umbenennung des in Verruf geratenen Medikaments Rohypnol® in Somnubene®, die durch die Herstellerfirma Ratiopharm erfolgte, dürfte eine Folge des Skandals gewesen sein. Letztendlich gab es auch Namensänderungen für die Angeklagten – nach dem Verbüßen ihrer Haftstrafen leben sie wieder auf freiem Fuß, mit neuen Identitäten und an unbekannten Orten (Kronbichler, 2019).

Medienpräsenz bei Pflegeskandalen

In unregelmäßigen Abständen ist in Medienberichten von Pflegeskandalen zu hören und zu lesen. In vielen Fällen üben diese Beiträge auf die Bevölkerung keine nachhaltige Wirkung aus. Oft nur in Lokalnachrichten verlautbart, haben sie eine geringere Reichweite und sind rasch wieder vergessen.

Ganz anders ist die mediale Präsenz bei **Skandalen mit Tötungsdelikten an Patient*innen**. Diese Art von Skandalen wurde in den bisherigen Fällen medial ausgeschlachtet: Ein Aufschrei, eine Welle der Empörung und des Unverständnisses ging durch die Bevölkerung, die soziale Ächtung der Täter*innen war die Folge. Die Reaktionen in der Bevölkerung sind zum Teil nachvollziehbar, ist Pflege doch „prosozial" ausgerichtet: Es besteht die allgemeine Erwartung, dass Menschen mit Gesundheitsproblemen oder reduzierter Alltagskompetenz in Einrichtungen wie Krankenhäusern oder Pflegeheimen bestmöglich behandelt, betreut, unterstützt und gepflegt werden. Menschenwürde, Respekt vor der Autonomie und Selbstbestimmung gelten besonders in der Pflege als zentrale Werte! Bekanntgewordene Missstände und Patiententötungen deuten auf das Gegenteil hin.

Gewaltakte in der Pflege

Bei Pflegeskandalen geht es hauptsächlich um Gewaltausübung an vulnerablen Menschen (insbesondere in Krankenhäusern, Pflegeheimen oder auch in der häuslichen Pflege), welche häufig dementiell erkrankt und/oder körperlich schwach sind und sich kaum noch äußern und wehren können. Diese Umstände erschweren das Bekanntwerden derartiger Gewaltverbrechen.

Download 12: Begriffserklärung Gewalt

Misshandlungen und Vernachlässigungen in der Pflege erfolgen hauptsächlich im Verborgenen, die Dunkelziffern sind hoch. Bei einer Untersuchung in Deutschland zu diesem Thema gaben 81% der befragten Pflegekräfte an, verbale Gewalt an Patient*innen beobachtet zu haben; die Beobachtung körperlicher Gewalt lag bei 36%. In einer anderen Studie gaben 40% der Befragten an, problematische Verhaltensweisen gegenüber Patient*innen beobachtet zu haben (Beine, 2011).

Häufig gelangen diese Fälle nur durch Zufall und nach längerem Bestehen an die Öffentlichkeit. Neben aufmerksamen und verantwortungsbewussten Mitarbeiter*innen werden Missstände auch durch systematische Kontrollen von Pflegeeinrichtungen aufgedeckt. So wurden nach Hunderten von Kontrollen durch die Volksanwaltschaft in 60% der österreichischen Pflegeheime die Pflegezustände kritisiert (Mayr & Müller, 2018).

Patientenmorde von Lainz – ein Einzelphänomen?

Wie häufig sind derartige Fälle, in denen Menschen von im Gesundheitswesen beschäftigten professionellen Helfer*innen ermordet werden? Verantwortliche sind mit der Aussage, dass es sich „um einen Einzelfall" handle, immer rasch zur Stelle. Über die Dunkelziffer von Serienmorden in Gesundheitseinrichtungen ist naturgemäß nichts bekannt. Schätzungen gehen aber davon aus, dass die **Dunkelziffer etwa zwei- bis dreimal höher** ist als die aufgedeckten Fälle. Es gibt Hinweise darauf, dass die bekanntgewordenen Tötungsdelikte nur die Spitze des Eisberges darstellen. Dunkelfeldstudien und die Tatsache, dass viele Fälle nur durch Zufall entdeckt wurden, lassen darauf schließen (Bredow, 2018; Jochheim, 2016; Rotondo, 2006).

Der emeritierte Psychiater Karl H. Beine, der bis 2020 die Psychiatrische Abteilung am St.-Marien-Hospital in Hamm/D leitete und Lehrstuhlinhaber für Psychiatrie und Psychotherapie an der Universität Witten/Herdecke/D war, forschte über 25 Jahre lang zu diesem Thema, und er weiß: Serientötungen sind keine Einzelfälle! **Serientötungen in Kliniken und Heimen sind ein weltweites Phänomen.** Er verwies in seinem 2011 erschienenen Buch „Krankentötungen in Kliniken und Heimen: Aufdecken und Verhindern" auf eine US-amerikanische Studie. Diese stellte für den Zeitraum von 1970 bis 2006 weltweit Fälle von Tötungsdelikten an Patient*innen dar. 52 Täter*innen wurden für 305 nachgewiesene Morde schuldig gesprochen. Dies waren jedoch nur die aufgeklärten Fälle. Die Verdachtsfälle, die vermutet, aber nicht nachgewiesen werden konnten, lagen mit einer Anzahl von 2079 Patient*innen in einem deutlich höheren Bereich (Beine, 2011, S. 13).

Verdachtsfälle konnten meist aus zwei Gründen nicht mehr bestätigt werden: Die tödlichen Medikamente waren längere Zeit nach der Verabreichung bei den exhumierten Patient*innen nicht mehr nachweisbar oder die Menschen erhielten eine Feuerbestattung.

Seitdem ist viel Zeit verstrichen, neue Fälle sind hinzugekommen und die Zahlen sind weiter gestiegen. Im Anhang (S. 254–256) sind in der Tabelle „Tötungsdelikte durch Menschen in Gesundheitsberufen" einige weitere Fälle aufgelistet. Dabei ist auch ersichtlich, dass die Gräueltaten 2006 leider kein Ende nahmen.

Warum erfolgen derartige Verbrechen?

Auf die Frage, warum es immer wieder zu derartigen Übergriffen kommt, stellte Beine in einem Interview zuerst klar, wie es sich *nicht* ereignet:

> „Durch einzelne, psychisch kranke, sadistische ‚Hexen', ‚Todesengel' oder ‚Vollstrecker', wie sie in den Schlagzeilen genannt werden. Diese reflexartige Dämo-

> nisierung mag nachvollziehbar sein, aber sie ist falsch! Es ist von überragender Bedeutung, dass wir verstehen: Diejenigen, die in Kliniken und Pflegeheimen zu Serienmördern werden, sind Menschen wie du und ich. Kein Täter weltweit war so gravierend psychisch krank, dass er im strafrechtlichen Sinn schuldunfähig gewesen wäre. Vielmehr sind die Täter besonders unfähig, Menschen mit schweren Erkrankungen in unserem derzeitigen Gesundheits- und Pflegesystem zu versorgen."
>
> (Beine, zit. nach Jochheim, 2016)

Psychologischen Erklärungen zufolge werden an Menschen in Pflegeberufen oft sehr hohe Erwartungen gerichtet, nach Beine geht die Gesellschaft jedoch „verlogen" damit um. Bei „Sonntagsreden" wird gekonnt erwähnt, wie wichtig die Wertschätzung der Pflege ist – Arbeitszeiten, Stress und Bezahlung ändern sich dabei aber kaum. Beine fand heraus, dass alle Täter*innen an einem **geringen Selbstwertgefühl** litten. Ihr Wohlbefinden war extrem von Lob und Anerkennung aus ihrer Umgebung abhängig. Fehlendes Lob oder Kritik verursachten persönliche Kränkung. Möglicherweise wurde schon deshalb ein Pflegeberuf gewählt, um **mehr Sozialprestige** aus der persönlichen Umgebung zu erhalten. Das sollte eine Steigerung des Selbstwertgefühls mit sich bringen; dies blieb jedoch häufig aus. Zustände wie schwere Arbeit, nicht immer dankbare Patient*innen, unkollegiales Verhalten von selbst im Stress befindlichen Kolleg*innen machen schnell deutlich, dass die Erwartung von Anerkennung ins Leere läuft. Zudem verschlechtert sich die eigene Verstimmung über diese Zustände durch die ständige Auseinandersetzung mit Krankheit, Schmerzen, Altern und Tod. Viele von uns haben schon die Erfahrung gemacht, dass wir unsere Umwelt verschieden wahrnehmen, je nachdem, wie es uns geht. Pflegepersonen, denen es sehr schlecht geht, bilden auch eine negative Sichtweise auf ihre Patient*innen aus, wodurch das eigene Befinden weiter verschlechtert wird. Diese Abwärtsspirale führt am Ende zu einem verschwommenen Bild zwischen dem eigenen Leid und dem anderer Menschen. Die Täter*innen projizieren das eigene Leid auf die Patient*innen. Letztlich wird das Leben der Patient*innen als sinnlos erachtet. Zudem ist anzumerken, dass Unterdrückung in der Regel negative Folgen nach sich zieht in dem Sinne, dass sie meistens an Schwächere weitergegeben wird. Übertragen auf die Verbrechen der Stationsgehilfinnen vom Krankenhaus Lainz kann das bedeuten, dass die selbsterfahrene Ohnmacht und geringe Anerkennung einen Ausgleich durch Machtausübung auf andere, noch schwächere und wehrlosere Menschen sucht. Inwieweit kriminelle Energien mitwirkten, lässt sich nicht nachweisen.

Spätestens jetzt wäre Hilfestellung durch Kolleg*innen sinnvoll, doch die Täter*innen wollen oder können keine Hilfe suchen; die Umgebungsfaktoren sind diesbezüglich nicht förderlich. Letztlich werden Patient*innen von ihrem Leid „erlöst" und getötet. Dadurch soll das eigene Leid gelindert werden. Die Täter*innen haben das Gefühl, im Sinne der Patient*innen zu handeln, wenn sie sie von ihrem Leid erlösen; danach gefragt wurden die Patient*innen jedoch nie (Bredow, 2018; Eppelsheim, 2014; Jochheim, 2016).

Gemeinsamkeiten der Verbrechen

Herbert Maisch (Psychologe und Gerichtsgutachter) beschäftigte sich ebenfalls mit dem Thema Patiententötungen und fand bei seinen Untersuchungen zahlreiche, zum Teil sogar **bis ins kleinste Detail übereinstimmende Gemeinsamkeiten** der unterschiedlichen Fälle. Er sah, dass die Täter*innen **jung** und **kompetent** waren; bei den ersten Tötungen waren sie in den meisten Fällen zwischen 20 und 39 Jahre alt. Fachliche Kompetenz und Engagement zeichnete sie häufig aus (Eppelsheim, 2014).

Ein typisches Merkmal ist **der Tatort selbst**. Alle bekannten Tötungsdelikte erfolgten auf Kranken- und Pflegestationen, wo häufig schwerkranke, komatöse und sterbende Menschen zu finden waren. Sterben und Tod sorgten in diesem Umfeld kaum für Aufregung. Die verwendeten Tötungsmethoden wirkten in vielen Fällen wie **medizinische Tätigkeiten** (Eppelsheim, 2014).

Im Vorfeld der Tötungen waren **diverse Formen von Fehlverhalten** zu identifizieren. Zum einen fiel eine **„Verrohung der Sprache"** auf, d.h. die Sprache der Täter*innen hatte sich in eine zynische, beleidigende und entwürdigende Richtung verändert. Beispielweise wurden Patient*innen als „Hüllen" oder „Objekte" bezeichnet, Ausdrucksweisen wie „abkratzen" oder „krepieren" waren üblich, die Täter*innen beschimpften oder beleidigten die Patient*innen. Beine spricht von **zynischer Erstarrung** (Beine, 2007, zit. nach Immenschuh & Marks, 2017, S. 34). Durch diese Veränderung der Rhetorik werden alte, verwirrte, leidende und sterbende Menschen entwürdigt und damit wird auch die eigene Tätigkeit abgewertet (Immenschuh & Marks, 2017, S. 34).

Als weiterer sich wiederholender Missstand hat sich eine **mangelhafte Kontrolle beim Medikamentenverbrauch** gezeigt. Beispielsweise gab es im Fall von Niels Högel[6], der die Medikation der Patient*innen auf seiner Station überdosierte, im Jahr vor seinem Arbeitsbeginn auf einer Intensivstation einen Jahresbedarf von 50 bis 60 Ampullen Gilurytmal (ein Antiarrhythmikum). Im ersten Jahr, in dem Högel auf dieser Station arbeitete, stieg der Jahresverbrauch auf 225 Ampullen und ein Jahr später auf 380. Die Klinik wurde über den rasant gestiegenen Bedarf informiert, ist dieser Diskrepanz jedoch nicht weiter nachgegangen (Eppelsheim, 2014).

Mögliche Alarmsignale als Vorzeichen von Verbrechen

Folgende spezielle Verhaltensweisen im Umgang mit vulnerablen Patientengruppen deuten auf eine große Gefahr hin:

Sprache ist ein Indikator für Auffälligkeiten. Eine Verrohung der Sprache mit derber Ausdrucksweise hat mit „typischem Krankenhaushumor" nichts mehr zu tun. Mögliche Fragen zur Identifizierung gefährlicher Alarmsignale sind: Herrscht ein menschenverachtender, zynischer Ton, eventuell auf der gesamten Station? Werden Patient*innen beschimpft, entwertet, gedemütigt, vielleicht sogar in Anwesenheit anderer Personen? Ist ein Kollege, eine Kollegin bei Not- und Todesfällen auffallend oft im Dienst? Werden entsprechende Spitznamen an eine oder mehrere Pflegepersonen vergeben? Zieht sich ein Kollege, eine Kollegin immer mehr zurück, nimmt nicht mehr an gemeinsamen Aktivitäten teil? Machen Kolleg*innen auffallende Voraussagen über den Todeszeitpunkt von Patient*innen, beispielsweise: „Bis 15 Uhr 30 hat sie es geschafft"? (Bredow, 2018; Eppelsheim, 2014; Martens, 2006)

Aufdeckungsbarrieren

Trotz Verdächtigungen wurde aufgrund von „Aufdeckungsbarrieren" das Morden lange Zeit – oft noch über Jahre hinaus – geduldet. Direkte Kolleg*innen der Täter*innen melden ihren Verdacht häufig erst nach einer sehr langen Zeit an Vorgesetzte oder Ärzt*innen. Ein Grund dafür ist oft die **Unvorstellbarkeit solcher Handlungen**. Der Gedanke, dass eine Pflegeperson Menschen ermordet, scheint unbegreiflich und absurd, eine Horrorvorstellung,

6 Niels Högel war von 1999 bis Mitte 2005 als Krankenpfleger auf Intensivstationen im KH Oldenburg und im KH Delmenhorst tätig. Er verabreichte vielen Patient*innen mehrere Ampullen eines Antiarrhythmikums, das bei Überdosierung Kammerflimmern verursacht. Die Patient*innen wurden reanimiert, viele überlebten aber trotzdem nicht. Es handelte sich um die größte Mordserie der bundesdeutschen Kriminalgeschichte. Behördliche Ermittlungsverfahren betraf 332 Fälle wegen Mordverdachts. Der Täter wurde wegen über 80 Morden und zahlreichen Fällen von gefährlicher Körperverletzung verurteilt. Mit fortlaufender Dauer des Prozesses stieg die Zahl der bekanntgewordenen Morde immer weiter an.

welche die eigene Fantasie übersteigt. Auch ein **freundschaftlich-kollegiales Verhältnis** erschwert oder verhindert häufig eine Meldung.

Wurden derartige Vorfälle dann doch weitergeleitet, kamen weitere Aufdeckungsbarrieren zu tragen. Bei ausgesprochenen Verdachtsmomenten wurde an der Wahrheit derselben gezweifelt. Häufiger noch wurden die **Verdächtigungen** in schroffer und beleidigender Art **zurückgewiesen**. Auch für Vorgesetzte waren derartige Handlungen unvorstellbar, besonders dann, wenn die beschuldigten Personen als fleißig und engagiert galten. Dazu kam die **Sorge vor einem öffentlichen Skandal** und dem persönlichen **Karriereende**. Die Gesamtheit dieser Faktoren verhinderte häufig eine frühe Aufdeckung – viele Patient*innen wurden deshalb noch zu Opfern! Die besten Frühwarnsysteme sind wertlos, wenn sie von den Verantwortlichen nicht ernst genommen werden. Situationen wie diese führen zu einem großen Dilemma. Reagieren die Verantwortlichen erwartungs- und ordnungsgemäß auf die Vorwürfe, ist die Chance, in einen Skandal involviert zu werden, sehr groß (Bredow, 2018; Eppelsheim, 2014).

Scheinbare Geheimhaltung von Tötungsvorgängen

Eine weitere Gemeinsamkeit bezieht sich auf die Geheimhaltung des **Tötungsvorgangs**. Dieser spielte sich oft **nicht ganz so versteckt und von den Kolleg*innen unbeachtet** ab, wie es die langen Tatzeiträume vermuten lassen würden. Maisch (2014) beschreibt, dass in vielen Fällen schon lange vor dem Bekanntwerden unter den Kolleg*innen ein Verdacht bestand, aber einige Umstände verhinderten die Aufdeckung, und das Töten konnte fast ungehindert weitergeführt werden.

Im Stationsbetrieb fiel Kolleg*innen auf, dass es **in den Diensten bestimmter Mitarbeiter*innen** vermehrt zu **Sterbefällen** kam. Es wurde darüber gescherzt – die Täter*innen stiegen darauf ein, wodurch der Verdacht wieder abgefangen wurde. Jemand, der wirklich Patient*innen tötet, würde auf eine derartige Anspielung anders reagieren, aber doch nicht mit einem Scherz?! Außerdem scheinen derlei Gedanken zu absurd und einfach unrealistisch zu sein. Und doch beschäftigen diese Gedanken die Beobachter*innen weiter und werden durch weitere Todesfälle, die wiederum in den Diensten der bereits verdächtigen Person(en) auftreten, genährt.

Ein gemeinsames Merkmal zeigt, dass **niemand** der beobachtenden Personen versucht hat, anhand von **Sterbeaufzeichnungen und Dienstplänen Klarheit über die Zusammenhänge zwischen Todesfällen und verdächtigen**

Personen zu schaffen. In weiterer Folge bemitleideten die Beobachter*innen die verdächtigen Kolleg*innen und gaben ihnen Kosenamen wie „Pechvogel" oder „Pechmarie", da in ihren Diensten häufig jemand starb. Später wurden die Zuschreibungen härter, beispielsweise „Todesengel" oder „Hexe". Im Fall von Niels Högel machten einzelne Kolleg*innen seltsame Beobachtungen wie z.B. leere Ampullen Gilurytmal (obwohl dafür keine Verordnung für die Betreffenden vorlag) im Mistkübel im Zimmer eines Patienten, der kurz davor Kammerflimmern bekommen hatte und reanimiert werden musste. In diesem Fall war Högel der Erste bei diesem Notfallpatienten und begann mit der Reanimation. Es fiel auf, dass Niels Högel sehr häufig in jenem Zimmer war, wo gerade ein Notfall aufgetreten war. Kolleg*innen nannten ihn zuerst „Pechvogel", später „Pechbringer". Unter Kolleg*innen und auch bei Ärzt*innen entstanden Zweifel. Später bekam er den Spitznamen „Rettungsrambo" (Eppelsheim, 2014).

Präventivmaßnahmen gegen Gewaltakte und Tötungsserien

Die effektivste Prävention ist Zeit. Zeit für Patient*innen, für Heimbewohner*innen und für Kolleg*innen, aber auch Anerkennung als kompetente Pflegeperson, mit einer gerechten Entlohnung. Beine (2016) konstatiert weiter, dass Mitarbeiter*innen und Auszubildende sensibilisiert werden müssen. Vorgesetzte sind aufgefordert, auf aufkommende Resignation und Zynismus in ihrem Bereich zu achten und auf mitgeteilte Verdächtigungen adäquat zu reagieren. Keinesfalls darf generelles Misstrauen entfacht werden. Vielmehr muss ein ausgewogenes Verhältnis zwischen gesundem Zweifel und blindem Vertrauen gefunden werden. Ein „positiver Teamgeist" und ein wertschätzendes Miteinander der Teammitglieder sind eine gute Basis der Prophylaxe. Bei den bisherigen Tötungsserien waren ganz einfache und „normale" kollegiale Reaktionen, z.B. „Wie geht es dir?", kaum vorhanden, da viele Kolleg*innen sich selbst häufig nahe an der Überforderung bewegten (Jochheim, 2016).

7.3.2 Missstände – Pflegeskandal Lainz II (2003)

Die Gewalt fängt nicht an,
wenn Kranke getötet werden.
Sie fängt an, wenn einer sagt:
„Du bist krank:
Du musst tun, was ich sage!"

Erich Fried

Ein weiteres Mal geriet der Name Lainz durch einen Pflegeskandal in Misskredit. In diesem Fall aus dem Jahr 2003 war jedoch das **„Geriatriezentum am Wienerwald"** (früher Pflegeheim Lainz), Pavillon 1, betroffen. Von Harald Haas, dem Sachwalter einer Heimbewohnerin, wurde im Frühjahr 2003 Beschwerde über die Betreuung seiner Klientin Frau K. eingebracht. Unabhängig zu welcher Tageszeit der Sachwalter seine Klientin besuchte, zu 90% war sie im Bett. Die 86-jährige Frau, bereits seit 37 Jahren in der Obhut des Pflegeheims, wollte ihre Zeit aber keinesfalls nur im Bett verbringen. Als tagesstrukturierende Maßnahme, so berichtete Haas, sei der Fernseher laut aufgedreht worden.

Frau K. wurde seit etwa drei Jahren von ihrem Sachwalter betreut. Wiederholt hatte er sich in dieser Zeit an Pflegepersonen und Ärzt*innen der Abteilung gewandt, um eine Verbesserung der Situation zu erwirken. Neben diversen Ausreden habe er immer wieder von **Personalmangel** gehört. Dieser sei ihm auch schon aufgefallen. Bei seinen Besuchen hatte er jeweils nur drei bis fünf Pfleger*innen für 40 Patient*innen gesehen. Die Wochen zuvor gesetzten Alarmrufe der Personalvertretung in einem offenen Brief an die Pflegedienstleitung der Einrichtung und an die zuständige politische Stelle der Stadt, die Gesundheitsstadträtin, über die katastrophalen Zustände auf der Station verhallten vorerst ohne Konsequenzen (News, 2003). Erst nachdem neuerlich durch die Beschwerde des Sachwalters auf die Missstände aufmerksam gemacht worden war, erfolgte im Juli 2003 eine unangemeldete Überprüfung der Station, veranlasst durch die Stadträtin (Presse-Service, Rathauskorrespondenz, 2003). Dabei wurden **äußerst bedenkliche, menschenunwürdige Zustände** vorgefunden. Massive Mängel bei der Hygiene und im persönlichen Umgang des Pflegepersonals mit den Heimbewohner*innen wurden festgestellt. Auch die Pflegedokumentation wies grobe Mängel auf (Profil, 2003).

Im Untersuchungsbericht hieß es, dass Heimbewohner*innen oft wochen-, ja monatelang nicht gewaschen wurden, dass man ihnen wegen „Personalmangels" bereits um drei Uhr nachmittags „Nachtruhe" verordnete oder dass sie bis zu drei Stunden auf den Toilettenbesuch zu warten hätten. Manche Heimbewohner*innen wurden kurzerhand in „Windeln" gelegt, um sie nicht zur Toilette begleiten zu müssen, einige lagen wund und wurden stundenlang nicht umgebettet. Pflegeberichte würden „teilweise mit Intervallen von bis zu drei Wochen nur sporadisch geführt", hieß es weiters. Mängel seien auch bei den ärztlichen Diagnosen festgestellt worden. Berichte über den Verlauf von Krankheiten seien „unübersichtlich und selten, mit Intervallen bis zu mehreren Monaten" (Der Standard, 2003a).

Als mögliche Ursachen wurden **Personalmangel**, **Versäumnisse bei Pflegekontrollen** und **Mängel in der Dokumentation** festgestellt. Grundsätzlich zeigten die Mitarbeiter*innen kaum Verantwortung für die ihnen anvertrauten Menschen (Der Standard, 2003b, 2003a).

In den Ergebnissen der Untersuchung fanden sich **keine Anhaltspunkte für gerichtlich strafbare Handlungen**, vor allem lagen keine Hinweise auf das Quälen oder Vernachlässigen wehrloser Menschen vor (vol.at, 2003). Die Verantwortung wurde den leitenden Pflegepersonen zugesprochen, die arbeitsfeindliche Situation wurde als strukturelles Problem erkannt, woran die Pflegepersonen keine Schuld hatten. Konsequenzen für das leitende Pflegepersonal waren ein Disziplinarverfahren gegen die Stationsschwester und die Versetzung des Pflegedirektors (Neue Zürcher Zeitung, 2003). Für Pflegemängel bzw. für unterlassene Dokumentationen waren aufgrund des Systems der Teampflege „alle" verantwortlich. Eine konkrete Zuordnung zu einzelnen Personen war daher nicht möglich (vol.at, 2003).

In der Folge dieses Skandals wurde ein modern gestaltetes Geriatriekonzept für die Stadt Wien entwickelt, die Umsetzung desselben erfolgte bis 2015. Die Ziele der Umgestaltung waren eine Erhöhung der Betreuungsqualität, Verlagerung der Pflegebetten in wohnortnahe Strukturen und eine Abkehr von Großbauten hin zu überschaubaren Gebäuden mit maximal 350 Betten (SPÖ Rathausclub, 2007). Geriatrische Pflege war bis dahin überwiegend in Sechsbettzimmern erfolgt, die Sanitäreinrichtungen (WC, Bad) befanden sich meist am Gang, es fehlte an Aufenthaltsräumen für Bewohner*innen und am meisten an qualifiziertem Personal. Die Bewohner*innen verbrachten ihren Lebensabend wie in einem Krankenhaus: keine Privatsphäre, keine Rückzugsmöglichkeit, keine Beschäftigungsmöglichkeit (ÖVP Wien, 2005).

Es erfolgten noch rechtliche und prüfungstechnische Veränderungen durch die Aufsichtsbehörde (Innenrevision), und ein Pflegeombudsmann wurde als neutrale Anlaufstelle für Beschwerden implementiert. Zustände, wie sie im Geriatriezentrum am Wienerwald bekannt geworden sind, waren in Österreich zu dieser Zeit weit verbreitet, es handelte sich **keinesfalls** um einen **Einzelfall** (Neue Zürcher Zeitung, 2003; Profil, 2003; vol.at, 2003).

7.3.3 Gesetzliche Änderungen nach dem Lainz-Skandal

Im Jahr 1990 erfolgte die erste gesetzliche Reaktion (8. Novelle zum Gesetz von 1961) nach den erschütternden Ereignissen im Krankenhaus Lainz zur Anhebung der Qualität in der Pflege (BGBl. 449/1990): Es wurde eine neue, besser ausgebildete Berufsgruppe geschaffen, als es die bisherigen Stationsgehilf*innen waren. Die Ausbildung dieser neuen Berufsgruppe, der **Pflegehelfer*innen,** dauerte ein Jahr und war mit 1600 Stunden (je 800 Stunden Theorie und Praxis) achtmal so umfangreich wie diejenige der Stationsgehilf*innen (max. 200 Unterrichtstunden).

Die Berechtigung, als Stationsgehilfe/-gehilfin zu arbeiten, war noch bis 31.12.1995 aufrecht. Sollte zu diesem Zeitpunkt jedoch ein Mangel an Pflegehelfer*innen herrschen, so konnte durch den Landeshauptmann eine Verlängerung um weitere zwei Jahre erteilt werden. Hatten Stationsgehilf*innen bereits das 50. Lebensjahr vollendet und konnten sie eine zehnjährige Berufstätigkeit als Stationsgehilfe/-gehilfin vorweisen, mussten sie zwar die vorgeschriebene Ergänzungsausbildung absolvieren, die abschließende Prüfung wurde ihnen jedoch erlassen.

Die nunmehr letzte Novelle des schon in die Jahre gekommenen Gesetzes von 1961 erfolgte 1992 (BGBl. 1992/872). Man konzentrierte sich auf die Pflege, und die bisher große Anzahl an Berufen im Gesundheitswesen wurde auf die Pflegeberufe mit ihren drei Sparten „allgemeine Krankenpflege", „Säuglings- und Kinderkrankenpflege" und „psychiatrische Krankenpflege" reduziert; die Regelung des medizinisch-technischen Fachdienstes, der Sanitätshilfsdienste und aller anderen ehemals im Krankenpflegegesetz geregelten Berufe wurde in andere Gesetze integriert. Die Regelung der Pflegehilfe kam 1990 dazu. Durch deren ähnliche Tätigkeitsbereiche gab und gibt es eine enge Verbindung zum Diplompersonal.

Eine wichtige Änderung betraf die **Leitung der Krankenpflegeschulen**. Bisher war gesetzlich ein Arzt oder eine Ärztin als Leiter*in der Schule vorgesehen und eine geeignete Pflegeperson – die Schuloberin – war ihm/ihr als Unterstützung zur Seite gestellt. Mit der neuen Regelung wurden zwei gleichwertige Bereiche gebildet. Die medizinisch-wissenschaftliche Leitung oblag einem Arzt oder einer Ärztin, die organisatorische und fachspezifische Leitung inklusive Dienstaufsicht hatte nun eine fachlich und pädagogisch geeignete **Pflegeperson** mit der Bezeichnung **Direktor*in** inne.

7.4 Das Gesundheits- und Krankenpflegegesetz 1997

Das 36 Jahre alte Gesetz von 1961 konnte trotz einiger Novellierungen den Entwicklungen und Anforderungen in der Pflege nicht mehr standhalten. Deswegen wurde am 1. September 1997 ein völlig neu gestaltetes Gesetz, das **Bundesgesetz über Gesundheits- und Krankenpflegeberufe (Gesundheits- und Krankenpflegegesetz – GuKG)** (BGBl. 1997/108) verabschiedet. Es ist mit einigen Abänderungen bis heute gültig.

Das neue Gesetz sah eine Reform im Krankenpflegebereich vor und markierte einen **Wendepunkt in der Entwicklung der Pflege**. Neben der Wiederherstellung der Gesundheit wurde der Blick nun auch auf die Aufrechterhaltung und Förderung derselben gerichtet. In der Folge änderten sich auch die Begrifflichkeiten: Aus „Krankenpflege" wurde „**Gesundheits- und Krankenpflege**". Seit Bestehen der beruflichen Krankenpflege in Österreich wurde die Pflege mit diesem Gesetz erstmals vom ärztlichen Hilfsberuf zu einem **eigenständigen Beruf** aufgewertet. Aus diesen Gründen stellt das **GuKG 1997** einen Meilenstein in der Entwicklung der Gesundheits- und Krankenpflege dar.

Die neue Bezeichnung **„gehobener Dienst für Gesundheits- und Krankenpflege"** sollte auf einen eigenständigen und eigenverantwortlichen Berufsstand hinweisen und regelte die gesetzlichen Grundlagen für die Ausbildung und Berufstätigkeit von diplomierten Pflegepersonen und Pflegehelfer*innen. Im GuKG 1997 wurden Inhalte wie Berufsbilder, Berufsrechte und -pflichten, Tätigkeitsbereiche, Berufsberechtigung und -ausübung sowie die Regelung der Aus- und Fortbildung und die speziellen Grundausbildungen ausführlich dargestellt. Erstmalig wurden **Berufspflichten** wie allgemeine Berufspflichten, Pflegedokumentation, Verschwiegenheitspflicht, Anzeigepflicht, Meldepflicht und Auskunftspflicht sowie Bestimmungen zur freiberuflichen Berufsausübung und zum Berufsausweis im Gesetz berücksichtigt (§§4–10).

Die Grundausbildung wurde dreijährig mit 4 600 Stunden geführt. Zumindest die Hälfte davon war für die praktische Ausbildung und mindestens ein Drittel für die theoretische Ausbildung vorgesehen (§41). Um den Anforderungen der Praxis gerecht zu werden, wurde die Ausbildung um zehn neue Unterrichtsgegenstände erweitert (§42). Durch diese Veränderungen entsprach das Ausbildungsniveau nun mindestens dem einer berufsbildenden höheren Schule. Die Ausbildung schloss nicht mit Matura, sondern mit einem Diplom für Gesundheits- und Krankenpflege ab.

Die zehn neuen Unterrichtsgegenstände waren:

- Grundlagen der Pflegewissenschaft und Pflegeforschung
- Pflege von alten Menschen
- Palliativpflege
- Hauskrankenpflege
- Geriatrie, Gerontologie und Gerontopsychiatrie
- Gesundheitserziehung und Gesundheitsförderung einschließlich Arbeitsmedizin
- Soziologie, Psychologie, Pädagogik und Sozialhygiene
- Kommunikation, Konfliktbewältigung, Supervision und Kreativitätstraining
- Strukturen und Einrichtungen des Gesundheitswesens, Organisationslehre
- Elektronische Datenverarbeitung, fachspezifische Informatik, Statistik und Dokumentation

Die angeführten Gegenstände beziehen sich exemplarisch auf die allgemeine Gesundheits- und Krankenpflege. In der Ausbildung der Kinder- und Jugendlichenpflege und der psychiatrischen Pflege hatten die Gegenstände kontextbezogene Bezeichnungen, auch die Inhalte wurden natürlich der jeweiligen Fachrichtung angepasst.

Während in fast allen Ländern Europas und weltweit die Berufsausübung längst an ein abgeschlossenes Studium gekoppelt war, wurde in Österreich das Fach „Pflegewissenschaft und -forschung" zwar Inhalt der Grundausbildung, die Ausbildung an sich verblieb jedoch – trotz anderslautender Forderungen der Oppositionspartei „Liberales Forum" – im sekundären Bildungsbereich. Die Forderung, die Ausbildung zum gehobenen Dienst in der Gesundheits- und Krankenpflege an den Fachhochschulen zu verankern, wurde abgelehnt.

Die bisher noch im Gesetz verankerte **Wohnpflicht in Internaten**, die den Schulen angeschlossen waren, wurde als nicht mehr zeitgemäß empfunden und dementsprechend aufgehoben. Die Möglichkeit, eine Ausnahmebewilligung zu erhalten, um während der Ausbildung nicht im Internat wohnen zu müssen, war in manchen Schulen auch schon Jahre vor diesem Gesetz großzügig angewandt worden. Den Trägern der Krankenpflegeschulen stand es frei, auch weiterhin eine Unterbringungsmöglichkeit in Form eines Internats auf freiwilliger Basis anzubieten (Ettl, 2017, S. 63, 66).

Die bereits im Gesetz von 1961 angeführte Dreiteilung mit den Bereichen „allgemeine Krankenpflege", „Kinderkranken- und Säuglingspflege" und „psychiatrische Krankenpflege" wurde im neuen Gesetz weitergeführt. Nicht nur die Inhalte, auch die Bezeichnungen wurden angepasst. Die Ausbildungen konnten nun in den Sparten allgemeine Gesundheits- und Krankenpflege, Kinder- und Jugendlichenpflege und psychiatrische Gesundheits- und Krankenpflege erfolgen. Die Berufsbezeichnungen änderten sich dementsprechend: „diplomierte*r Gesundheits- und Krankenschwester/-pfleger", „diplomierte*r Kinderkrankenschwester/-pfleger" und „diplomierte*r psychiatrische*r Gesundheits- und Krankenschwester/-pfleger" (§ 12, Abs. 1–3).

Die **Diplomprüfung** am Ende der Ausbildung bestand aus drei Teilbereichen: der schriftlichen Fachbereichsarbeit (sie ersetzte die bisherige Klausurarbeit), der praktischen und der mündlichen Diplomprüfung. Während des dritten Ausbildungsjahres war von jedem Schüler, jeder Schülerin ein berufsbezogenes Thema eigenständig zu bearbeiten und als **Fachbereichsarbeit** (FBA) zu verfassen. Zur Betreuung war eine Lehrperson für Gesundheits- und Krankenpflege gesetzlich vorgesehen. Bei der **mündlichen Diplomprüfung** war zusätzlich zu den sechs Prüfungen der Gegenstände „Gesundheits- und Krankenpflege", „Palliativpflege", „Pflege von alten Menschen", „Hauskrankenpflege", „Gesundheitserziehung und Gesundheitsförderung im Rahmen der Pflege" und „Strukturen und Einrichtungen des Gesundheitswesens, Organisationslehre"[7] ein Prüfungsgespräch über die Fachbereichsarbeit zu führen.

Als weitere Neuerung wurde eine **praktische Diplomprüfung** eingeführt. Diese war am Ende des diplomprüfungsbezogenen Praktikums vor einer Lehrperson für Gesundheits- und Krankenpflege und einem weiteren Mitglied der Prüfungskommission an Patient*innen, Klient*innen oder pflegebedürftigen Personen abzulegen (BGBl. 1999/179, §§39–42).

Die Neustrukturierung der Diplomprüfungen wies auf den neuen Schwerpunkt der Pflege hin. Bis zum Gesundheits- und Krankenpflegegesetz von 1997 waren medizinische Gegenstände mit 50% an den Diplomprüfungen beteiligt gewesen. Nun wurden bis auf den Gegenstand „Strukturen und Einrichtungen des Gesundheitswesens, Organisationslehre" nur mehr Gegenstände mit pflegerischem Inhalt geprüft. Die medizinischen Gegenstände sind nicht mehr Teil der Diplomprüfung.

7 Die angeführten Prüfungen sind Teil der Sparte „allgemeine Gesundheits- und Krankenpflege".

Die Tätigkeiten des gehobenen Dienstes wurden erstmals ausführlich definiert und in einen eigenverantwortlichen, einen mitverantwortlichen und einen Bereich mit interdisziplinären Tätigkeiten eingeteilt (§§14–16).

Der **eigenverantwortliche Tätigkeitsbereich** (§14) umfasste zu einem großen Teil Handlungen, die im Zusammenhang mit dem Pflegeprozess im intra- und extramuralen Bereich von Bedeutung waren, insbesondere:

1. Erhebung der Pflegebedürfnisse und des Grades der Pflegeabhängigkeit der Patient*innen oder Klient*innen sowie Feststellung und Beurteilung der zur Deckung dieser Bedürfnisse zur Verfügung stehenden Ressourcen (Pflegeanamnese)
2. Feststellung der Pflegebedürfnisse (Pflegediagnose)
3. Planung der Pflege, Festlegung von pflegerischen Zielen und Entscheidung über zu treffende pflegerische Maßnahmen (Pflegeplanung)
4. Durchführung der Pflegemaßnahmen
5. Auswertung der Resultate der Pflegemaßnahmen (Pflegeevaluation)
6. Information über Krankheitsvorbeugung und Anwendung von gesundheitsfördernden Maßnahmen
7. psychosoziale Betreuung
8. Dokumentation des Pflegeprozesses
9. Organisation der Pflege
10. Anleitung und Überwachung des Hilfspersonals
11. Anleitung und Begleitung der Schüler*innen im Rahmen der Ausbildung und
12. Mitwirkung an der Pflegeforschung

Die Verantwortung in diesem Bereich liegt beim gehobenen Dienst für Gesundheits- und Krankenpflege, es besteht kein Weisungsrecht von Ärzt*innen. Daher sind diplomierte Pflegepersonen für entstandene Schäden auch selbst haftbar.

Der **mitverantwortliche Tätigkeitsbereich** befugte diplomierte Pflegepersonen nach Anordnung eines Arztes/einer Ärztin zur Durchführung von diagnostischen und therapeutischen Maßnahmen (§15, Abs. 5). Der mitverantwortliche Tätigkeitsbereich umfasste insbesondere:

1. Verabreichung von Arzneimitteln
2. Vorbereitung und Verabreichung von subkutanen, intramuskulären und intravenösen Injektionen
3. Vorbereitung und Anschluss von Infusionen bei liegendem Gefäßzugang, ausgenommen Transfusionen
4. Blutentnahme aus der Vene und aus den Kapillaren
5. Setzen von transurethralen Blasenkathetern zur Harnableitung, Instillation und Spülung
6. Durchführung von Darmeinläufen
7. Legen von Magensonden

Die Nennung der mitverantwortlichen Tätigkeiten war eine beispielhafte Auflistung – eventuelle Weiterentwicklungen konnten auf diese Weise in der Praxis ergänzt werden.

Jede ärztliche Anordnung muss vor der Durchführung schriftlich erfolgen. Dies führte speziell im extramuralen Bereich oder bei Notfällen zu Schwierigkeiten in der Praxis. Aus diesem Grund wurde der Gesetzestext schon ein Jahr später adaptiert und folgende Ausnahmeregel erstellt (BGBl. 1998/95, S. §15, Abs. 4):

> „Die ärztliche Anordnung kann in medizinisch begründeten Ausnahmefällen mündlich erfolgen, sofern auch dabei die Eindeutigkeit und Zweifelsfreiheit sichergestellt sind. Eine Übermittlung der schriftlichen Anordnung per Telefax oder im Wege automationsunterstützter Datenübertragung ist zulässig, sofern die Dokumentation gewährleistet ist. Die schriftliche Dokumentation der ärztlichen Anordnung hat unverzüglich, längstens aber innerhalb von 24 Stunden zu erfolgen."

Die erfolgte Durchführung war von der Pflegeperson im Patientenakt ebenfalls zu unterschreiben.

Die Begriffe **„Anordnungsverantwortung"** und **„Durchführungsverantwortung"** kamen beim mitverantwortlichen Tätigkeitsbereich zum Tragen. Sie bedeuteten, dass der anordnende Arzt bzw. die Ärztin die Verantwortung für die Anordnung trug, die Durchführung jedoch in der Verantwortung der diplomierten Pflegeperson lag (§15, Abs. 1–4). So war für beispielsweise ein falsch *verordnetes* Medikament die Ärztin/der Arzt verantwortlich. Ein falsch *verabreichtes* Medikament (z.B. falsche Auswahl des Medikaments, falsche Zubereitung, falsche Applikationsform, fehlerhafte Durchführung, falsche Dosis) hatte die Pflegeperson zu verantworten.

Eine mit der Anordnung in Zusammenhang stehende etwaige **Einlassungs- und Übernahmefahrlässigkeit** kann strafrechtliche Folgen haben. Das bedeutet, dass Pflegepersonen für sich entscheiden müssen, ob sie in der Lage sind, die angeordneten Tätigkeiten ordnungsgemäß durchzuführen. Haben sie nicht die nötigen Kenntnisse und/oder Fähigkeiten, ist das der Ärztin/dem Arzt mitzuteilen, die Durchführung der Tätigkeit ist zu verweigern und zu unterlassen.

Der **interdisziplinäre Tätigkeitsbereich** beinhaltete Tätigkeiten und Maßnahmen, die der Zusammenarbeit mit anderen Berufsgruppen des Gesundheitswesens dienten. Diplomierte Pflegepersonen hatten hier ein Vorschlags- und Mitentscheidungsrecht. Für alle in diesem Zusammenhang gesetzten pflegerischen Maßnahmen trugen die diplomierten Pflegepersonen die Durchführungsverantwortung (§16, Abs. 1–3). Pflegepersonen tragen nach wie vor die Verantwortung für ihr Handeln und sind rechenschaftspflichtig.

Der interdisziplinäre Tätigkeitsbereich umfasste insbesondere:

1. Mitwirkung bei Maßnahmen zur Verhütung von Krankheiten und Unfällen sowie zur Erhaltung und Förderung der Gesundheit
2. Vorbereitung der Patient*innen oder pflegebedürftigen Menschen und ihrer Angehörigen auf die Entlassung aus einer Krankenanstalt oder Einrichtung, die der Betreuung pflegebedürftiger Menschen dient, und Hilfestellung bei der Weiterbetreuung
3. Gesundheitsberatung
4. Beratung und Sorge für die Betreuung während und nach einer physischen oder psychischen Erkrankung

Durch die definierten Tätigkeitsbereiche wurde eine Abgrenzung der Gesundheits- und Krankenpflege zu anderen Gesundheitsberufen möglich. Die Dokumentationspflicht und die persönliche Pflegeplanung machten den pflegerischen Anteil im gesamten Behandlungsprozess zum ersten Mal sichtbar.

In Spezialbereichen (z.B. Intensivstation, Operationssaal, Dialysestation) und in Lehr- und Führungspositionen konnte nur noch mit einer entsprechenden Sonderausbildung, die innerhalb von fünf Jahren zu absolvieren war, gearbeitet werden. Davor war die Teilnahme an entsprechenden Ausbildungen nicht gesetzlich geregelt gewesen und dadurch nicht verpflichtend. Der gehobene Dienst für Gesundheits- und Krankenpflege wurde per Gesetz verpflichtet, innerhalb von jeweils fünf Jahren mindestens 40 Stunden Fortbildung zu absolvieren. Dabei sollen Informationen über die neuesten Entwicklungen und Erkenntnisse insbesondere der Pflegewissenschaft sowie der medizinischen Wissenschaft eingeholt oder in der Ausbildung erworbene Kenntnisse und Fertigkeiten vertieft werden (§63).

Neben der Rechtsgrundlage für den gehobenen Dienst in der Gesundheits- und Krankenpflege war im GuK 1997 auch die gesetzliche Regelung für die **Pflegehilfe** festgehalten. „Die Pflegehilfe umfasst die Betreuung pflegebedürftiger Menschen zur Unterstützung von Angehörigen des gehobenen Dienstes für Gesundheits- und Krankenpflege sowie von Ärzten" (§82). Die Ausbildung dauerte ein Jahr (1600 Stunden) und hatte zu gleichen Teilen theoretisch und praktisch zu erfolgen (§91). Personen, welche die Ausbildung zur Pflegehilfe erfolgreich abgeschlossen hatten, durften die Berufsbezeichnung „Pflegehelfer*in" führen (§83, Abs. 1, Z. 2). Als Bestätigung für die positive Absolvierung der kommissionellen Abschlussprüfung und damit der Ausbildung wurde ein Zeugnis mit dem Prüfungserfolg und der Berufsbezeichnung ausgestellt (§103). Auszubildende, welche die ersten beiden Jahre der Ausbildung zum gehobenen Dienst der Gesundheits- und Krankenpflege positiv abgeschossen hatten, konnten ohne Besuch eines Pflegehilfelehrganges zur kommissionellen Abschlussprüfung in der Pflegehilfe antreten (§100, Abs. 4).

Der **Tätigkeitsbereich der Pflegehilfe** umfasste neben der Durchführung von pflegerischen Maßnahmen wie Grundtechniken der Pflege und der Mobilisierung, Körperpflege und Ernährung, Krankenbeobachtung, prophylaktischen Pflegemaßnahmen und Pflege, Reinigung und Desinfektion von Behelfen auch die Mitarbeit bei therapeutischen Tätigkeiten inklusive der sozialen Betreuung von Patient*innen und Klient*innen sowie der Durchführung von hauswirtschaftlichen Tätigkeiten. Pflegerische Maßnahmen durften nur nach Anordnung und unter Aufsicht von Angehörigen des gehobenen Dienstes für Gesundheits- und Krankenpflege erfolgen. Im extramuralen Bereich mussten die Anordnungen in schriftlicher Form vorliegen (§84).

7.5 Die GuKG-Novelle 2016

Mit dieser Gesetzesänderung aus dem Jahr 2016 ist es zu gravierenden Veränderungen gekommen. Zwischendurch gab es zwar einige Novellierungen, diese hatten jedoch keine nennenswerten Auswirkungen.

Seit Inkrafttreten dieser Novelle ist die Ausbildung im gehobenen Dienst für Gesundheits- und Krankenpflege nun gesetzlich an **Fachhochschulen** verankert. Die Ausbildung in den Pflegeberufen ist dreistufig: Der gehobene Dienst in der Gesundheits- und Krankenpflege schließt mit dem akademischen Grad **Bachelor of Science in Health Studies (BSc)** ab. In Österreich wurden 2007 die lateinischen Bezeichnungen „Bakkalaurea, Bakkalaureus" durch den englischen, geschlechtsneutralen Begriff „Bachelor" abgelöst (Fermüller, 2010).

Die bisherige Diplomausbildung in der allgemeinen GuK soll 2024 auslaufen. Als Übergangsfrist wurde bewusst ein langer Zeitraum angesetzt, um durch die Umstellung keine zusätzlichen Personalengpässe zu verursachen. Die spezialisierten Sparten (Psychiatrie und Kinder) laufen zugunsten der generalisierten Ausbildung schon früher aus. Die Berufsberechtigung der beiden Ausbildungssysteme (bisherige Diplomausbildung und Bachelor-Studium) für den gehobenen Dienst ist ident.

Die Spartentrennung (spezielle Grundausbildungen und allgemeine Gesundheits- und Krankenpflege, z.B. Kinder- und Jugendlichenpflege, psychiatrische Pflege) wurde abgeschafft, die **generalistisch ausgebildeten Pfleger*innen** sollen in Zukunft **alle Patientengruppen in allen Settings** betreuen. Nach der Grundausbildung können settting- und zielgruppenspezifische Spezialisierungen sowie Spezialisierungen für Lehr- oder Führungsaufgaben erworben werden. Wer in einem der angeführten Spezialbereiche arbeitet, hat innerhalb von fünf Jahren eine entsprechende Sonderausbildung mit mindestens 90 ECTS-Punkten zu absolvieren.

Zu den **setting- und zielgruppenspezifischen Spezialisierungen** gehören die Bereiche (BGBl. 2016/75, § 17):

- Kinder- und Jugendlichenpflege
- psychiatrische Gesundheits- und Krankenpflege
- Intensivpflege
- Anästhesiepflege
- Pflege bei Nierenersatztherapie
- Pflege im Operationsbereich
- Krankenhaushygiene
- Wundmanagement und Stomaversorgung
- Hospiz- und Palliativversorgung
- psychogeriatrische Pflege

Zu den **Spezialisierungen für Lehr- und Führungsaufgaben** zählen insbesondere:

- Lehrtätigkeit in der Gesundheits- und Krankenpflege und Leitung von Ausbildungen in der Gesundheits- und Krankenpflege
- Leitung des Pflegedienstes an einer Krankenanstalt
- Leitung des Pflegedienstes an Einrichtungen, die der Betreuung pflegebedürftiger Menschen dienen (BGBl. 2016/75, § 17)

Die drei Tätigkeitsbereiche eigenverantwortlicher, mitverantwortlicher und interdisziplinärer Bereich haben in der Praxis des Öfteren zu Problemen geführt. Die Aufgaben wurden nun in **Kompetenzbereichen** organisiert, die praxisorientierter, für diverse Bereiche geeignet und offen für Weiterentwicklungen sind. Sie sind ausführlich und umfangreich beschrieben.

Der Kompetenzbereich des gehobenen Dienstes für Gesundheits- und Krankenpflege umfasst (§ 13):

- die pflegerischen Kernkompetenzen (§ 14)
- Kompetenz bei Notfällen (§ 14a)
- Kompetenzen bei medizinischer Diagnostik und Therapie (§ 15)
- Weiterverordnung von Medizinprodukten (§ 15a)
- Kompetenzen im multiprofessionellen Versorgungsteam (§ 16)
- Spezialisierungen (§ 17)

Die als nicht mehr zeitgemäß empfundene Bezeichnung „Krankenschwester" wurde in „**Krankenpflegerin**" geändert. Die entsprechenden Berufsbezeichnungen lauten „diplomierte*r Gesundheits- und Krankenpfleger*in" (§11). Die Fortbildungspflicht für den gehobenen Dienst für GuK wurde von 40 auf 60 Stunden innerhalb von fünf Jahren erhöht. Absolvierte Fortbildungsstunden werden in das Gesundheitsberuferegister eingetragen (s. Kap. 7.9).

Dem gehobenen Dienst der Gesundheits- und Krankenpflege wurde die **Pflegefachassistenz** zur Seite gestellt. Pflegefachassistent*innen haben eine zweijährige Ausbildung, deren Zugangsvoraussetzung zehn positiv abgeschlossene Schulstufen sind. Die ehemalige „Pflegehilfe" wurde zur **Pflegeassistenz**, die Ausbildungsdauer beträgt weiterhin ein Jahr. Der Fokus in der Ausbildung zur Pflegeassistenz soll sich auf die Langzeitpflege verschieben. Ab 2025 dürfen Pflegeassistent*innen nur dann noch in Krankenanstalten arbeiten, wenn ihre Ausbildung bis Ende Dezember 2024 abgeschlossen ist (Ettl, 2017, S. 92–93).

7.6 Gesundheitsberuferegister

Seit 1. Juli 2018 gibt es auch in Österreich ein Gesundheitsberuferegister. In diesem elektronischen Verzeichnis müssen sich **nichtärztliche Beschäftigte und Absolvent*innen der Gesundheitsberufe** registrieren, und darin sind auch die Anzahl der Berufsangehörigen und deren berufsspezifische Daten ersichtlich. Personen, die am 1. Juli 2018 bereits in einem Gesundheitsberuf tätig waren, mussten sich innerhalb einer vorgegebenen Frist ebenfalls registrieren. Die Registrierung gilt als gesetzliche Voraussetzung für die Berufsausübung und geht mit dem Erhalt eines Berufsausweises einher. Vor dem Ablaufen der fünfjährigen Gültigkeit muss die Registrierung verlängert werden. Fortbildungen können online im Register eingetragen werden (Bundesarbeiterkammer & Gesundheit Österreich, 2021, S. 6, 15, 20).

Folgende Berufsgruppen sind registrierungspflichtig: Biomedizinische*r Analytiker*in, Diätologin und Diätologe, diplomierte*r Gesundheits- und Krankenpfleger*in, Ergotherapeut*in, Logopädin und Logopäde, Orthoptist*in, Pflegefachassistent*in, Pflegeassistent*in, Physiotherapeut*in, Radiologietechnologin und Radiologietechnologe, Sozialbetreuungsberufe (Diplomsozialbetreuer*in Altenarbeit/Behindertenarbeit/Familienarbeit/Fachsozialbetreuer*in Behindertenarbeit) (Pfabigan et al., 2021, S. 3–4).

7.7 Professionalisierung der Pflege

Seit den 80er-Jahren des 20. Jh. besteht im deutschsprachigen Raum ein fortschreitendes Bestreben, die Pflege zu professionalisieren. Professionalisierung bietet der Berufsgruppe durch eine **akademische Ausbildung** die Möglichkeit, evidenzbasierte Pflege anzubieten und Empowerment zu entwickeln, um sich im Sinne der Patient*innen einzusetzen und gehört zu werden (Neumann-Ponesch, 2017, S. 40–43). Im Wesentlichen stellt Professionalisierung die **Verbindung von wissenschaftlich standardisiertem Wissen mit hermeneutischem Fallverstehen** dar, um beim individuellen Menschen situationsgerechte Maßnahmen einzuleiten (Lademann, 2018, S. 107; Pfabigan et al., 2021, S. 24).

In enger Verbindung mit der Professionalisierung steht die Akademisierung. Sie bedeutet zum einen, dass die Grundausbildung eines Berufes im tertiären Bildungsbereich angesiedelt ist, andererseits deutet sie darauf hin, dass sich berufliches Pflegewissen zu wissenschaftlichem Wissen weiterentwickelt, das auf Hochschulniveau angesiedelt ist (Gröschl, 2003; Mayer, 2015, S. 137–138). Im Rahmen der Professionalisierung als kontinuierliche Entwicklung spielt die Pflegewissenschaft eine wichtige Rolle, indem sie bestehendes Pflegewissen systematisiert, überprüft und durch Forschung und Theorieentwicklung neues Wissen generiert.

7.7.1 Entwicklung der Pflegewissenschaft

Die Entwicklung der Pflegewissenschaft ist eng mit der **Akademisierung** verknüpft; sie ließ im deutschsprachigen Raum lange auf sich warten. Zu den **hinderlichen Faktoren** zählten die beiden Weltkriege und deren Folgen sowie das Image der Pflege als berufenes Dienen und aufopfernde Nächstenliebe. Weitere Ursachen für das Zurückbleiben der mitteleuropäischen Länder sieht die Schweizer Pflegewissenschafterin Rosette Poletti (1985) in der gesellschaftspolitischen Stellung der Frau, einer geringeren Vorbildung als ausreichendes Aufnahmekriterium zur Pflegeausbildung, den lange Zeit von Ärzt*innen geleiteten Krankenpflegeschulen, einem erschwerten Zugang der Pflegepersonen zu englischsprachigen Pflegefachzeitschriften und wissenschaftlichen Kongressen aufgrund von unzureichenden Englischkenntnissen (Mayer, 2015, S. 136–137). In Österreich und Deutschland kam noch erschwerend hinzu, dass die Pflegeausbildung nicht dem üblichen beruflichen Bildungssystem zugeordnet war, sondern dem Gesundheitsministerium unterstand (und immer noch untersteht).

Vor diesem Hintergrund erwies sich die Etablierung der Pflegewissenschaft an österreichischen Universitäten als langer Weg und hat im Vergleich zu englischsprachigen und nordeuropäischen Ländern erst sehr spät eingesetzt (Seidl & Walter, 2022, S. 361–362). Als wesentlich fortschrittlicher auf dem Gebiet der Professionalisierung der Pflege erwiesen sich die USA, Großbritannien und nordeuropäische Länder.

Mit **Florence Nightingales** (1820–1910) wissenschaftlichen Untersuchungen von Phänomenen, die sie bei der Pflege britischer Soldaten im Krimkrieg beobachtete, wurde der Grundstein für die Pflege als eigene Profession gelegt. Beeinflusst von Nightingales fortschrittlichen Ansätzen, entwickelte sich in den USA die Krankenpflege als wissenschaftliche Disziplin. 1910 übernahm die Krankenschwester **Adelaide Nutting** den ersten Lehrstuhl für Krankenpflege mit der Bezeichnung „Kranken- und Gesundheitspflege" an der Columbia University in New York (Mayer & Nagl-Cupal, 2012, S. 140).

In Europa wurde 1956 an der Universität in **Edinburgh** (Großbritannien) der erste Studienlehrgang zur Grundausbildung der Krankenpflege eingerichtet. Die 1938 emigrierte **Österreicherin Lisbeth Hockey** (1918–2004) gilt als Pionierin der Pflegeforschung in Großbritannien. Das bewirkte eine frühzeitig einsetzende Professionalisierung der Pflege im Gegensatz zu den Entwicklungen im deutschsprachigen Raum, die durch die konstruierten Weiblichkeitsideologien und die Ideologie des aufopfernden christlichen Dienens als Akt der Nächstenliebe jegliche Fortschritte noch einige Jahrzehnte systematisch unterdrückten. (Mayer, 2015, S. 136)

7.7.2 Pflegetheorien und -konzepte und ihr Einfluss auf die nationale Pflege

Aus den USA gelangten in den 1980er-Jahren zunehmend wissenschaftliche **Pflegetheorien und -konzepte** für strukturiertes, systematisches Pflegehandeln in den deutschsprachigen Raum. Der damit einhergehende **Paradigmenwechsel** der Pflege von medizinisch orientierter Behandlungspflege zu patientenorientierter Pflege rückte in den Mittelpunkt. Der individuelle Mensch mit seinen physischen und psychischen Bedürfnissen soll samt seiner Umwelt systematisch erfasst und gleichwertig in den Betreuungsprozess einbezogen werden. Die Orientierung an einem Ethikkodex für Pflegefachpersonen soll zu einer fürsorglichen Grundhaltung hinleiten, die getragen ist von Wertschätzung, Respekt vor der Autonomie und Selbstbestimmung der Patient*innen, von Empathie und Mitgefühl.

Pflege beschränkt sich nicht mehr nur auf intuitives Tun, sondern wird gelenkt durch **systematisches, wissenschaftlich fundiertes Handeln** und **strukturierte Krankenbeobachtung**. Das methodische Vorgehen hierfür lieferten die in den 50er-Jahren des 20. Jh. entwickelten Pflegetheorien und -modelle US-amerikanischer Pflegetheoretikerinnen, die nun auch im deutschsprachigen Raum ankamen. Beispielsweise leistete die von **Hildegard Peplau** (1909–1999, Krankenschwester und Psychologin) verfasste Pflegetheorie „Interpersonal Relations in Nursing: A Conceptual Frame of Reference for Psychodynamic Nursing" (Theorie der interpersonalen Beziehung) einen wesentlichen Beitrag zur Verbesserung des pflegerischen Umgangs mit Menschen mit psychiatrischen Erkrankungen (Petiprin, 2020). Pflegewissenschaftliche Überlegungen wurden in praktische Handlungskonzepte übersetzt.

Lydia Hall (1906–2000) entwickelte den Pflegeprozess, 1967 erschien die erste Veröffentlichung dazu, und 1973 wurden Pflegediagnosen als gesonderte Phase in den Pflegeprozess integriert (Hammer et al., 2012, S. 162–163). Im deutschsprachigen Raum wird der Pflegeprozess seit Anfang der 1980er-Jahre diskutiert. Seit 1985 ist er im deutschen Krankenpflegegesetz bzw. seit 1997 im österreichischen Gesundheits- und Krankenpflegegesetz verankert und fixer Bestandteil der Pflegeausbildung. Der Pflegeprozess kann als Instrument für ganzheitliche Pflege angesehen werden und wird damit dem Anspruch professioneller Pflege gerecht.

7.7.3 Entwicklungen in Österreich

Erste Aktivitäten in Österreich in Richtung Akademisierung der Pflege erfolgten in den 1970er-Jahren, einer Zeit, in der die Pflege noch stark vom Image eines medizinischen Hilfsberufs geprägt war. Engagierte Pflegepersonen, allen voran **Elisabeth Seidl**, leisteten Pionierarbeit und knüpften Kontakte zu internationalen Pflegeforscher*innen. Weder berufspolitische noch allgemeinpolitische Interessen waren hierfür ausschlaggebend, vielmehr war es die **Initiative von Einzelpersonen**, die Kontakte zur WHO und zum Beitritt Österreichs zur „Workgroup of European Nurse Researchers (WENR)" im Jahr 1978 initiierten. Ziel dieser Arbeitsgruppe der Europäischen Pflegeforscher*innen war die Förderung eines innereuropäischen Austauschs, um die systematische Zusammenarbeit in Forschungsprojekten und universitären Studien aufzubauen und langfristig zu sichern (Seidl & Walter, 2022, S. 364).

Weitere Versuche zur Akademisierung der österreichischen Pflege begannen 1981, indem **Weiterbildungen** für Pflegepersonen in leitenden und lehrenden Funktionen **im Hochschulbereich** etabliert wurden. Diese als Universitätslehrgänge bezeichneten Qualifizierungsmaßnahmen waren jedoch außerhalb des regulären tertiären Bildungsbereichs angesiedelt.

Zwar bestanden Kooperationen zwischen Universitäten und Bildungseinrichtungen, deren Aufgabe in der Abhaltung von berufsspezifischen Fort-, Weiter- und Sonderausbildungen angesiedelt waren, ein rechtmäßiger akademischer Grad konnte durch die Absolvierung dieser Universitätslehrgänge nicht erworben werden, ebenso wenig war die Durchlässigkeit im tertiären Bildungsbereich gegeben. Die verliehenen Berufsbezeichnungen „akademisch geprüfte*r Krankenhausmanager*in" und „akademisch geprüfte*r Lehrer*in für Gesundheits- und Krankenpflege" wurden mittels gesetzlicher Verordnungen zum Allgemeinen Hochschul-Studiengesetz geregelt (BGBl. Nr. 1991/250, S. 1 260; BGBl. Nr. 1994/203, S. 2 547). Die erhoffte Professionalisierung und ein vermehrter Bezug des Pflegeberufes zur Wissenschaft konnten durch diese Maßnahmen nicht erreicht werden (Mayer, 2015, S. 137).

Im Jahr 1985/86 konnten Studierende der Pädagogik an der Geisteswissenschaftlichen Fakultät der Karl-Franzens-Universität in Graz das Kombinationsfach Pflegewissenschaft studieren. Den geplanten Studienversuch Pflegewissenschaft in eine zweite Studienrichtung zu überführen, scheiterte jedoch an der fehlenden Finanzierung und wurde 1991 eingestellt (Mayer, 2015, S. 138).

Das erste Symposium „Pflegeberuf und Universität" Ende 1988 fand unter den teilnehmenden Pflegepersonen großes Interesse. Der bald darauf bekanntgewordene **„Lainz-Skandal I"** deckte gravierende Defizite in der Krankenhauspflege und den damit verbundenen strukturellen Problemen auf. Die Vorlage des Berichts mit Verbesserungsvorschlägen im Hinblick auf die Ereignisse in Lainz durch eine internationale Expertenkommission im Parlament und das Anliegen der Pflege, eine universitäre Ausbildung ins Leben zu rufen, beeindruckten Wissenschaftsminister Erhard Busek – die Vorbereitungen für einen Studienversuch „Pflegewissenschaft" wurden eingeleitet.

Im Jänner 1992 wurde die Errichtung eines **Forschungsinstituts für Pflege und Gesundheitssystemforschung** an der Universität Linz mit mehreren Abteilungen bewilligt; eine davon wurde der **Pflegeforschung in Wien** unter der **Leitung von Elisabeth Seidl** zuerkannt und war am Rudolfinerhaus angesiedelt. Damit gelang Seidl ein bedeutender Schritt in Richtung Professionalisierung und Akademisierung der Pflege. Internationale Forschungsprojekte wurden in Kooperation mit Wissenschaftler*innen aus dem deutschsprachigen Raum (Hilde Steppe, Miriam Hirschfeld, Elisabeth Seidl u.a.) geplant und internationale Kongresse und Symposien abgehalten, z.B. „Pflegewissenschaft – eine universitäre Aufgabe", „Universitäre Pflegewissenschaft – weltweit betrachtet", „3. Internationaler Kongress zur Geschichte der Pflege" (Seidl & Walter, 2022, S. 364–367). Lisbeth Hockey, Annie Altschul und Miriam Hirschfeld waren durch Vorträge und Fortbildungen in engem Kontakt mit den österreichischen Pionierinnen und unterstützten die österreichische Entwicklung der Pflegewissenschaft tatkräftig. Zur historischen Pflegeforschung leistete **Ilsemarie Walter** hervorragende Pionierarbeit und wurde 2012 mit dem **Großen Ehrenzeichen für Verdienste um die Republik Österreich** geehrt.

Ein weiterer wichtiger Schritt zur Etablierung der Pflegeforschung im deutschsprachigen Raum war die Beteiligung Österreichs an der ersten deutschsprachigen pflegewissenschaftlichen **Zeitschrift „Pflege"** 1988 (Seidl & Walter, 2022, S. 377).

Elisabeth Seidl gelang damit die internationale Vernetzung. Zu Ehren ihres Lebenswerkes hat der Billroth-Verein am Rudolfinerhaus im Jahr 2010 den **„Elisabeth-Seidl-Preis"** eingerichtet, um herausragende wissenschaftliche Abschlussarbeiten zu prämieren und Nachwuchstalente zu fördern. Am 6. Juni 2018 erhielt Elisabeth Seidl für ihre großartigen Leistungen neben anderen Ehrenzeichen das **Ehrenkreuz für Wissenschaft und Kunst 1. Klasse der Republik Österreich.**

Im Juni 1995 fasste die Bundesregierung den Beschluss zur Errichtung eines **Lehrstuhls für Pflegewissenschaft an der Universität Wien**. Im November 1995 habilitierte Elisabeth Seidl im neuen Fach „Soziologie der Pflege" an der Universität Linz. Im Wintersemester 1998/99 konnte erstmals eine pflegewissenschaftliche Ringvorlesung an der Universität Wien unter der Leitung von Elisabeth Seidl angeboten werden und erhielt große Zustimmung von Pflegepersonen, sodass für die zahlreichen Hörer*innen im Hörsaal nicht genügend Platz vorhanden war. 1999/2000 entwickelte sich daraus ein achtsemestriges Studium der Pflegewissenschaft, das in Form eines berufsbegleitenden **Individuellen Diplomstudiums (IDS)** unter der Leitung von Elisabeth Seidl absolviert werden konnte. Der Titel ihrer Antrittsvorlesung, „Pflegewissenschaft für die Gesundheitsversorgung von morgen", vermittelte Aufbruchstimmung. Entgegen den Erwartungen interessierten sich auch viele Personen ohne pflegerische Vorkenntnisse für dieses Studium (41 Student*innen starteten). Der Abschluss des Studiums mit dem akademischen Grad „Mag. phil." führte jedoch zu keiner Berufsberechtigung, das IDS lief mit 2013 aus.

2004 wurde an der Universität Wien eine **Professur für Pflegewissenschaft** eingerichtet, vorerst als Stiftungsprofessur (gestiftet von Caritas und Rotem Kreuz), dann eine universitäre Vertragsprofessur und seit 2010 eine ordentliche Universitätsprofessur. Ein Jahr später startete nach einer vorangegangenen Unterschriftenaktion der Student*innen des IDS das Regelstudium Pflegewissenschaft auf Master- und Doktoratsniveau. Elisabeth Seidl war Vorständin des Instituts für Pflegewissenschaft von 2005–2007 und von Anfang an als treibende Kraft an dieser Entwicklung maßgeblich beteiligt (Seidl & Walter, 2022, S. 367–371). Nach ihrer Emeritierung trat Hanna Mayer Seidls

Nachfolge an und leitete das Institut für Pflegewissenschaft an der Universität Wien bis 2021. Seither leitet Martin Nagl-Cupal das Institut.

Weitere an den „Bologna-Prozess" angepasste pflegebezogene Studienmöglichkeiten wurden geschaffen, beispielsweise besteht seit 2004 an der Medizinischen Universität Graz, an der Privatuniversität UMIT in Hall in Tirol und an der Paracelsus Medizinischen Privatuniversität (PMU) in Salzburg die Möglichkeit, Pflegewissenschaft zu studieren (Mayer, 2011, S. 42–43; Rappold, 2010, S. 2).

In **Deutschland** konnte dieser Schritt der Akademisierung etwas früher vollzogen werden. Seit den frühen 1990er-Jahren bestehen in der ehemaligen Bundesrepublik Deutschland (BRD) entsprechende Angebote. Diese stießen auf großes Interesse, ab 2006 wurden etwa 50 Studiengänge mit Bezug zur Pflege angeboten. In der ehemaligen Deutschen Demokratischen Republik (DDR) erfolgte die Akademisierung der Pflege bereits 1963. Pflegelehrer*innen konnten an der Humboldt-Universität zu Berlin Medizin- und Pflegepädagogik studieren. Leitenden Pflegepersonen war der Besuch des Studiengangs „Diplom-Krankenpflege" an den Universitäten Ostberlin und Halle-Wittenberg möglich.

Mit der Akademisierung von Pflegepersonen in Lehr- und Leitungsfunktionen und mit Absolvent*innen von Studiengängen der Pflegewissenschaft konnten auch hier die erhofften Entwicklungs- und Veränderungsprozesse in der Pflege nicht eingeleitet werden. Es wurde immer deutlicher, dass sich für eine zeitgemäße Pflege die Pflegeausbildung in Richtung Generalistik und Akademisierung ändern musste (Büker, 2018, S. 152–154; Marschon, 2015, S. 15).

Für die Umsetzung der Pflege-Grundausbildung auf tertiärem Niveau spielten die **Bologna-Richtlinien**, die 1999 von 29 europäischen Bildungsminister*innen in der italienischen Stadt Bologna beschlossen wurden, eine wichtige Rolle. Das Ziel bestand in einer Reform der Hochschulen mit einer europaweiten Vereinheitlichung und Vergleichbarkeit von Studiengängen und -abschlüssen sowie der Durchgängigkeit von Bachelor- über Master- bis zu Doktoratsstudien. So wurde für Leistungen an Hochschulen ein Punktesystem (ECTS-Punkte – European Credit Transfer and Accumulation System, manchmal nur als European Credit Transfer System bezeichnet) eingeführt, die bisherige Orientierung an Semesterwochenstunden verlor dadurch an Bedeutung.

Österreich und Deutschland zählten zu den europäischen Schlusslichtern bei der Akademisierung der Pflegegrundausbildung, es bestand dringender Handlungsbedarf. In **Deutschland** starteten die ersten Bachelor-Studiengänge an Fachhochschulen zur Ausbildung von Pflegepersonen im Jahr 2004. Weitere Fachhochschulstandorte folgten diesem Trend, und das Angebot wuchs rasch. Trotz dieser Entwicklung blieb die Ausbildung neben den Fachhochschulen weiterhin an den Berufsfachschulen verortet. Während mittlerweile in fast allen europäischen Staaten (Ausnahmen: Österreich bis spätestens Ende 2023, Deutschland und Luxemburg) die Ausbildung zum gehobenen Dienst in der Gesundheits- und Krankenpflege ausschließlich im tertiären Bildungssektor angesiedelt ist, wurde in Deutschland die **Zugangsvoraussetzung** für die Berufsfachschulen auf **zehn positiv abgeschlossene Schuljahre reduziert** (Büker, 2018, S. 155–156).

Im Jahr 2007 wurde im österreichischen Gesundheitsberufe-Rechtsänderungsgesetz (GesBRÄG, 2007, § 28) den Bundesländern die Möglichkeit eröffnet, für die tertiäre Ausbildung im gehobenen Dienst Fachhochschulstudiengänge zu implementieren. Noch im selben Jahr konnte an der Akademie der Barmherzigen Brüder Wien in Kooperation mit der Tiroler Privatuniversität Umit das „Kombistudium Pflege" gestartet werden. In dieser speziellen Ausbildungsform wurden die Inhalte der Diplomausbildung zum gehobenen Dienst der allgemeinen Gesundheits- und Krankenpflege und die Inhalte des Bakkalaureat-Studiums der Pflegewissenschaft kombiniert. In den folgenden Jahren entstanden weitere Kooperationen zwischen der Umit und diversen Krankenpflegeschulen in Tirol, Vorarlberg, der Steiermark, Salzburg, Ober- und Niederösterreich (ÖGKV, o. J.) sowie zahlreiche Kooperationen mit Einrichtungen in Deutschland.

Ein Ablaufdatum für spezielle Ausbildungsformen wie Universitätslehrgänge und Kombi-Studien wurde – ebenso wie für die bisher übliche Diplomausbildung – durch die Gesetzesnovellierung 2016 des Gesundheits- und Krankenpflegegesetzes von 1997 festgelegt. Danach hat die Ausbildung für den gehobenen Dienst der allgemeinen Gesundheits- und Krankenpflege **ab 2024 ausschließlich an Fachhochschulen** stattzufinden (BGBl. 2016/75, S. §117, Abs. 27). Die Fachhochschule Campus Wien konnte 2008 als erste österreichische Fachhochschule einen Bachelorstudiengang für Gesundheits- und Krankenpflege starten und Kooperationen eingehen (Wiener Gesundheitsverbund: Campus Donaustadt, Campus Favoriten und Campus Floridotower),

Barmherzige Brüder Pflegeakademie Wien und das Vinzentinum Wien (Ettl, 2017, S. 89; FH Campus Wien, o.J.).

Mittlerweile bestehen auch in Österreich zahlreiche Studiengänge sowohl für die Grundausbildung als auch für die berufliche Weiterbildung und Spezialisierung auf akademischem Niveau in Form von akademischen Lehrgängen und Masterstudiengängen.

Wenngleich der Professionalisierungsprozess in Österreich noch nicht als abgeschlossen betrachtet werden kann, verfügt die Profession Pflege inzwischen über einen eigenständigen Tätigkeitsbereich bzw. pflegerische Kernkompetenzen, eine eigene Fachsprache, einen spezifischen Wissensbestand sowie einen verbindlichen Ethikkodex. Elisabeth Rappold (2021, S. 175–180) zieht Bilanz über die bereits erreichten Meilensteine und blickt mit einer Liste anstehender Aufgaben, die noch auszuhandeln und umzusetzen sind, zuversichtlich in die Zukunft. Diese **Aufgaben** umfassen u.a.:

- die Anerkennung der Kompetenzen einer erweiterten Pflegepraxis (ANP; gesetzliche Verankerung sowie eigenständige Verordnung und Abrechnung von Pflegeleistungen)
- ausreichende Personalressourcen
- Stärkung der Pflegeforschung und Verbreitung der Forschungsergebnisse sowie die Heranbildung wissenschaftlichen Nachwuchses
- Öffentlichkeitsarbeit (Beseitigung überalterter Vorstellungen von Pflege)
- politische Vertretung der Pflege in allen wichtigen Gesundheitsfragen (Mitglied in Berufsverbänden)
- Ausbau eines ausgewogenen Skill-Grade-Mix

7.8 Der Blick über die Grenzen – Pflege international und national im Vergleich

International ist die Ausbildung in der Pflege sehr unterschiedlich. Übereinstimmung besteht in der Grundausbildung auf Hochschulniveau mit einem generalistischen Ausbildungsmodell. Eine setting- und zielgruppenspezifische Orientierung ist nach oder bereits im letzten Jahr der Grundausbildung vorgesehen. Weiterbildungen sind auf Hochschulniveau als Masterstudiengänge oder als herkömmliche Weiterbildungen möglich. Eine **Einteilung in Sparten**, wie sie lange Zeit in Österreich (allgemeine Gesundheits- und Krankenpflege, Kinder- und Jugendlichenpflege und psychiatrische Gesundheits- und Krankenpflege) und Deutschland (Gesundheits- und Krankenpflege, Gesundheits- und Kinderkrankenpflege und Altenpflege) praktiziert wurde, ist **international nicht üblich**.

Stark verbreitet sind hingegen mehrere Qualifizierungsstufen im Pflegebereich, und es sind im Verhältnis zum Gesamtpersonal wesentlich mehr Hilfskräfte eingesetzt. Der ICN hat 2008 zur Orientierung ein Rahmenprogramm mit dem Titel „Nursing Care Continuum Framework and Competencies" veröffentlicht. In diesem **Qualifikationsstufenmodell** sind fünf Kompetenzstufen mit den jeweiligen Aufgaben beschrieben. Um dieses Modell an die lokalen Besonderheiten der 129 ICN-Mitgliedsstaaten anzupassen, wurden die nationalen Verbände aufgefordert, das Modell unter Berücksichtigung der jeweiligen Besonderheiten der Berufsgruppen und der gesetzlichen Rahmenbedingungen zu adaptieren und weiterzuentwickeln.

- **Nursing Support Worker (SW):** SW werden eingesetzt zur Unterstützung bei Pflegehandlungen in Pflegeheimen, Krankenhäusern oder in der Hauskrankenpflege; es sind keine speziellen Anforderungen bzw. Voraussetzungen erforderlich, es handelt sich um angelernte Helfer*innen für einfache Tätigkeiten. SW arbeiten unter der Aufsicht und Anleitung von ausgebildeten Pflegepersonen, die Anleitungs- und Einarbeitungszeit dauert etwa drei bis zwölf Wochen. Alternative Bezeichnungen: Auxiliary Worker, Assistive Worker, Personal Care Worker oder Nurses Aide.
- **Enrolled Nurse (EN):** Pflegeassistenzberuf, vergleichbar mit Pflegehelfer*innen in Deutschland oder Pflegefachassistent*innen und Pflegeassisten*innen in Österreich. Sie sind ebenfalls in der direkten Patientenversorgung tätig, die Aufsicht obliegt höher ausgebildeten Pflegepersonen. Alternative Bezeichnungen: Trained Practical Nurse, Registered Nurse Assistant oder Licensed Practical Nurse.
- **Registered Nurse (RN):** Die dreijährige Ausbildung erfolgt generalistisch an Hochschulen und endet meist mit einem Bachelorabschluss in Krankenpflege. Voraussetzung für die Arbeitserlaubnis ist eine Registrierung bei der zuständigen Pflegekammer (Nursing Board). Eine RN, auch als Licensed Nurse bezeichnet, hat einen definierten Aufgaben- und Verantwortungsbereich, z.B. die Organisation des Pflegeprozesses, Koordination der Pflege, Beratung und Anleitung von Patient*innen sowie Anleitung und Überwachung von weniger qualifizierten Pflegepersonen.

- **Specialist Nurse (SN):** Eine SN hat nach erfolgter Grundausbildung spezielle Kenntnisse als Zusatzqualifikation erworben. Das Tätigkeitsfeld liegt hauptsächlich in der Beratung und Anleitung von Patient*innen in ausgewählten Spezialbereichen wie settingspezifische Spezialisierungen (Community Health Nursing, Family Health Nursing oder School Nursing), zielgruppenspezifische Spezialisierungen (Kinder- und Jugendlichenpflege oder psychiatrische Pflege) und alle Spezialisierungen auf bestimmte Erkrankungen (z.B. Breast Care Nurse, Diabetes Nurse, MS Nurse Specialist oder Parkinson Disease Nurse Specialist).
- **Advanced Practice Nurse (APN):** Die APN verfügt aufgrund einer akademischen Zusatzqualifikation (Masterstudium in Pflege, Nursing Science) über vielschichtiges Expertenwissen und ist in spezifischen Versorgungsbereichen autonom tätig. Durch die Fähigkeit der Entscheidungsfindung bei komplexen Sachverhalten und die klinische Kompetenz für erweiterte pflegerische Praxis ist sie in einem gewissen Umfang befugt, Patient*innen selbst zu behandeln und Medikamente sowie Therapiemaßnahmen anzuordnen. Länderabhängige alternative Bezeichnungen für die APN sind Nurse Practitioner, Clinical Nurse Specialist oder Consultant Nurse (Büker, 2018, S. 159–160; ICN, 2008, S. 6–7; Pfabigan et al., 2021, S. 22).

7.8.1 Die Pflegehierarchie in den USA

Die hierarchischen Stufen der Pflege in den USA stellen Wilkesmann et al. (2019, S. 81) folgendermaßen dar:

Tabelle 3: **Hierarchische Stufen der Pflege in den USA**

Qualifikationsniveau	Funktion
Doctor of Philosophy (PhD), **Doctor of Nursing Practice** (DNP), **Doctor of Nursing Science** (DNS)	Promovierte Pflegekräfte, zuständig für wissenschaftliche Weiterbildung, Leitung im interprofessionellen Team, berufs- und gesundheitspolitische Aufgaben.
Nurse Specialist (zusätzlich zu BSc, 4 Semester, MSc, Pediatric Nurse, Military Nurse, School Nurse ...)	Fachaufsicht für weniger qualifiziertes Personal, Erstellung von Pflege- und Behandlungsprogrammen, Schulungstätigkeit, Beteiligung an Management-Entscheidungen und Forschung.
Nurse Practitioner (zusätzlich zu BSc, 4 Semester, MSc)	Fachaufsicht, die eigenständig innerhalb multiprofessioneller Teams agiert. Aufgaben: Überweisung von Patient*innen zu Spezialist*innen, Medikamentenverschreibung, Anordnung diagnostischer Maßnahmen.

Registered Nurse (BSN, 6 Semester)	Fachaufsicht für weniger qualifiziertes Pflegepersonal und der berufsständischen Qualifikationsbeschreibungen (Code of practice, Codes of ethics).
Enrolled Nurse (2 Jahre Ausbildung, Diplom)	Staatlich registrierte Pflege(fach)assistenz, die in körperbezogenen und pflegediagnostischen Tätigkeiten sowie in der Patienteninformation unter der Fachaufsicht einer Registered Nurse tätig ist.
Assistant in Nursing (4–12 Wochen Ausbildung)	Pflegekraft, die in allen körperbezogenen Tätigkeiten unter der Fachaufsicht einer Registered Nurse assistiert.

(Wilkesmann et al., 2019, S. 81)

7.8.2 Die Pflegehierarchie in Österreich

Im Vergleich zu den Qualifizierungsstufen in den USA sind in folgender Tabelle die österreichischen Qualifizierungsstufen der Pflege dargestellt.

Tabelle 4: Hierarchische Stufen der Pflege in Österreich

Qualifikationsniveau	Funktion
Doktorat, Dr. phil./Doctor of Philosophy, PhD Doktoratsstudium Pflegewissenschaft (zusätzlich 3 Jahre nach einem Masterstudium)	Promovierte Pflegekraft, zuständig für wissenschaftliche Weiterbildung, Leitung im interprofessionellen Team, berufs- und gesundheitspolitische Aufgaben.
Masterstudium Pflegewissenschaft, Master of Science, MSc 120 ECTS-Punkte, Weiterbildungen (Masterlehrgänge an Fachhochschulen, 4 Semester): Advanced Nursing Counselling (ANC) Advanced Nursing Education (ANE) Advanced Nursing Practice (ANP)	Spezifischer Einsatz in Forschung, Lehre und Management.
Bachelor of Science in Nursing, BSc 180 ECTS-Punkte, 6 Semester Gehobener Dienst für Gesundheits- und Krankenpflege Diplomausbildung (auslaufend bis Ende 2023)	Fachaufsicht; breites Betätigungsfeld von Krankenhäusern über Pflegehäuser bis hin zu Hospizeinrichtungen und betreuten Wohngemeinschaften in stationären und ambulanten Bereichen. Vielfältige Berufsaussichten.
Spezialausbildungen	Nach der Grundausbildung können **Spezialisierungen** (z.B. Kinder- und Jugendlichenpflege, psychiatrische Gesundheits- und Krankenpflege, Intensivpflege, Anästhesiepflege) erworben werden.

Pflegefachassistenz, PFA (2 Jahre Ausbildung)	Zusammenarbeit mit Ärzt*innen sowie Pflegepersonen des gehobenen Dienstes bei der Betreuung von Patient*innen; eigenverantwortliche Umsetzung von übertragenen Aufgaben, z.B. Unterstützung bei der Körperpflege und Nahrungsaufnahme, Ab- und Anschließen laufender Infusionen, Durchführung diagnostischer Maßnahmen, Notfallmanagement.
Pflegeassistenz, PA (1 Jahr Ausbildung)	Unterstützung von Ärzt*innen und Pflegepersonen des gehobenen Dienstes bei der Betreuung und Versorgung von Patient*innen. Umsetzung von übertragenen Pflegemaßnahmen, Mitwirkung bei Diagnostik, Therapie und Eingriff bei Notfällen.
Stationsgehilf*innen *(160–200 Stunden Ausbildung)* ***Ungeprüfte Stationsgehilf*innen*** *(angelernt)*	Hilfskräfte; Anfang der 1990er-Jahre durch Pflegehelfer*innen abgelöst; 2016 Änderung der Bezeichnung in Pflegeassistent*in.

7.8.3 Arbeitsmöglichkeiten in Europa und den USA

Pflegefachkräfte aus den Mitgliedstaaten der Europäischen Union und des Europäischen Wirtschaftsraums können ihren Beruf in einem anderen europäischen Land ausüben, vorausgesetzt, sie beherrschen die Landessprache. Als Grundlage für diese Möglichkeit dient die Richtlinie 2005/36/EG des Europäischen Parlaments und des Rates über die Anerkennung von Berufsqualifikationen. Darin ist festgelegt, dass die im Europäischen Wirtschaftsraum (EWR) erworbenen **Berufsqualifikationen in allen Staaten des EWR anzuerkennen** sind, ohne individuelle Prüfung der Ausbildungsinhalte in den Ursprungsländern. Nach Antragstellung werden die Qualifikationen automatisch anerkannt (Richtlinie 2005/36/EG, 2005). Mit der Schweiz (weder EU- noch EWR-Mitglied) wird diese Möglichkeit im Rahmen von bilateralen Verträgen geregelt. Unter den Vertragsstaaten wurden zwar Mindestanforderungen an die Ausbildung festgelegt, dennoch bestehen europaweit weiterhin Divergenzen in der Ausbildung und im Berufsalltag von Pflegefachkräften (TRISAN, 2017).

Für eine Anstellung als ausländische Pflegefachkraft **in den USA** ist ein höherer Aufwand erforderlich. In den meisten US-amerikanischen Bundesstaaten wird die positive Absolvierung folgender Prüfungen vorausgesetzt:

- Die **staatliche Lizenzprüfung NCLEX** (= National Council of Licensing Examination) ist auch von einheimischen Pflegepersonen nach ihrer Ausbildung abzulegen und dient als Voraussetzung für die erforderliche

Registrierung bei der Krankenpflegebehörde, um eine Berufsberechtigung zu erlangen. Die Prüfung findet als computeradaptiver Test in speziellen Testzentren statt.

- Die **CGFNS-Prüfung** (= Commission on Graduates of Foreign Nursing Schools) ist nur für Pflegepersonen vorgesehen, die ihre Qualifikation im Ausland erworben haben. Zum einen wird mit dieser Prüfung kontrolliert, ob ausreichende Englischkenntnisse vorhanden sind, andererseits darauf geachtet, ob die vorhandene Pflegeausbildung dem US-amerikanischen Niveau entspricht (Medi-Karriere, 2022; NetinBag, o.J.).

7.8.4 Politische Vertretung der Pflege

Neben einer fachlich-inhaltlichen Weiterentwicklung der Profession Pflege ist eine berufspolitische Positionierung wichtig, um interprofessionell zusammenzuarbeiten und im Gesundheitsversorgungssystem Einfluss zu nehmen.

Nationale Interessenvertretung der Pflege

Die Berufsgruppe der Pflege wird gegenüber der Politik und der Öffentlichkeit in Österreich durch den Berufsverband **Österreichischer Gesundheits- und Krankenpflegeverband (ÖGKV)** vertreten. Als größte nationale berufspolitische Interessenvertretung wurde der ÖGKV erstmals 1933 als „Verband der diplomierten Pflegerinnen Österreich" gegründet, während des 2. Weltkriegs verboten und 1948 neu gegründet. Die aktuelle Präsidentin Elisabeth Potzmann löste 2020 die langjährige (drei Amtsperioden) Präsidentin Ursula Frohner ab.

Ziel des ÖGKV ist es, im Interesse der Allgemeinheit und des öffentlichen Wohles Pflege auf hohem Niveau sicherzustellen und die Zusammenarbeit mit nationalen und internationalen Gremien im Gesundheitswesen zu suchen. Von besonderer Bedeutung ist die Kooperation mit den deutschsprachigen Verbänden Deutscher Berufsverband für Krankenpflege (DBfK) und Schweizer Berufsverband der Pflegefachfrauen und Pflegefachmänner (SBK) sowie die Vernetzung mit dem International Council of Nurses (ICN). Berufsverbände werden in politische Entscheidungen nicht entsprechend eingebunden, sodass die pflegerische Expertise in der Gesundheitspolitik meist unberücksichtigt bleibt. Eine Pflegekammer nach dem Vorbild der Ärzt*innen (Pflichtmitgliedschaft) hat sich bislang nicht durchgesetzt. Seit 2020 ist die Pflege im Namen des Bundesministeriums sichtbar: „Bundesministerium für Soziales, Gesundheit, Pflege und Konsumentenschutz". Mit diesem deutlichen

Signal konnte ein fruchtbarer Boden für die Umsetzung pflegerischer Interessen aufbereitet werden (Rappold, S. 2021, S. 177).

7.8.5 Internationale Interessenvertretung der Pflege

Weltweit bestehen Vereinigungen, die sich für die Interessen der Pflege einsetzen, beispielsweise der US-amerikanische Berufsverband American Nurses Association (ANA), der europäische Verband European Federation of Nurses Association (EFN) oder der International Council of Nurses (ICN). Von besonderer Bedeutung ist der ICN.

Der **International Council of Nurses (ICN)** wurde 1899 durch die Initiative von Bedford Fenwick, Mitglied der internationalen Frauenbewegung, gegründet und repräsentiert heute einen Zusammenschluss von mehr als 130 nationalen Pflegeorganisationen mit Sitz in Genf. Die bekannte Mitbegründerin Agnes Karll, Vertreterin der „Berufsorganisation der Krankenpflegerinnen Deutschlands" (B.O.K.D, heute DBfK; siehe Kap. 5.2.6) war 1909 bis 1912 Präsidentin des ICN. Österreich trat dem Weltbund erstmals 1935 bei, und 1949, nach dem Zweiten Weltkrieg, erfolgte anlässlich des 4. Internationalen Kongresses des Weltbundes in Stockholm die Wiederaufnahme der österreichischen Vereinigung der Krankenschwestern und Krankenpfleger gemeinsam mit der deutschen Schwesternschaft.

Der Weltbund vertritt weltweit die Interessen von 28 Millionen Pfleger*innen, trägt zur Imageverbesserung bei, fördert die Professionalisierung der Pflege und tritt für eine vernünftige Gesundheitspolitik und hohe Pflegequalität ein. Neben der vom ICN formulierten Definition von Pflege spielt der „ICN-Ethikkodex für Pflegefachpersonen" eine bedeutende Rolle. Der 1953 entwickelte Berufskodex als verbindliche Leitlinie für Pfleger*innen wird regelmäßig überarbeitet und in Kooperation mit den deutschsprachigen Berufsverbänden ins Deutsche übersetzt, zuletzt 2021. Die im ICN-Ethikkodex formulierten Grundsätze für das pflegerische Handeln und Verhalten stellen ein wesentliches Merkmal der Profession dar und erfordern die Verinnerlichung durch alle Pfleger*innen, um wirken zu können.

Der ICN steht in Beziehung mit internationalen Organisationen wie der Weltgesundheitsorganisation (WHO), dem Roten Kreuz, dem Weltärztebund und anderen (www.icn.ch/).

Literaturverzeichnis

Achleitner, T. (2011). *Die Entwicklung des Gesundheits- und Krankenpflegegesetzes ab 1961 im Hinblick auf die berufliche Autonomie der Pflegenden*. Medizinische Universität Graz.

Ackerknecht, E. H. (1979). *Geschichte der Medizin* (4. Aufl.). Enke.

Akcan, A. (o. J.). *Kulturen Mesopotamiens: Sumerer - Akkader - Babylonier - Assyrer*. Bethnahrin, Assyrischer Mesopotamien Verein Augsburg e.V. Abgerufen 23. Januar 2022 von https://bethnahrin.de/assyrer/kulturen-mesopotamiens-sumerer-akkader-babylonier-assyrer/.

AKH Wien (2020). *Personalstand*. AKH Wien, Universitätsklinikum. Abgerufen 7. Februar 2022 von https://www.akhwien.at/default.aspx?pid=791.

AKH Wien (2022). *Bettenstand nach Art der Betten*. AKH Wien, Universitätsklinikum. Abgerufen 7. Februar 2022 von https://www.akhwien.at/default.aspx?pid=793.

Albert, M. (1998). *Krankenpflege auf dem Weg zur Professionalisierung. Eine qualitative Untersuchung mit Studierenden der berufsintegrierten Studiengänge „Pflegedienstleitung/Pflegemanagement" und „Pflegepädagogik" an der Katholischen Fachhochschule Freiburg*. Pädagogische Hochschule Freiburg.

Ammende, R. (2016). Historie der Pflegeausbildung. Pflegenotstand und erste europäische Harmonisierung (1965–1977). *CNE. Fortbildung Thieme 5*, S. 2–6.

Anhalt, U. & Schindewolf-Lensch, B. (2019, Oktober 14). Die Medizin der Tiere: Wie sich Tiere selbst heilen können. *Heilpraxis*. Abgerufen 7. September 2021 von https://www.heilpraxisnet.de/ganzheitliche-medizin/die-medizin-der-tiere-wie-sich-tiere-selbst-heilen/.

APAWiS (2022). *Mangelberufe in Deutschland, Österreich, Schweiz*. Mangelberufe.de. Abgerufen 2. Mai 2022 von https://www.mangelberufe.de/.

Arendt, H. (2008). *Elemente und Ursprünge totaler Herrschaft. Antisemitsimus, Imperialismus, totale Herrschaft* (12. Aufl.). Piper.

Arendt, H. (2011). *Eichmann in Jerusalem: Ein Bericht von der Banalität des Bösen* (B. Granzow, Übers.; 18. Aufl.). Piper.

Ariadne (o. J.). *Frauenwahlrecht in Europa — Österreichische Nationalbibliothek*. Abgerufen 14. Mai 2022 von https://www.onb.ac.at/forschung/ariadne-frauendokumentation/frauen-waehlet/frauenwahlrecht-in-europa.

Babic, M. (2019). Geschichte der Psychiatrie von antiken Anfängen bis hin zur Moderne. *Geschichte-Lernen.net*. Abgerufen 30. Januar 2022 von https://www.geschichte-lernen.net/kurze-geschichte-psychiatrie-antike-bis-moderne/.

Backovic, L. (2014). Österreichs größter Pflegeskandal: Die „Todesengel von Lainz". *Der Spiegel*. Abgerufen 12. April 2022 von https://www.spiegel.de/geschichte/oesterreichs-groesster-pflegeskandal-die-todesengel-von-lainz-a-962376.html.

Beer, M. (2001). *Frauen im Mittelalter. Die Beginenbewegung. Ergebnisse der Arbeitsgruppe im Rahmen des Seniorenstudiums*. Fachbereich Erziehungswissenschaften. Bergische Universität Gesamthochschule Wuppertal.

Beine, K. H. (2011). *Krankentötungen in Kliniken und Heimen: Aufdecken und Verhindern* (2., überarb. Aufl.). Lambertus.

Benediktinerstift Melk (o. J.). *Stift Melk — Das barocke Welterbe in der Wachau*. Benediktusregel. Abgerufen 25. Januar 2022 von https://www.stiftmelk.at/de/die-taegliche-versorgung.html.

BGBl 1949/93. Bundesgesetz, betreffend die Regelung des Krankenpflegewesens (Krankenpflegegesetz). Österreich.

BGBl. 1957/31 D. Gesetz über die Ausübung des Berufs der Krankenschwester, des Krankenpflegers und der Kinderkrankenschwester, Deutschland.

BGBl 1961/102. Regelung des Krankenpflegefachdienstes, der medizinisch-technischen Dienste und der Sanitätshilfsdienste, Österreich.

BGBl 1961/212. Verordnung des Bundesministeriums für soziale Verwaltung, betreffend die Ausbildung und Prüfung in der allgemeinen Krankenpflege sowie in der Kinderkranken- und Säuglingspflege (Erste Krankenpflegeverordnung)., Österreich.

BGBl. 1965/73 D: Krankenpflegegesetz, Deutschland.

BGBl. 1967/257. 1. Novelle des Krankenpflegegesetztes 1961, Österreich.

BGBl. 1969/95. 2. Novelle des Krankenpflegegesetzes 1961. Neuerliche Abänderung und Ergänzung des Bundesgesetzes betreffend die Regelung des Krankenpflegefachdienstes, der medizinisch-technischen Dienste und der Sanitätshilfsdienste, Österreich.

BGBl 1969/306. Verordnung: Änderung der Ersten Krankenpflegeverordnung, Österreich.

BGBl. 1970/349. 3. Novelle des Krankenpflegegesetztes 1961. Abänderung des Bundesgesetzes betreffend die Regelung des Krankenpflegefachdienstes, der medizinisch-technischen Dienste und der Sanitätshilfsdienste, Österreich.

BGBl 1973/53. Europäisches Übereinkommen über die theoretische und praktische Ausbildung von diplomierten Krankenpflegepersonen samt Anlagen und Empfehlungen, Österreich.

BGBl. 1973/197. 4. Novelle des Krankenpflegegesetztes 1961, Österreich.

BGBl 1973/634. Verordnung des Bundesministers für Gesundheit und Umweltschutz betreffend die Ausbildung und Prüfung in der allgemeinen Krankenpflege und in der Kinderkranken- und Säuglingspflege im zweiten, dritten und vierten Ausbildungsjahr (Erste Krankenpflegeverordnung), Österreich.

BGBl. 1975/426. Bundesgesetz: Änderung des Bundesgesetzes betreffend die Regelung des Krankenpflegefachdienstes, der medizinisch-technischen Dienste und der Sanitätshilfsdienste, Österreich.

BGBl. 1987/314. Bundesgesetz: Änderung des Ärztegesetzes 1984, des Allgemeinen Sozialversicherungsgesetzes und des Bundesgesetzes betreffend die Regelung des Krankenpflegefachdienstes, der medizinisch-technischen Dienste und der Sanitätshilfsdienste, Österreich.

BGBl. 1988/747. Bundesgesetz: Änderung des Bundesgesetzes betreffend die Regelung des Krankenpflegefachdienstes, der medizinisch-technischen Dienste und der Sanitätshilfsdienste, Österreich.

BGBl. 1990/449. Bundesgesetz: Änderung des Bundesgesetzes betreffend die Regelung des Krankenpflegefachdienstes, der medizinisch-technischen Dienste und der Sanitätshilfsdienste, Österreich.

BGBl. 1991/250. Verordnung: Berufsbezeichnung „Akademisch geprüfter Krankenhausmanager/Akademisch geprüfte Krankenhausmanagerin", Österreich.

BGBl. 1992/872. Bundesgesetz: Änderung des Bundesgesetzes betreffend die Regelung des Krankenpflegefachdienstes, der medizinisch-technischen Dienste und der Sanitätshilfsdienste, Österreich.

BGBl. 1993/110. Bundesgesetz: Bundespflegegeldgesetz – BPGG, Österreich.

BGBl. 1994/203. Verordnung des Bundesministers für Wissenschaft und Forschung über die Berufsbezeichnung „Akademisch geprüfter Lehrer für Gesundheits- und Krankenpflege" und „Akademisch geprüfte Lehrerin für Gesundheits- und Krankenpflege, Österreich.

BGBl. 1997/108. Bundesgesetz über Gesundheits- und Krankenpflegeberufe (Gesundheits- und Krankenpflegegesetz – GuKG), Österreich.

BGBl. 1998/95. Bundesgesetz: Änderung des Gesundheits- und Krankenpflegegesetzes, des Ärztegesetzes 1984 und des Krankenanstaltengesetzes, Österreich.

BGBl 1999/179. Verordnung der Bundesministerin für Arbeit, Gesundheit und Soziales über die Ausbildung im gehobenen Dienst für Gesundheits- und Krankenpflege (Gesundheits- und Krankenpflege-Ausbildungsverordnung – GuK-AV), Österreich.

BGBl. 2016/75. GuKG-Novelle 2016, Österreich.

Binder-Fritz, C. (2005). Interkulturelle Öffnung der Altenpflege: Herausforderungen und Chancen für die Zukunft. In: I. Arias, S. Horn, & M. Hubenstorf (Hrsg.). *In der Versorgung: Vom Versorgungshaus Lainz zum Geriatriezentrum „Am Wienerwald"*, S. 343–378. Verlagshaus der Ärzte.

Binding, K., & Hoche, A. (1920). Die Freigabe der Vernichtung lebensunwerten Lebens. Ihr Maß und ihre Form. The Project Gutenberg. Aufgerufen am 18. November 2022 von https://www.gutenberg.org/files/44565/44565-h/44565-h.html.

Binggeli, S. (2021, 20. September). Was ist die Zoopharmakognosie und die Tier Selbstmedikamentation? Angewandte Zoopharmakognosie & Tier-Aromatherapie. Abgerufen 6. Januar 2022 von https://aetherischeoele-anwenden.ch/2021/09/20/zoopharmakologie-tier-selbstmedikamentation-1/.

Bischoff, C. (1994). *Frauen in der Krankenpflege: Zur Entwicklung von Frauenrolle und Frauenberufstätigkeit im 19. und 20. Jahrhundert* (2. Aufl.). Campus.

BMFSFJ. (2022). *Gemeinsame Initiative zur Stärkung der Pflege in Deutschland*. Bundesministerium für Familie, Senioren, Frauen und Jugend. Abgerufen 2. Mai 2022 von https://www.bmfsfj.de/bmfsfj/gemeinsame-initiative-zur-staerkung-der-pflege-in-deutschland-127036.

Bochnik, P. A. (1988). *Die mächtigen Diener. Die Medizin und die Entwicklung von Frauenfeindlichkeit und Antisemitismus in der europäischen Geschichte*. Rowohlt.

Bolognese-Leuchtenmüller, B., & Horn, S. (Hrsg.) (2000). *Töchter des Hippokrates: 100 Jahre akademische Ärztinnen in Österreich*. Verlag der Österreichischen Ärztekammer.

Bredow, B. (2018). Niels Högel: Warum werden Helfer zu Mördern? - Experteninterview mit Karl H. Beine. *Der Spiegel*. 30. Oktober. Abgerufen 22. August 2022 von https://www.spiegel.de/panorama/justiz/niels-hoegel-warum-werden-helfer-zu-moerdern-experteninterview-a-1235743.html.

Brooke, E. (1997). *Die grossen Heilerinnen von der Antike bis heute*. Econ.

Buchmann, B. M. & Buchmann, D. (2006). Die Epoche vom Ende des 18. Jahrhunderts bis um 1860. In: P. Csendes & F. Opll (Hrsg.). *Wien. Geschichte einer Stadt*, Bd. 3, S. 15–174. Böhlau. Abgerufen 2. Februar 2022 von http:/e-book.fwf.ac.at/o:229.

Büker, C. (2018). Perspektiven der akademischen Pflege. In: C. Büker, J. Lademann, & K. Müller (Hrsg.). *Moderne Pflege heute: Beruf und Profession zeitgemäß verstehen und leben*. S. 152–159. Kohlhammer.

Bundesarbeiterkammer & Gesundheit Österreich (2021). *Häufige Fragen zum Gesundheitsberuferegister*. Bundesarbeiterkammer. Abgerufen 1. September 2022 von https://ooe.arbeiterkammer.at/service/registrierunggesundheitsberufe/Abed_2021_Haeufige_Fragen_zum_Gesundheitsberuferegister.pdf.

Burghardt, P. (2022, 2. März.). *Högel: „Jetzt langsam muss da mal einer dahinterkommen"*. Süddeutsche.de, Abgerufen 2. August 2022 von https://www.sueddeutsche.de/panorama/niels-hoegel-krankenhaus-morde-pfleger-prozess-1.5540156.

Dahl, M. (1998). *Endstation Spiegelgrund: Die Tötung behinderter Kinder während des Nationalsozialismus am Beispiel einer Kinderfachabteilung in Wien 1940 bis 1945*. ERASMUS.

Dastugue, J. (1990). Die Paläopathologie. In: R. Toellner (Hrsg.). *Illustrierte Geschichte der Medizin. Sonderausgabe*, Bd. 1, S. 19–47. Andreas & Andreas.

DBfK (2018). *Information zum Pflegeberufegesetz. Wissenswertes, Tipps und Empfehlungen zur Bildungsreform für die Pflegeberufe* [Informationsbroschüre]. Deutscher Berufsverband für Pflegeberufe. Abgerufen 28. Januar 2022 von https://www.dbfk.de/media/docs/download/Allgemein/Informationen-zum-Pflegeberufegesetz-2019.pdf.

De Lachapelle, A. (2022, 1. April). *Pflegenotstand in Deutschland – eine kontinuierliche Zuspitzung der Lage. Gründe und Lösungsansätze für den Mangel und Pflegekräften und die daraus resultierende Unterversorgung*. Sanubi. Abgerufen 2. Mai 2022 von https://sanubi.de/pflege/pflegenotstand.

Dennis, C. M. (2001). *Dorothea Orem: Selbstpflege- und Selbstpflegedefizit-Theorie*. Huber.

Der Standard (2003a). *Wundgelegene und monatelang ungebadete Patienten*. Der Standard.at. Abgerufen 3. September 2022 von https://www.derstandard.at/story/1409394/wundgelegene-und-monatelang-ungebadete-patienten.

Der Standard (2003b). *Lainz-Prüferin: „Ich war entsetzt"*. Der Standard.at. Abgerufen 3. September 2022 von https://www.derstandard.at/story/1460889/lainz-prueferin-ich-war-entsetzt.

Deutsches Rotes Kreuz (2019, 23. Mai). *1860 Luise von Baden, erste weltliche Schwesternschaft*. DRK e.V. Abgerufen 16. Januar 2022 von https://www.drk.de/das-drk/geschichte/das-drk-von-den-anfaengen-bis-heute/1850/1860/.

Dinzelbacher, P. & Bauer, D. R. (1988). *Religiöse Frauenbewegung und mystische Frömmigkeit im Mittelalter: Dokumentation der Wissenschaftlichen Studientagung vom 19.–22.3.1986 in Weingarten*. Böhlau Verlag.

Dioskurides (1994). Über Arzneistoffe. Buch I. In: J. Kollesch & D. Nickel (Hrsg.). *Antike Heilkunst: Ausgewählte Texte aus den medizinischen Schriften der Griechen und Römer*, S. 194–196. Philipp Reclam jun.

Dorffner, G. (1998). Männer und Frauen in der Krankenpflege. In: E. Seidl (Hrsg.). *Rückblick für die Zukunft: Beiträge zur historischen Pflegeforschung*, S. 98–114. Maudrich.

Dorffner, G. (2000). *„... Ein edler und hoher Beruf": Zur Professionalisierung der österreichischen Krankenpflege*. Vier-Viertel.

Dorffner, G., Kozon, V. & Walter, I. (2004). Meilenstein oder Notlösung? Die „Verordnung des Ministers des Innern vom 25. Juni 1914, betreffend die berufsmäßige Krankenpflege". In: E. Seidl, V. Kozon & I. Walter (Hrsg.). *Wider die Geschichtslosigkeit der Pflege: Vorträge des Sechsten Internationalen Kongresses zur Geschichte der Pflege, der am 16. April 2004 in Wien stattfand*, S. 45–65. ÖGVP.

Dorschner, S. (1999). „Die Saat wird noch einmal aufgehen...". Agnes Karll und die Krankenpflege in Deutschland. In: Unterricht Pflege, 4/1, S. 14-18. Abgerufen 13. September 2021 von https://www.prodos-verlag.de/start.php?best=0015.

DRK (2019a). *Gründung der ersten Schwesternschaft*. Abgerufen 20. Januar 2022 von Deutsches Rotes Kreuz. https://www.drk.de/das-drk/geschichte/das-drk-von-den-anfaengen-bis-heute/1850/1860/.

DRK (2019b). *Henry Dunant*. Abgerufen 16. Januar 2022 von https://www.drk.de/das-drk/geschichte-des-roten-kreuzes/wissen-und-helfen/biografie-henry-dunant/.

Eckart, W. U. (2013). *Geschichte, Theorie und Ethik der Medizin* (7., völlig neu bearb. Aufl). Springer.

Ehrenreich, B. & English, D. (1986). *Hexen, Hebammen und Krankenschwestern*. Frauenoffensive.

Ehrlich, A. (2007). *Ärzte, Bader, Scharlatane: Die Geschichte der Heilkunst in Österreich*. Amalthea.

Eigelsberger, P. (2019). Das Personal der Tötungsanstalt Hartheim vor dem Volksgericht Linz. In: P. Rohrbach & F. Schwanninger (Hrsg.). *Beyond Hartheim: Täterinnen und Täter im Kontext von „Aktion T4" und „Aktion Reinhard"*, S. 117–134. StudienVerlag.

Eppelsheim, P. (2014, 2. Dezember). *Tötungen durch Pflegepersonal: Gemordet wird nach Schema F*. Frankfurter Allgemeine. Abgerufen 16. Mai 2022 von https://www.faz.net/aktuell/gesellschaft/kriminalitaet/toetungen-durch-pflegepersonal-gemordet-wird-nach-schema-f-13294005.html.

Ettl, E. (2017). *Von der WärterIn zur akademisch gebildeten Fachkraft in der Gesundheits- und Krankenpflege. Eine rechtshistorische Darstellung*. Rechtswissenschaftliche Fakultät der Karl-Franzens-Universität Graz.

FAZ.NET (2006, 20. November). Urteil: Lebenslange Haft für „Todespfleger von Sonthofen". *Frankfurter Allgemeine Zeitung.NET*. Abgerufen 2. August 2022 von https://www.faz.net/aktuell/gesellschaft/kriminalitaet/urteil-lebenslange-haft-fuer-todespfleger-von-sonthofen-1387095.html.

Fermüller, T. (2010). *Bachelor oder Bakkalaureat*. Studium.at. Abgerufen 10. Juni 2022 von https://www.studium.at/studieren/bachelor-bakkalaureat (22.4.2010).

FH Campus Wien (o. J.). *FHCW. Gesundheits- und Krankenpflege – FH Campus Wien*. Abgerufen 15. Mai 2022 von https://www.fh-campuswien.ac.at/studium-weiterbildung/studien-und-lehrgangsangebot/detail/gesundheits-und-krankenpflege.html .

Flemmich, G. (2018). Entstehung und Wirkung der Pflegeberufe — Antike, Mittelalter, Neuzeit? In: G. Flemmich, A. Hais & T. Schmid (Hrsg.). *Gesundheitsberufe im Wandel: Festschrift für Brigitte Adler*, S. 26–38. LIT-Verlag.

Frank, E. T., Wehrhahn, M. & Linsenmair, K. E. (2018). Wound treatment and selective help in a termite-hunting ant. *Proceedings of the Royal Society B: Biological Sciences 285* (1872). Abgerufen 7. November 2021 von https://doi.org/10.1098/rspb.2017.2457.

Friedrichsen, G. (1992, 25. Oktober). »Patientin bereits verstorben«. *Der Spiegel*. Abgerufen 2. August 2022 von https://www.spiegel.de/politik/patientin-bereits-verstorben-a-ec269878-0002-0001-0000-000013680139.

Fruth, B. (2013). *Selbstheilung bei Tieren — Pharmaforscher wollen von ihnen lernen*. Abgerufen 16. April 2021 von presseportal.de. https://www.presseportal.de/pm/24835/2555482.

Fürstler, G. (2008). Zur Geschichte der beruflichen Gesundheits- und Krankenpflege. In: E. Kemetmüller (Hrsg.). *Berufsethik und Berufskunde für Pflegeberufe* (5., aktual. u. erw. Aufl.), S. 123–161. Maudrich.

Fürstler, G. & Malina, P. (2004). *Ich tat nur meinen Dienst: Zur Geschichte der Krankenpflege in Österreich in der NS-Zeit*. Facultas.

G. T. (2005, 27. Januar). Verbrechen: Harold Shipman beging 250 Morde. *Frankfurter Allgemeine Zeitung.NET*. Abgerufen 1. August 2022 von https://www.faz.net/aktuell/gesellschaft/kriminalitaet/verbrechen-harold-shipman-beging-250-morde-1208201.html.

Gaida, U. (2008). *Zwischen Pflegen und Töten: Krankenschwestern im Nationalsozialismus* (2. Aufl.). Mabuse.

Galen (1994a). Über Gegenmittel. Buch I, Kap. 1. In: J. Kollesch & D. Nickel (Hrsg.). *Antike Heilkunst: Ausgewählte Texte aus den medizinischen Schriften der Griechen und Römer*, S. 203–204. Philipp Reclam jun.

Galen (1994b). Über Mischung und Wirkung der einfachen Heilmittel. Buch I, Kap. 27. In: J. Kollesch & D. Nickel (Hrsg.). *Antike Heilkunst: Ausgewählte Texte aus den medizinischen Schriften der Griechen und Römer*, S. 197–198. Philipp Reclam jun.

Gamper, M. (2005). Der Erste Weltkrieg. In: I. Arias, S. Horn & M. Hubenstorf (Hrsg.): *In der Versorgung: Vom Versorgungshaus Lainz zum Geriatriezentrum „Am Wienerwald"*, S. 138–142. Verlagshaus der Ärzte.

GesBRÄG (2007) – Gesundheitsberufe-Rechtsänderungsgesetz 2007, Österreich.

Görgen, T. (2017). *Gewaltprävention in der Pflege* (ZQP-Report) [Report].

Grode, W. (2005). *Patiententötungen — Morden gegen das Leiden*. Abgerufen 15. August 2022 von https://www.grin.com/document/109683.

Grois, B. (1952). Der Krankenpflegeberuf in Vergangenheit und Gegenwart. *Soziale Berufe. Krankenpflege und verwandte Berufe. Fürsorgerinnen und Kindergärtnerinnen 9/10*, S. 127–148.

Gröschl, M. (2003, 5. November). *Gesunde Verhältnisse*. FALTER HEUREKA.. Abgerufen 27. Mai 2022 von https://www.falter.at/heureka/20031105/gesunde-verhaeltnisse/2135420012.

Hähner-Rombach, S. (2013). Geschlechterverhältnisse in der Krankenpflege. In: S. Hähner-Rombach & C. Schweikardt (Hrsg.). *Quellen zur Geschichte der Krankenpflege: Mit Einführungen und Kommentaren* (3. Aufl.), S. 500–507. Mabuse.

Hammer, A., Kobbert, E. & Maurer, B. (2012). Pflegeprozess und Pflegequallität. Verstehen & pflegen. In: A. Lauber (Hrsg.). *Grundlagen beruflicher Pflege* (3., überarb. Aufl.), S. 161–223. Thieme.

Hanisch, C. (2005). Loch im Kopf. Die Trepanation hat eine lange Tradition. Schon jungsteinzeitliche Chirurgen waren Meister im Schädelöffnen. *Abenteuer Archäologie 1*, S. 50–55.

Heissmeyer, A. (2003, 12. November). *Schlimmer Verdacht gegen Altenpflegerin*. FOCUS online. Abgerufen 2. August 2022 von https://www.focus.de/panorama/welt/verdacht-gegen-altenpflegerin-neun-tote-seniorinnen_id_1721417.html.

Hippokrates (1994). *Ausgewählte Schriften*, übers. und hg. v. H. Diller. Philipp Reclam jun.

Hippokrates (1994a). Aphorismen. Buch I, Aph. 1. In: J. Kollesch & D. Nickel (Hrsg.). *Antike Heilkunst: Ausgewählte Texte aus den medizinischen Schriften der Griechen und Römer*, S. 55. Philipp Reclam jun.

Hippokrates (1994b). Aphorismen. Buch VII, Aph. 87. In: J. Kollesch & D. Nickel (Hrsg.): *Antike Heilkunst: Ausgewählte Texte aus den medizinischen Schriften der Griechen und Römer*, S. 154. Philipp Reclam jun.

Hippokrates (1994c). Der Eid. In: J. Kollesch & D. Nickel (Hrsg.). *Antike Heilkunst: Ausgewählte Texte aus den medizinischen Schriften der Griechen und Römer*, S. 53–55. Philipp Reclam jun.

Hippokrates (1994d). Prognostikon. Kap. 1, 2, 25. In: J. Kollesch & D. Nickel (Hrsg.). *Antike Heilkunst: Ausgewählte Texte aus den medizinischen Schriften der Griechen und Römer*, S. 137–140. Philipp Reclam jun.

Hippokrates (1994e). Über die heilige Krankheit. Kap. 1, 2, 7. In: J. Kollesch & D. Nickel (Hrsg.). *Antike Heilkunst: Ausgewählte Texte aus den medizinischen Schriften der Griechen und Römer*, S. 157–164. Philipp Reclam jun.

Hippokrates (1994f). Über die Natur des Menschen, Kapitel 1–8. In: J. Kollesch & D. Nickel (Hrsg.). *Antike Heilkunst: Ausgewählte Texte aus den medizinischen Schriften der Griechen und Römer*, S. 70–78. Philipp Reclam jun.

Hitler, A. (1943). *Mein Kampf. Zwei Bände in einem Band. Ungekürzte Ausgabe*. Zentralverlag der NSDAP, Eher-Verlag. Abgerufen 29. Mai 2022 von https://onemorelibrary.com/index.php/de/?option=com_djclassifieds&format=raw&view=download&task=download&fid=70.

Höller, M. (2018, 31. August). Die Geschichte der mordenden Krankenschwestern im Geriatriezentrum am Wienerwald. *Vice*. Abgerufen 4. August 2022 von https://www.vice.com/de/article/gy3ad3/die-geschichte-der-mordenden-krankenschwestern-im-geriatriezentrum-am-wienerwald.

ICN (Hrsg.) (2008). *Nursing care continuum framework and competencies*. International Council of Nurses. Abgerufen 14. Juni 2022 von https://siga-fsia.ch/files/user_upload/07_ICN_Nursing_Care_Continuum_Framework_and_Competencies.pdf.

IKRK (2016a). *Grundsätze der Rotkreuz- und Rothalbmondbewegung*. Internationales Komitee vom Roten Kreuz. Abgerufen 20. Januar 2022 von https://www.icrc.org/de/grundsaetze-der-rotkreuz-und-rothalbmondbewegung.

IKRK (2016b). *Wer wir sind*. Internationales Komitee vom Roten Kreuz. Abgerufen 20. Januar 2022 von https://www.icrc.org/de/wer-wir-sind.

Immenschuh, U. & Marks, S. (2017). *Scham und Würde in der Pflege: Ein Ratgeber*. Mabuse.

Jakob, B. (2017). *Arsen, Quecksilber und die wilden Syphilis-Kuren*. Online-Magazin der Universität Bern. Abgerufen 7. Februar 2022 von https://www.uniaktuell.unibe.ch/2011/arsen_quecksilber_und_die_wilden_syphilis_kuren/index_ger.html.

Janatzek, U. (2005). *Täter in Weiß – Gewalt und Tötungen in Krankenhäusern und Heimen*. Abgerufen 2. August 2022 von https://www.grin.com/document/37820.

Jochheim, T. (2016,18. September). *Missstände in Pflegeheimen: „Wir alle tolerieren diese unsäglichen Verhältnisse". Experteninterview mit Karl H. Beine*. RP-Online. Abgerufen 15. August 2022 von https://rp-online.de/leben/gesundheit/warum-krankenschwestern-ihre-patienten-toeten_aid-9620229.

Jüttner, J. (2010, 11. April). „Todesengel" aus der Charité: „Ich bereue nichts". *Der Spiegel*. Abgerufen 2. August 2022 von https://www.spiegel.de/panorama/justiz/todesengel-aus-der-charite-ich-bereue-nichts-a-688151.html.

Kant, I. (1974). *Kritik der praktischen Vernunft. Grundlegung zur Metaphysik der Sitten: Bd. VII*, hg. v. W. Weischedel (1974. Aufl.). Suhrkamp.

Käppeli, S. (2004). *Vom Glaubenswerk zur Pflegewissenschaft*. Huber.

Karch, J. (2021, 21. Dezember). *Gewalt in der Pflege*. pflege.de. Abgerufen 14. August 2022 von https://www.pflege.de/pflegende-angehoerige/pflegewissen/gewalt-in-der-pflege/.

Katz, H. (1926). *Ein Leitfaden für den Unterricht an Krankenpflegeschulen*. Verlag Hauptverband der öffentlichen Angestellten.

Kepplinger, B. (2019). Aspekte der Täterforschung. Die Täterinnen und Täter von Hartheim. In: P. Rohrbach & F. Schwanninger (Hrsg.). *Beyond Hartheim: Täterinnen und Täter im Kontext von „Aktion T4" und „Aktion Reinhard"*, S. 11–30. StudienVerlag.

Kittner, D. (2019). Die Babyboomer gehen – und wer macht dann die Arbeit? *Kurier*, 3. Februar. Abgerufen 4. Mai 2022 von https://kurier.at/politik/inland/die-babyboomer-gehen-und-wer-macht-dann-die-arbeit/.

Klee, E. (Hrsg.) (2001). *Dokumente zur Euthanasie* (5. Aufl.). Fischer.

Kleibel, V. (1996). Leben in der Schwesternschaft. Ein Beitrag zur Geschichte des Rudolfinerhauses. In: H. Steppe & E. Seidl (Hrsg.). *Zur Sozialgeschichte der Pflege in Österreich: Krankenschwestern erzählen über die Zeit von 1920 bis 1950*, S. 156–191. Maudrich.

Klibansky, R., Panofsky, E. & Saxl, F. (1990). *Saturn und Melancholie. Studien zur Geschichte der Naturphilosophie und Medizin, der Religion und der Kunst*. Suhrkamp.

Kollesch, J. & Nickel, D. (1994). *Antike Heilkunst: Ausgewählte Texte aus den medizinischen Schriften der Griechen und Römer*. Philipp Reclam jun..

Kronbichler, M. (2019, 5. April). *Lainzer Mordserie: „Jetzt ist es aus mit der Schwarzwaldklinik"*. Die Presse. Abgerufen 4. August 2022 von https://www.diepresse.com/5606709/lainzer-mordserie-jetzt-ist-es-aus-mit-der-schwarzwaldklinik.

Kruse, A.-P. (1987). *Berufskunde 2: Die Krankenpflegeausbildung seit der Mitte des 19. Jahrhunderts*. Kohlhammer.

Lademann, J. (2018). Professionalisierung. In: C. Büker, J. Lademann & K. Müller (Hrsg.). *Moderne Pflege heute: Beruf und Profession zeitgemäß verstehen und leben*, S. 103–123. Kohlhammer.

Lamoureux, A. (2021, 19. Oktober). *She May Be One Of The Worst Serial Killers In American History, And She Targeted Children*. All That's Interesting. Abgerufen 3. August 2022 von https://allthatsinteresting.com/genene-jones.

Landesregierung Burgenland (2022, 27. April). *LH Doskozil: Erstmals in Österreich: Burgenland stellt Anstellungsmodell in Pflegeausbildung vor*. Abgerufen 27. April 2022 von https://www.burgenland.at/news-detail/lh-doskozil-erstmals-in-oesterreich-burgenland-stellt-anstellungsmodell-in-pflegeausbildung-vor/.

Langer-Ostravsky, G. (2001). Medizingeschichtliche Quellen — Probleme und Methoden in der Bearbeitung der Akten der Niederösterreichischen Heil- und Pflegeanstalten Gugging und Mauer-Öhling 1938–1945. In: S. Horn & P. Malina (Hrsg.). *Medizin im Nationalsozialismus, Wege der Aufarbeitung: Überarbeitete Vorträge der internationalen Tagung im Psychiatrischen Krankenhaus der Stadt Wien — Baumgartner Höhe, 5.–7. November 1998*, S. 18–28. Pressestelle und Verl. der Österr. Ärztekammer.

Lapier, C. (2020, Januar 15). *Pflegefachfrau/-mann: Ausbildung und Beruf*. Medi-Karriere. https://www.medi-karriere.de/medizinische-berufe/pflegefachfrau-mann/

Lenhart, M. (2010). *Pflegekräftemigration nach Österreich: Eine empirische Analyse*. Lang.

Leven, K.-H. (2019). *Geschichte der Medizin: Von der Antike bis zur Gegenwart* (3., überarb. u. aktual. Aufl.). Beck.

Maisel, T. (2016). *Die zweite Wiener Medizinische Schule*. Abgerufen 14. April 2022 von https://geschichte.univie.ac.at/de/artikel/die-zweite-wiener-medizinische-schule.

Marcellus (1994). Über Heilmittel, Kap. 28, 72–74. In: J. Kollesch & D. Nickel (Hrsg.). *Antike Heilkunst: Ausgewählte Texte aus den medizinischen Schriften der Griechen und Römer*, S. 207–208. Philipp Reclam jun..

Marschon, N. (2015). *Die Akademisierung des diplomierten Pflegepersonals und die Übertragung ärztlicher Aufgaben auf das nichtärztliche Personal aus arbeitsrechtlicher Sicht. Diplomarbeit*. Rechtswissenschaftlichen Fakultät der Johannes-Kepler-Universität Linz.

Martens, D. (2006, 4. November). „Der verrohte Ton ist ein Anzeichen" Experteninterview. *Der Tagesspiegel Online*. Abgerufen 22. August 2022 von https://www.tagesspiegel.de/berlin/der-verrohte-ton-ist-ein-anzeichen/770510.html.

Mauz, G. (1976, 22. August). Der Mörder ist immer der Pfleger. *Der Spiegel*, S. 62–66. Abgerufen 2. August 2022 von http://magazin.spiegel.de/EpubDelivery/spiegel/pdf/41147196.

Mayer, H. (2011). *Pflegeforschung kennenlernen: Elemente und Basiswissen für die Grundausbildung* (5., aktual. u. überarb. Aufl). Facultas.

Mayer, H. (2015). Pflegewissenschaft — Über die Etablierung einer neuen Disziplin an der Universität Wien. In: K. Fröschl, G. Müller, T. Olechowski & B. Schmidt-Lauber (Hrsg.). *Reflexive Innensichten aus der Universität: Disziplinengeschichten zwischen Wissenschaft, Gesellschaft und Politik*, S. 135–147. V&R unipress.

Mayer, H. & Nagl-Cupal, M. (2012). Pflegewissenschaft und -forschung. In: A. Lauber & A. Heißenberg (Hrsg.). *Grundlagen beruflicher Pflege* (3., überarb. Aufl.), S. 139–160. Thieme.

Mayr, A. (1954). *Die „Blauen Schwestern". Die Schwesternschaft des Wiener Allgemeinen Krankenhauses. Schriftstück aus dem Archiv der Schulen für Gesundheits- und Krankenpflege am AKH Wien.*

Mayr, P. & Müller, W. (2018, 2. August). *Die unsichtbare, subtile Gewalt in der Pflege*. Der Standard. Abgerufen 29. August 2022 von https://www.derstandard.at/story/2000084560176/die-unsichtbare-subtile-gewalt-in-der-pflege.

Medi-Karriere (2022, 29. April). *Ausbildung zur Krankenschwester in den USA*. Medi-Karriere. Abgerufen 22. Juni 2022 von https://www.medi-karriere.de/magazin/ausbildung-zur-krankenschwester-in-den-usa/.

Metzger, M., Zielke-Nadkarni, A. & Nadkarni, A. Z. (1998). *Von der Heilerin zur Pflegekraft. Geschichte der Pflege*. Thieme.

Mielke, M. (1996, 5. November). Der Tod stand schon im Raum. *Die Welt*. Abgerufen 1. August 2022 von https://www.welt.de/print-welt/article651262/Der-Tod-stand-schon-im-Raum.html.

Mill, J. S., Mill, H. T. (1869). *Die Unterwerfung der Frauen*. Aus dem Englischen übersetzt und herausgegeben von Dieter Birnbacher. Philipp Reclam jun. 2020.

Möbius, P. J. (1905). *Über den physiologischen Schwachsinn des Weibes:* Nachdruck 2000. Bechtermünz.

Möller, U., & Hesselbarth, U. (1994). *Die geschichtliche Entwicklung der Krankenpflege: Hintergründe, Analysen, Perspektiven*. Kunz.

Möller, U. & Hesselbarth, U. (1998). *Die geschichtliche Entwicklung der Krankenpflege: Hintergründe, Analysen, Perspektiven* (2., durchges. Aufl). Kunz.

Moser, S. (2011). *Das Spital Waidhofen an der Ybbs in der Frühen Neuzeit. Rekonstruktion des Spitalalltags anhand von Rechnungsbüchern. Unveröffentlichte Diplomarbeit*, Universität Wien.

Mühlum, A., Bartholomeyczik, S., Göpel, E (1997): Sozialarbeitswissenschaft – Pflegewissenschaft – Gesundheitswissenschaft. Freiburg: Lambertus.

NetinBag (o. J.). *Was ist der NCLEX-RN®?* Abgerufen 22. Juni 2022 von https://www.netinbag.com/de/education/what-is-the-nclex-rnreg.html.

Neue Zürcher Zeitung (2003, 10. September). Skandal um Wiener Geriatriezentrum. *Neue Zürcher Zeitung*. Abgerufen 3. September 2022 von https://www.nzz.ch/article933NB-ld.270709.

Neumann-Ponesch, S. (2017). *Modelle und Theorien in der Pflege* (4., aktual. u. erg. Aufl.). Facultas.

News (2003, 22. Oktober). *Pflege-Skandal im Geriatriezentrum Lainz: Dreck, Gestank und hilflose Patienten*. news.at,. Abgerufen 3. September 2022 von https://www.news.at/a/pflege-skandal-geriatriezentrum-lainz-dreck-gestank-patienten-67453.

Nightingale, F. (2005). *Bemerkungen zur Krankenpflege. „Notes on Nursing"*, übers. v. C. J. Schweikardt & S. Schulze-Jaschok. Mabuse.

Nigl, G. (2002, 7. November). *Geriatriezentren-Kampagne: Würde des Menschen im Mittelpunkt*. Presseservice der Stadt Wien. Abgerufen 10. August 2022 von https://www.wien.gv.at/presse/2002/11/07/geriatriezentren-kampagne-wuerde-des-menschen-im-mittelpunkt.

Nowotny, H., Bargil, M., Brandstaller, T., Grodicky, C., Graf, D., Stock, F.-M. & Szinovacz, M. (1975). Bericht über die Situation der Frau in Österreich. *Frauenbericht* 49.

Ohne Autor. (1927). Die Krankenschwester und die moderne Haartracht. *Veronika. Fachblatt des Verbandes katholischer weltlicher Krankenschwestern und Pflegerinnen Berlin e. V., 2*, 14.

Oremus, K. & Ambichl, S. (2020, 26. April). *Die Patienten des Narrenturms*. ArchäoNOW. Abgerufen 20. August 2022 von http://www.archaeo-now.com/2020/04/26/die-patienten-des-narrenturm/.

ORF (2019, 18. Januar). *Wiens größtes Flüchtlingsheim schließt*. Wien ORF.at. Abgerufen 10. August 2022 von https://wien.orf.at/v2/news/stories/2959537/.

ORF (2020, 2. März). *Cov: Betreuungszentrum für Touristen*. Wien.ORF.at. Abgerufen 10. August 2022 von https://wien.orf.at/stories/3037102/.

ÖVP Wien (2005, 13. September). *SPÖ-Regierung trägt alleine Verantwortung – Personal tut, was es kann*. OTS.at. Abgerufen 3. September 2022 von https://www.ots.at/presseaussendung/OTS_20050913_OTS0218/spoe-regierung-traegt-alleine-verantwortung-personal-tut-was-es-kann.

Pándi, C., Ringel, E., Hacker, F., Krenn, K., Busek, E., Barolin, G. S., Brunner, G., Dezsy, J., Fellinger, K., & Mayr, H. (1989). Lainz, Pavillon V: Hintergründe und Motive eines Kriminalfalls. Ueberreuter.

Panke-Kochinke, B. (2001). *Die Geschichte der Krankenpflege (1679–2000): Ein Quellenbuch*. Mabuse.

Panke-Kochinke, B. & Schaidhammer-Placke, M. (2004). Frontschwestern und Friedensengel. In: I. Walter, E. Seidl & V. Kozon (Hrsg.). *Wider die Geschichtslosigkeit der Pflege*. ÖGVP.

Petiprin, A. (2020). Hildegard Peplau/Nursing Theorist. *Nursing Theory*. Abgerufen 7. Mai 2022 von https://nursing-theory.org/nursing-theorists/Hildegard-Peplau.php.

Pfabigan, D., Rappold, E. & Schrems, B. (2021). Pflegeberufe: Vielseitig, interessant und anspruchsvoll. In: G. Sailer (Hrsg.). *Pflege im Fokus: Herausforderungen und Perspektiven – Warum Applaus alleine nicht reicht*, S. 1–34. Springer.

Presse-Service, Rathauskorrespondenz (2003, 4. September). *Pittermann: Pflegemängel in Lainz werden verbessert*. Presseservice der Stadt Wien.. Abgerufen 3. September 2022 von https://www.wien.gv.at/presse/2003/09/04/pittermann-pflegemaengel-in-lainz-werden-verbessert.

Profil (2003, 13. September). *Pflegeskandal: Keine Zeit zum Essen*. profil.at. Abgerufen 3. September 2022 von https://www.profil.at/home/pflegeskandal-keine-zeit-essen-64665.

Prüfer, A. (1997). *Vom Liebesdienst zur Profession? Krankenpflege als weiblicher Beruf, 1918–1933*. Kunz.

Radtke, R. (2022, 24. Januar). *Fachkräftemangel / Bedarf an Pflegekräften in Deutschland bis 2035*. Statista. Abgerufen 3. Mai 2022 von https://de.statista.com/statistik/daten/studie/172651/umfrage/bedarf-an-pflegekraeften-2025/.

Ramelsberger, A. (2022, 4. Juli). *Krankenhausmörder Niels Högel: Vorgesetzte bleiben wohl straffrei*. Süddeutsche.de. Abgerufen 2. August 2022 von https://www.sueddeutsche.de/panorama/niels-hoegel-prozess-vorgesetzte-landgericht-oldenburg-1.5614816.

Rappold, E. (2010). *Status Quo der universitären Anbindung von Pflege in Österreich*. Universität Wien, Institut für Pflegewissenschaft.

Rappold, E. (2021). Pflege 2020 – Eine Bilanz. In: G. Sailer (Hrsg.). *Pflege im Fokus: Herausforderungen und Perspektiven – Warum Applaus alleine nicht reicht*. S. 175–184. Springer.

Rappold, E. & Juraszovich, B. (2019). *Pflegepersonal-Bedarfsprognose für Österreich*. Abgerufen 7. Juni 2022 von https://broschuerenservice.sozialministerium.at/Home/Download?publicationId=722.

Reichsausschuß für Volksgesundheitsdienst Berlin (Hrsg.) (1943). Krankenpflegelehrbuch (15. neu bearb. u. erw. Aufl.). Georg Thieme.

Regierungsvorlage (1968, 25.Oktober). *Beilagen zu den stenographischen Protokollen des Nationalrates*.

Rendi-Wagner, P. (2021, 22. September). *Rendi-Wagner: Bis 2030 fehlen bis zu 100.000 Pflegekräfte* [Onlinetageszeitung]. Kurier. Abgerufen 8. August 2022 von https://kurier.at/politik/inland/rendi-wagner-bis-2030-fehlen-bis-zu-100000-pflegekraefte/401744175.

RGBl 1914/139 (1914): Verordnung des Ministers des Inneren vom 14. Juni 1914 betreffend die berufsmäßige Krankenpflege, Österreich.

Richtlinie 2005/36/EG des europäischen Parlaments und des Rates über die Anerkennung von Berufsqualifikationen (2005). Pub. L. No. 2005/36/EG.

Ritchie, B. G. & Fragaszy, D. M. (1988). Capuchin monkey (Cebus apella) grooms her infant's wound with tools. *American Journal of Primatology 16* (4), S. 345–348. Abgerufen 7. November 2021 von https://doi.org/10.1002/ajp.1350160407.

Rotes Kreuz Wien ABZ (2021). *Bildung im Zentrum*. Ausbildungszentrum Wiener Rotes Kreuz.

Rotondo, R. (2006). „Todesengel" – Wenn Pflegekräfte morden. *Die Schwester Der Pfleger 11/06*, S. 66–74.

Rübenstahl, M. (1994). *Wilde Schwestern. Krankenpflegereform um 1900*. Mabuse.

Rudolfiner-Verein – Rotes Kreuz (2016). *Rudolfiner-Verein – Rotes Kreuz*. Campus Rudolfinerhaus. Abgerufen 19. Dezember 2021 von https://www.campus-rudolfinerhaus.ac.at/wir-ueber-uns/rudolfiner-verein-rotes-kreuz/.

Rüller, H. (1999). *Geschichte der Pflege: Grundlagenheft der Pflege für die Aus-, Fort- und Weiterbildung* (bearb. Aufl., 2008). Prodos.

Sailer, G. (2021). Arbeitsplatz Krankenhaus. In: G. Sailer (Hrsg.). *Pflege im Fokus: Herausforderungen und Perspektiven — Warum Applaus alleine nicht reicht*. S. 115-143. Springer.

Salm-Reifferscheidt, F. (2010). *Frauen in der Kriegskrankenpflege im Ersten Weltkrieg am Beispiel der Rotkreuzschwester Marianne Jarka. Diplomarbeit*.

Schermann, R. (2015). *Vinzenz von Paul: Anwalt der Ärmsten: EBook*. Topos plus

Schink, M. (2010, Januar). Wiener Stadt- und Landesarchiv. *Die Rotkreuzschwester*. Abgerufen 14. Mai 2022 von https://www-shared.swmbrk.de/downloads/downloads_schwesternschaft/Besonderer_Rechtsstatus_der_Rotkreuzschwestern.pdf?m=1510304197&.

Schipperges, H. (1987). *Der Garten der Gesundheit: Medizin im Mittelalter*. (2. Aufl.) Artemis.

Schipperges, H. (1993): Die Kranken im Mittelalter. C. H. Beck.

Schipperges, H. (2001): Hildegard von Bingen. C. H. Beck,.

Schmidt, M. F. (1831): Unterricht für Krankenwärter. Gerold.

Schmölzer, H. (1994). Beginen. In: A. Holl (Hrsg.). *Die Ketzer*. Hoffmann & Campe.

Schnepf, M. (2021). Papyrus Ebers. *Buchkultur*. Abgerufen 14. März 2022 von https://www.buchkultur.net/papyrus-ebers/.

Scholz-Klink, G. (1939). *Rede: Die Stellung der Frau im nationalsozialistischen Deutschland*. Deutsches historisches Museum. Abgerufen 19. April 2022 von https://www.dhm.de/index.php?id=22191.

Schreiner, P.-W. (2001). Gewalt in der Pflege. *Pflege und Gesellschaft, Zeitschrift für Pflegewissenschaft 2*, S. 51–63.

Schrems, B. (2021). Versorgungsstrategien mit erweiterten Pflegerollen - Beispiele aus anderen Ländern. In: G. Sailer (Hrsg.). *Pflege im Fokus: Herausforderungen und Perspektiven — Warum Applaus alleine nicht reicht*. S. 144-174. Springer.

Schubert, C. (1993). Griechenland und die europäische Medizin. In: H. Schott (Hrsg.). *Die Chronik der Medizin*, S. 34–36. Chronik.

Schumacher, J. (2015). *Antike Medizin: Die naturphilosophischen Grundlagen der Medizin in der griechischen Antike* (2. verb. Aufl., Reprint 2015.). De Gruyter.

Schweikardt, C. (2011). Berufliche Entwicklung der Krankenpflege in Deutschland, Österreich und der Schweiz im 19. und 20. Jahrhundert. In: S. Hähner-Rombach (Hrsg.). *Quellen zur Geschichte der Krankenpflege: Mit Einführungen und Kommentaren* (2. Aufl.), S. 129–150. Mabuse.

Seidl, E. (1991). *Pflege im Wandel: Das soziale Umfeld der Pflege und seine historischen Wurzeln, dargestellt anhand einer empirischen Untersuchung*. Maudrich.

Seidl, E. (1996). Berufliches Handeln unter dem Einfluß der Zeitgeschichte. In: Seidl, E. & Steppe, H. (Hrsg.) . *Zur Sozialgeschichte der Pflege in Österreich: Krankenschwestern erzählen über die Zeit von 1920 bis 1950*. Maudrich.

Seidl, E. (2003). Politisches Handlen in der Pflege—Beispiele von Persöhnlichkeiten der Pflegegeschichte. In *Gerontologische Pflege—Pflegeberatung* (S. 7–26). ÖGVP, Österreichische Gesellschaft für vaskuläre Pflege.

Seidl, E. & Walter, I. (1998). Pflege im Wiener Allgemeinen Krankenhaus zwischen 1856 und 1913. Eine kommentierte Dokumentation. In: E. Seidl, & I. Walter (Hrsg.). *Rückblick für die Zukunft : Beiträge zur historischen Pflegeforschung.* Band 5. Maudrich. S. 223-257.

Seidl, E. & Walter, I. (2000). Pflegewissenschaft und Pflegeforschung. In: A. Danzinger, H. Götz, J. Rieder & I. Unterberger (Hrsg.). *Bausteine der Gesundheits- und Krankenpflege: Aus der Praxis für die Praxis*, S. 40–56. Maudrich.

Seidl, E. & Walter, I. (2014). Realisierung der Idee des „weltlichen Mutterhauses" in Österreich. *Geschichte der Pflege 3/1*, S. 17–29.

Seidl, E. & Walter, I. (2022). Der lange Weg zur Etablierung der Pflegewissenschaft an österreichischen Universitäten. In: W. Schütz, F. Seebacher, B. Nemec & H.-G. Hofer (Hrsg.). *Medizin in Wien nach 1945: Strukturen, Aushandlungsprozesse, Reflexionen,* Bd. 6, S. 361–380. V&R unipress.

Seidler, E. & Leven, K.-H. (2003). *Geschichte der Medizin und der Krankenpflege* (7. überarb. u. erw. Aufl.). Kohlhammer.

Seymer, L. R. (1936). *Geschichte der Krankenpflege.* Kohlhammer.

Shahar, S. (1984). *Die Frau im Mittelalter*. Athenaeum.

Soran (1994). Gynäkologie: Buch I, Kap. 3, 4. In: J. Kollesch & D. Nickel (Hrsg.). *Antike Heilkunst: Ausgewählte Texte aus den medizinischen Schriften der Griechen und Römer*, S. 67–69. Philipp Reclam jun..

Spikins, P., Needham, A., Tilley, L. & Hitchens, G. (2018). Calculated or caring? Neanderthal healthcare in social context. *World Archaeology 50* (3), S. 384–403. Abgerufen 22. Januar 2022 von https://doi.org/10.1080/00438243.2018.1433060.

SPÖ Rathausclub. (2007, 23. Februar). *Wehsely präsentiert Plan zur Umsetzung des Wiener Geriatriekonzepts* [Austria Presse Agentur]. OTS.at. Abgerufen 3. September 2022 von https://www.ots.at/presseaussendung/OTS_20070223_OTS0046/wehsely-praesentiert-plan-zur-umsetzung-des-wiener-geriatriekonzepts.

Sprenger, J. (2012). *Der Hexenhammer*. Jazzybee.

Stenographisches Protokoll des Nationalrates. 42. Sitzung des Bundesrares der Republik Österreich (1949).

Stenographisches Protokoll der 62. Sitzung des Nationalrates der Republik Österreich (1967).

Stenografisches Protokoll der 66. Sitzung des Nationalrates der Republik Österreich (1973). Österreich.

Stenografisches Protokoll der 107. Sitzung des Nationalrates der Republik Österreich zum BGBl. 107/1949. Österreich.

Stenografisches Protokoll der 151. Sitzung des Nationalrates der Republik Österreich (1975). Österreich.

Stenografisches Protokoll der 173. Sitzung des Bundesrates der Republik Österreich (1961).

Stenografisches Protokoll der 345. Sitzung des Bundesrates der Republik Österreich (1975). Österreich.

Stenografisches Protokoll der 533. Sitzung des Bundesrates der Republik Österreich (1990). Österreich.

Steppe, H. (1996). Elemente der historischen Entwicklung des Berufs Pflege. Österreichische Pflegegeschichte. In: Seidl, E. & Steppe, H. (Hrsg.) . *Zur Sozialgeschichte der Pflege in Österreich: Krankenschwestern erzählen über die Zeit von 1920 bis 1950*. Maudrich. S. 18-34.

Steppe, H. (2000). Das Selbstverständnis der Krankenpflege in ihrer historischen Entwicklung. *Pflege 13*.

Steppe, H. (Hrsg.) (2013). *Krankenpflege im Nationalsozialismus* (10., aktual. u. erw. Auflage). Mabuse.

Sticker, A. (1960). *Die Entstehung der neuzeitlichen Krankenpflege. Deutsche Quellenstücke aus der ersten Hälfte des 19. Jahrhunderts*. Kohlhammer.

Sticker, A. (1984). *Agnes Karll: Die Reformerin der deutschen Krankenpflege: ein Wegweiser für heute zu ihrem 50. Todestag am 12. Februar 1927* (3., durchges. u. verb. Aufl.). Kohlhammer.

Stuhr, M. (o.J.a). *Medizinische Schriften der alten Ägypter*. Abgerufen 24. Januar 2022 von http://medizinische-papyri.de/Start/index.html.

Stuhr, M. (o.J.b). *Papyrus Edwin Smith*. Medizinische Papyri. Abgerufen 16. April 2022 von http://www.medizinische-papyri.de/PapyrusSmith/1280/index.html.

Tagesordnung (1796). *ÖstA, AVA, Hofkanzlei, IV. L. 7 Krankenhäuser N.Ö., Karton 1301,336/1796 im Österreichischen Staatsarchiv, Wien*.

Theiss, J. (2020). *Neandertaler: Wie lebte der Neandertaler?* Planet Wissen. Abgerufen 14. November 2021 von https://www.planet-wissen.de/geschichte/urzeit/der_neandertaler/pwiewielebtederneandertaler100.html.

THpanorama (o. J.). *Die 10 wichtigsten mesopotamischen Erfindungen*. Abgerufen 23. Januar 2022 von https://de.thpanorama.com/blog/historia/los-10-inventos-de-mesopotamia-ms-importantes.html.

TRISAN (2017, 16. Juni). *Pflegeausbildung in Europa: Gemeinsame Standards, aber große Unterschiede in der Praxis*. Trinationales Kompetenzzentrum für Ihre Gesundheitsprojekte. Abgerufen 22. Juni 2022 von https://www.trisan.org/themenfelder/ausbildung/artikel/pflegeausbildung-in-europa-gemeinsame-standards-aber-grosse-unterschiede-in-der-praxis.

Vadakan, V. V. (2004). The Asphyxiating and Exsanguinating Death of President George Washington. *The Permanente Journal 8(2)*, S. 76. Abgerufen 7. Februar 2022 von https://www.yumpu.com/en/document/read/50150196/the-asphyxiating-and-exsanguinating-death-of-president-george.

Vasold, M. (2003). *Florence Nightingale: Eine Frau im Kampf um die Menschlichkeit*. Pustet.

vol.at (2003. 18. November). *Causa Lainz: Kontrollmängel festgestellt*. Vorarlberg online. Abgerufen 3. September 2022 von https://www.vol.at/causa-lainz-kontrollmangel-festgestellt/2623644.

Wachter, E. (2010). *„Unde venis curatio?" Die Entwicklung der Krankenpflegeausbildung in Österreich im 20. Jahrhundert* [Diplomarbeit]. Medizinische Universität Wien, Institut für Pflegewissenschaft.

Walser, H. (2022). *Ein Engel in der Hölle von Auschwitz: Das Leben der Krankenschwester Maria Stromberger* (2. Aufl.). Falter.

Walter, I. (1991). *Krankenpflege als Beruf: Aspekte beruflicher Sozialisation und Identität dargestellt anhand einer empirischen Untersuchung*. Maudrich.

Walter, I. (2000a). *Historischer Rückblick, Perspektiven für Morgen Tradition und Wandel in der Pflege.* In: Kozon, V. (Hrsg.). Gegenwart und Perspektiven der Pflege. ÖGVP. S. 7-18.

Walter, I. (2000b). Zur Geschichte der österreichischen Pflege. In: A. Danzinger, H. Götz, J. Rieder & I. Unterberger (Hrsg.). *Bausteine der Gesundheits- und Krankenpflege: Aus der Praxis für die Praxis,* S. 21–39. Maudrich.

Walter, I. (2001). Auswirkungen des „Anschlusses" auf die österreichische Kranknpflege. In: S. Horn & P. Melina (Hrsg.). *Medizin im Nationalsozialismus. Wege der Aufarbeitung,* S. 143–167. Pressestelle und Verl. der Österr. Ärztekammer.

Walter, I. (2003). Zur Entstehung der beruflichen Krankenpflege in Österreich. *Historicum, Frühling,* S. 22–29.

Walter, I. (2004a). *Pflege als Beruf oder aus Nächstenliebe. Die Wärterinnen und Wärter in Österreichs Krankenhäusern im „langen 19. Jahrhundert"*. Mabuse.

Walter, I. (2004b). Zur beruflichen Pflege in Österreich 1784 bis 1914. Wärterinnen und Wärter in öffentlichen Krankenhäusern. In: E. Seidl, V. Kozon & I. Walter (Hrsg.). *Wider die Geschichtslosigkeit der Pflege,* S. 25–44. ÖGVP.

Walter, I. (2020). Die Emigration (zukünftiger) Pflegepersonen aus Österreich 1938/39 – Teil 1. Ihre Bedeutung für die Gesundheits- und Krankenpflege und deren internationale Vernetzung. Karrierewege und Schicksale. *Pflege Professionell, Frühling,* S. 87–91. Abgerufen am 15. Mai 2022 von https://pflege-professionell.at/die-emigration-zukuenftiger-pflegepersonen-aus-oesterreich-1938-39-ihre-bedeutung-fuer-die-gesundheits-und-krankenpflege-und-deren-internationale-vernetzung-karrierewege-und-schicksale.

.Walter, I. (2022). Die Emigration (zukünftiger) Pflegepersonen aus Österreich 1938/39 – Ihre Bedeutung für die Gesundheits- und Krankenpflege und deren internationale Vernetzung. Karrieerewege und Schicksale. In: W. Schütz, F. Seebacher, B. Nemec & H.-G. Hofer (Hrsg.). *Medizin in Wien Nach 1945: Strukturen, Aushandlungsprozesse, Reflexionen,* Bd. 6, S. 597–630. V&R unipress.

Weisbrod-Frey, H. (2013). Krankenpflegeausbildung im dritten Reich. In: H. Steppe (Hrsg.). *Krankenpflege im Nationalsozialismus* (10. aktual. u. erw. Aufl.), S. 93–116. Mabuse.

Weisser, U. (1991). Hippokrates (ca. 460–ca. 375 v. Chr.), Galen (129–ca. 200 oder nach 210 n. Chr.). In: D. von Engelhardt & F. Hartmann (Hrsg.). *Klassiker der Medizin I. Von Hippokrates bis Hufeland,* S. 11–29. Beck.

Wiener Stadt- und Landesarchiv (o.J.a). *Altes Allgemeines Krankenhaus*. Wien Geschichte Wiki. Abgerufen 11. Februar 2022 von https://www.geschichtewiki.wien.gv.at/Altes_Allgemeines_Krankenhaus.

Wiener Stadt- und Landesarchiv. (o.J.b). *Jaromir von Mundy*. Wien Geschichte Wiki. Abgerufen 20. Januar 2022 von https://www.geschichtewiki.wien.gv.at/Jaromir_von_Mundy.

Wiener Stadt- und Landesarchiv (o.J.c). *Landesarchiv Krankenhaus Wieden*. Abgerufen 14. Mai 2022 von https://www.bing.com/search?q=Landesarchiv+Krankenhaus+Wieden&cvid=52ad9d80b1ba4ae8b5caca0236a4a252&aqs=edge..69i57.1324j0j1&pglt=41&FORM=ANNTA1&PC=U531.

Wiener Stadt- und Landesarchiv (o.J.d). *Pflege im Spital*. Abgerufen 14. Mai 2022 von https://www.geschichtewiki.wien.gv.at/Pflege_im_Spital.

Wilkesmann, M., Steden, S., Hetco, B. & Bassyiouny, M. (2019). Nichtwissenskontexte – Organisation vs. (Semi-)Profession. In: M. Wilkesmann & S. Steden (Hrsg.). *Nichtwissen stört mich (nicht): Zum Umgang mit Nichtwissen in Medizin und Pflege,* S. 51–92. Springer.

Wimmer, E.-M. (2015, 25. März). *KAV: Susanne Drapalik wird neue Direktorin der KAV-Geriatriezentren und Pflegewohnhäuser*. OTS.at. Abgerufen 10. August 2022 von https://www.ots.at/presseaussendung/OTS_20150325_OTS0053/kav-susanne-drapalik-wird-neue-direktorin-der-kav-geriatriezentren-und-pflegewohnhaeuser.

WKO. (2022). *Die Rot-Weiß-Rot-Karte: Fachkräfte in Mangelberufen*. Wirtschaftskammer Österreich. Abgerufen 2. Mai 2022 von https://www.wko.at/service/arbeitsrecht-sozialrecht/Die_Rot-Weiss-Rot-Karte_Fachkraefte_in_Mangelberufen.html.

Wolff, H.-P. (1997). *Biographisches Lexikon zur Pflegegeschichte,* Bd. 1 u. 2. Ullstein Mosby.

Wolff, H.-P. (Hrsg.) (2001). *Biographisches Lexikon zur Pflegegeschichte,* Bd. 2. Urban & Fischer.

Wolff, H. P., Kastner, A. (2002): Das Karlsruher Krankenwärterinstitut. In: Wolff, H. P. (Hg.): Studien zur deutschsprachigen Geschichte der Pflege. Mabuse.

Wolff, H.-P. (Hrsg.) (2002). *Studien zur deutschsprachigen Geschichte*. Mabuse.

Wolff, H.-P. & Wolff, J. (2008). *Krankenpflege: Einführung in das Studium ihrer Geschichte*. Mabuse.

Zaragoza, J. R. (1990). Die Medizin in Mesopotamien. In: R. Toellner (Hrsg.). *Illustrierte Geschichte der Medizin. Sonderausgabe*, Bd. 1, S. 91–107. Andreas & Andreas.

Abbildungsverzeichnis

Abb. 13: Überblick über die Entwicklung von Krankenhäusern
Eigene Darstellung. Verwendete Abbildungen:

- Asklepeion von Kos. Foto Gorski H, CC BY-SA 3.0. Abgerufen 21. Mai 2022 von https://commons.wikimedia.org/w/index.php?curid=81874
- Valetudinarium. Darstellung Amelianvs, CC BY-NC-ND 3.0. Abgerufen 13. Mai 2022 von https://www.deviantart.com/amelianvs/art/Valetudinarium-Roman-military-hospital-of-Musov-747981679
- Xenodochium/Hospital, Xenodochium/Hospital Santa Maria della Scala (Siena). Foto LigaDue, CC-3.0. Abgerufen 25. Mai 2022 von https://commons.wikimedia.org/wiki/File:SantaMariaDellaScalaSienaBack.JPG?uselang=de
- Klosterhospital. Rekonstruktionszeichnung des Klosters Sankt Gallen nach dem Grundriss des Sankt Galler Klosterplans aus dem frühen 9. Jahrhundert. Darstellung Rahn J.R., gemeinfrei. Abgerufen 20 Mai 2022 von https://de.wikipedia.org/wiki/St._Galler_Klosterplan#/media/Datei:Rahn_Kloster_Sanct_Gallen_nach_Lasius.jpg
- Armen Haus und Soldaten Spithal 1733; Salomon Kleiner (Zeichner), Johann August Corvinus (Kupferstecher), Johann Andreas d. Ä. Pfeffel (Verleger), "Prospect des Armen Hausses und Soldaten Spithals" (Allgemeines Krankenhaus), aus: Wahrhafte und genaue Abbildung (...), 3. Teil, Abb. 14, 1733, Wien Museum Inv.-Nr. 15737, CC0. Abgerufen 14. Juni 2022 von https://sammlung.wienmuseum.at/objekt/91679/
- Krankenhaus der Neuzeit; Wiener Allgemeines Krankenhaus 1784. Josef & Peter Schafer – 600 Jahre Almer Mater Rudolphina, Eigenverlag Universität Wien, 1965, S. 96, gemeinfrei. Abgerufen 14. Juni 2022 von https://commons.wikimedia.org/w/index.php?curid=718550

Abbildungen in den Downloads:

Das furchtbare Erbe einer Trinkerin. Abgerufen am 15. Jänner 2023 von https://museenkoeln.de/ns-dokumentationszentrum/default.aspx?s=780#!prettyPhoto

Hier trägst du mit. Abgerufen am 15. Jänner 2023 von https://genestogenomes.org/loaded-words/

Kriegshilfswerk für das Deutsche Rote Kreuz. Mael auf Pinterest. Abgerufen am 15. Jänner 2023 von https://www.pinterest.com/pin/417638565418122812/

Postkarte. Die DRK-Schwester. Dutch Militaria. Abgerufen am 15. Jänner 2023 von https://dutchmilitaria.com/product/postcard-drk-die-drk-schwester-rare/

Qualitativer Bevölkerungsabstieg bei zu schwacher Fortpflanzung der Höherwertigen, 1935. Bildarchiv Gedenkstätte Grafeneck – Dokumentationszentrum. Abgerufen am 15. Jänner 2023 von https://www.t4-denkmal.de/Vorgeschichte

Vergleich der Lebenshaltungskosten eines Erbkranken und einer „erbgesunden Familie". Abgerufen am 15. Jänner 2023 von https://www.doew.at/erkennen/ausstellung/1938/von-der-rassenhygiene-zum-massenmord/rassenhygienische-propaganda

Zu neuem Opfer bereit. 2. Kriegshilfswerk für das Deutsche Rote Kreuz. Abgerufen am 15. Jänner 2023 von https://calisphere.org/item/ark:/28722/bk0007t7b08/

Tabellenverzeichnis

Anhang

Tabelle 5: **Tötungsdelikte durch Menschen in Gesundheitsberufen**

Gerichtsurteil im Jahr, Quelle	Täter*innen (Alter zum Zeitpunkt der Verurteilung)	Tatort	Todesopfer nachgewiesen (Verdachtsfälle)	Tatzeitraum	Tötungsmethode
1975 (Janatzek, 2005, Abs. 2.10)	Reinhard Böse (Krankenpfleger, 25a)	Intensivstation, Krankenhaus Rheinfelden, D)	6	3 Tage	Digitalisglykoside
1976 (Rotondo, 2006, S. 68), (Mauz, 1976, S. 62)	Rudi Paul Zimmermann (Krankenpfleger, Heimleiter, 46a)	Altersheim, Wuppertal, D	2 (9)	8 Monate	Beruhigungsmittel
1976 (Rotondo, 2006, S. 68), (Beine, 2011, S. 22)	Frans Hooijmaijers (Krankenpfleger, Stationsleitung, 40a)	Krankenhaus Kerkrade, NL	9 (259)	1972–1975	Beruhigungsmittel od. Insulin
1978 (Janatzek, 2005, Abs. 2.10)	Ordensschwester Godfrida (Krankenschwester, Stations leitung, 44a)	Geriatrische Abteilung, Krankenhaus Wettern, BE)	3 (30)	1976–1978	Insulin
1981 (Rotondo, 2006, S. 68)	Reinhard B. Krankenpfleger	Krankenhaus, Rheinfelden, D	7		Herzglykoside
1982 (Janatzek, 2005, Abs. 2.7), (Lamoureux, 2021)	Genene Jones (Krankenschwester, 32a)	Kinderintensivstation, Krankenhaus San Antonio, Texas, USA	2 (60) Säuglinge u. Kleinkinder	1970–1982	Herzglykoside, Muskelrelaxanzien, Heparin
1983 (Janatzek, 2005, Abs. 2.10)	Arnfinn Nesset (Krankenpfleger und Heimleiter, 45a)	Pflegeheim, Trondheim, NOR)	25 (62)	1977–1980	Muskelrelaxanzien
1984 (Rotondo, 2006, S. 68), (Janatzek, 2005, Abs. 2.10)	Otha Harirson (Krankenschwester, 34a)	Altenheim, Eugene, Oregon, USA	4		Insulin
1984 (Janatzek, 2005, Abs. 2.10)	Robert Diaz	Intensivstation, Kalifornien, USA	12	1981	Antiarrhythmika
1987 (Janatzek, 2005, Abs. 2.7)	Terri Rachals (Krankenschwester, 24a)	Krankenhaus, Aibany, Georgia, USA	6 (5)	1985	Kaliumchlorid

Gerichtsurteil im Jahr, Quelle	Täter*innen (Alter zum Zeitpunkt der Verurteilung)	Tatort	Todesopfer nachgewiesen (Verdachtsfälle)	Tatzeitraum	Tötungsmethode
1987 (Rotondo, 2006, S. 68)	Gwendolyn Graham (Hilfskrankenschwester, 24a)	Pflegeheim, Michigan, USA	6	Januar–April 1987	Ersticken
Dieser Fall ist einer der wenigen Fälle, bei dem Frauen aus sexuell-sadistischen Motiven heraus Tötungen durchführten.					
1987 (Rotondo, 2006, S. 68)	Donald Harvey Krankenpflegehelfer	Krankenhaus, Cincinnati, USA	50		Cyanid
1989 (Janatzek, 2005, Abs. 2.7)	Praktikant	Altenheim, Rheinland-Pfalz, D	1		Desinfektionsmittel ins Herz injiziert
1989 (Rotondo, 2006, S. 68)	Richard Angelo (Krankenpfleger, 27a)	Krankenhaus, New York, USA	2 (4–20)		Muskelrelaxanzien
	2 Pflegehelferinnen	Pflegeheim, Grand Rapids, Michigan, USA	5		in ihren Betten erstickt
1989 (Rotondo, 2006, S. 68)	1 Krankenpfleger	West Islip, New York, USA	mehrere		Muskelrelaxanzien
1991 (Rotondo, 2006, S. 68)	Michaela Roeder (Krankenschwester, 30a)	Intensivstation, Wuppertal, D	7 (17)	1984–1986	Antihypertensiva
1991 (Rotondo, 2006, S. 68), (Höller, 2018)	Waltraud Wagner (31a), Irene Leidolf (29a), Maria Gruber (27a), Stefanija Meyer (51a) (Stationsgehilfinnen)	Krankenhaus, Wien, A	41 (300)	1983–1989	Insulin, Beruhigungsmittel, „Mundpflege"
1992 (Rotondo, 2006, S. 68)	Dr. Nigel C. (Rheumatologe)	Ein englischer Arzt wird verurteilt, weil er einer Patientin, die an Rheuma erkrankt war und unter heftigsten Schmerzen litt, Kaliumchlorid injiziert hatte. Die Frau lehnte jede Behandlung ab, wollte lediglich Schmerzmittel und hatte ihrer Familie gegenüber erklärt, sterben zu wollen ► aktive Sterbehilfe			Kaliumchlorid
1993 (Rotondo, 2006, S. 68), (Friedrichsen, 1992)	1 Krankenpfleger	Pflegeheim, Largo, USA	wegen 3 Tötungsdelikten angeklagt, aber hatte 23 Tötungen zugegeben		
1994 (Rotondo, 2006, S. 68)	Wolfgang Lange (Krankenpfleger, 33a)	Klinik für Psychiatrie, Psychosomatik und Neurologie, Interne Abteilung, Gütersloh, D	10	Mai–Dezember 1990	Luftinjektionen intravenös

Gerichtsurteil im Jahr, Quelle	Täter*innen (Alter zum Zeitpunkt der Verurteilung)	Tatort	Todesopfer nachgewiesen (Verdachtsfälle)	Tatzeit-raum	Tötungsmethode
1996 (Mielke, 1996)	1 Krankenpflegehelferin	Pflegeheim, Delfzijl, NL	9		Insulin
2000 (Rotondo, 2006, S. 68) (G. T., 2005)	Marlene H. (Krankenschwester, 37a)	Altenheim, Berlin, D	1		Milchkaffee eingeflößt bis zur Erstickung
2005 (Rotondo, 2006, S. 68), (Grode, 2005)	Dr. Harold Shipman (Hausarzt, 54a)	Manchester, GB	15 (297)	1971–1998	Morphium
2005 (Rotondo, 2006, S. 68)	Roger Andermatt (Krankenpfleger, 37a)	Pflegeheim, Luzern, CH	7 (15) demenzkranke Menschen	1995–2001	Beruhigungsmittel oder/und mit Plastiksack erstickt,
2005? (Rotondo, 2006, S. 68), (FAZ.NET, 2006)	Dr. Mechtild Bach (Internistin)		8 schwer krebskranke Patient*innen	2001–2003	Morphin und Beruhigungsmittel
2006 (Rotondo, 2006, S. 68), (Heissmeyer, 2003)	Stephan Letter (Krankenpfleger, 27a)	Innere Abteilung, Krankenhaus Sonthofen, D	28 (83)	2003–2004	Narkotika, anschließend Muskelrelaxantien
2007 (Jüttner, 2010)	Michaela G. (Pflegeassistentin, 27a)	Pflegeheim, Wachtberg bei Bonn, D	9	2003–2005	Mit Kissen, Waschlappen od. Tücher erstickt
2019 (Ramelsberger, 2022), (Burghardt, 2022)	Irene Becker (Krankenschwester, 55a)	Intensivstation, Krankenhaus, Berlin, D	5 (8)	2005–2006	Blutdrucksenkende u. Narkosemedikamente
2019 (Bredow, 2018; Burghardt, 2022)	Niels Högel (Krankenpfleger, 37a)	Intensivstation, Krankenhaus Oldenburg u. Delmenhorst, D	87 (200–300)	2000–2005	Antiarrhythmikum

Asklepion

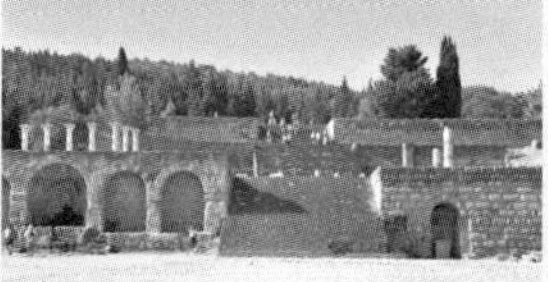

- Tempelanlage des Asklepios-Heilkults
- Inkubation (Heilschlaf)
- Therapieausrichtung durch Priesterarzt
- Behandlung war kostenpflichtig

Valetudinarium

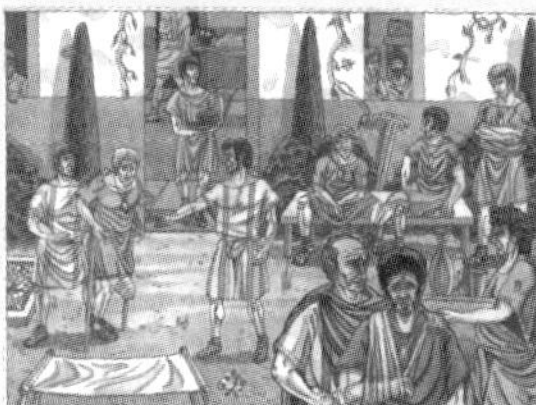

Einrichtungen für erkrankte Sklaven
Darauf aufbauend:
- Römisches Militärlazarett, Versorgung verwundeter Soldaten
- Stationäre, ambulante, sowie operative Versorgung
- Ärztliche Versorgung durch Militärärzte (medici)
- Unterstützung durch ärztliche Hilfskräfte (capsarii)
- Behandlung war nur für Bewohner des Legionslager

Xenodochium/Hospital

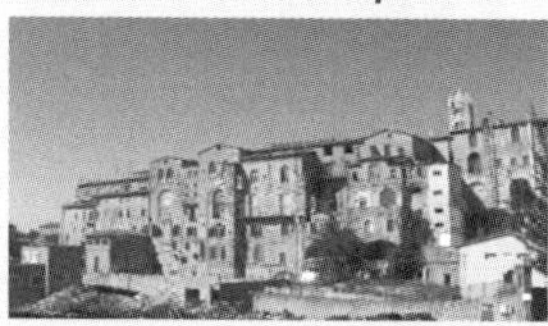

- Einstige Fremdenherberge entwickelt sich zunehmend zur Aufnahme Notleidender
- Vorläufer des christlichen Hospitals
- Grundstein für caritative Pflege
- Behandlung war kostenlos

Klosterhospital

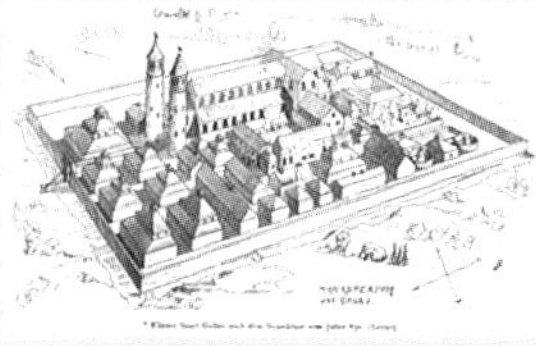

Konzil von Aachen: Versorgung Notleidender als Verpflichtung für Mönche und Nonnen

Unterscheidung:
- Hospitale Pauperum: für Arme und Pilger
- Domus Hospitium: für gehobene Schicht (Reiche, Adel)
- Infirmarium: für kranke u. alte Nonnen und Mönche
- Leprosorium: für Menschen mit ansteckenden Krankheiten, lag außerhalb der Klostermauern

Hospital/Spital

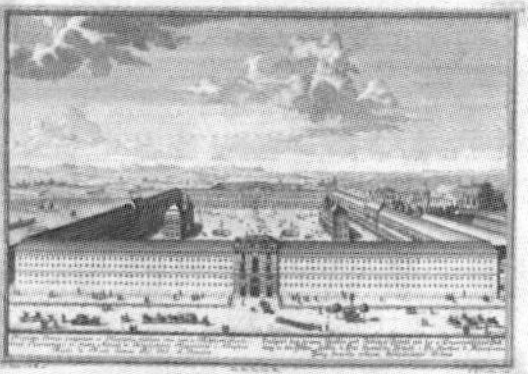

- Für die Bürger einer Stadt
- Für Arme, Kranke und Pfründner
- Von der Stadt verwaltet

Weitere soziale Einrichtungen:
- Findelhäuser
- Geburtenhäuser
- Pest- und Siechenhäuser

Krankenhaus der Neuzeit

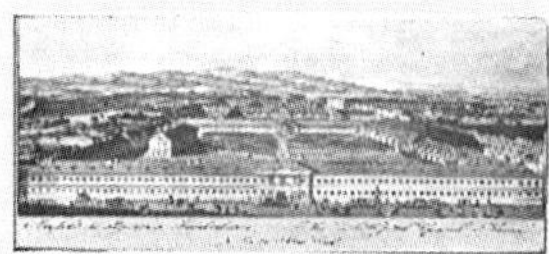

- Neuartige Institution in den Großstädten Europas ab dem 18. Jhdt.
- Enge Kooperation mit den Universitäten: Medizinische Forschung und Ausbildung von Ärzt*innen auch am Krankenbett

Abbildung 13: **Überblick über die Entwicklung von Krankenhäusern**

Stichwortverzeichnis